全国普通高等医学院校护理学类专业“十三五”规划教材

（供护理学类专业用）

中医养生康复学

主　　编　金荣疆　唐　巍

副 主 编　孙克兴　张洪兵

编　　者　（以姓氏笔画为序）

王庆军（山东中医药大学附属泰安市中医医院）

方　针（浙江中医药大学）

兰　崴（安徽中医药大学）

孙克兴（上海交通大学医学院附属上海儿童医学中心）

刘承梅（河南中医药大学第一附属医院）

张　弘（成都医学院第一附属医院）

陈西希（成都中医药大学）

李　季（黑龙江中医药大学）

张洪兵（南京中医药大学）

金荣疆（成都中医药大学）

唐　巍（安徽中医药大学）

阎丽娟（天津中医药大学）

秘　　书　兰　崴　陈西希

中国健康传媒集团

中国医药科技出版社

内容提要

本教材为全国普通高等医学院校护理学类专业“十三五”规划教材之一。系根据全国普通高等医学院校护理学类专业“十三五”规划教材编写总体原则、要求和中医养生康复学课程教学大纲的基本要求及课程特点编写而成，其内容主要包括五章，系统介绍了中医养生康复学的基本概念、基本理论、基本方法等。并在各章设有“学习目标”“知识链接”“本章小结”及“目标检测”等模块。本教材具有可读性、实用性、启发性强的特点。

本教材供全国普通高等医学院校护理学类专业师生教学使用。

图书在版编目（CIP）数据

中医养生康复学/金荣疆，唐巍主编．—北京：中国医药科技出版社，2017.7

全国普通高等医学院校护理学类专业“十三五”规划教材

ISBN 978－7－5067－8270－8

Ⅰ.①中… Ⅱ.①金… ②唐… Ⅲ.①养生（中医）－康复医学－医学院校－教材
Ⅳ.①R247.9

中国版本图书馆 CIP 数据核字（2016）第 171438 号

美术编辑 陈君杞
版式设计 张 璐

出版 **中国健康传媒集团** | 中国医药科技出版社
地址 北京市海淀区文慧园北路甲 22 号
邮编 100082
电话 发行：010－62227427 邮购：010－62236938
网址 www.cmstp.com
规格 889×1194mm 1/16
印张 16 1/2
字数 396 千字
版次 2017 年 7 月第 1 版
印次 2022 年 1 月第 2 次印刷
印刷 北京市密东印刷有限公司
经销 全国各地新华书店
书号 ISBN 978－7－5067－8270－8
定价 32.00 元

获取新书信息、投稿、为图书纠错，请扫码联系我们。

全国普通高等医学院校护理学类专业“十三五”规划教材

出 版 说 明

为面向全国省属院校本科护理学专业教学实际编写出版一套切实满足培养应用型护理学人才需求和“老师好教、学生好学及学后好用”的护理学类专业教材，在教育部、国家卫生和计划生育委员会、国家食品药品监督管理总局的支持下，根据教育部高等教育教学改革精神，以及培养临床实用型人才、提高护理实践能力等护理人才培养要求，在全国普通高等医学院校护理学类专业“十三五”规划教材建设指导委员会专家的悉心指导下，中国医药科技出版社组织全国近110所以省属高等医学院校为主体的具有丰富教学经验和较高学术水平的600余位专家教授历时1年余的编撰，本套教材即将付梓出版。

全套教材包括护理学类专业理论课程教材共计34门。将于2016年8月由中国医药科技出版社出版发行。主要供全国普通高等医学院校护理学类专业教学使用，也可供医药卫生行业从业人员学习参考。

本套教材定位清晰、特色鲜明，主要体现在以下方面：

1. 切合院校教学实际，突显教材针对性和适应性

在编写本套教材过程中，编者们始终坚持从全国省属医学院校护理学类专业教学实际出发，并根据培养应用型护理人才的需求和医疗机构对护生临床护理实践能力、沟通交流能力、服务意识、敬业精神等要求，结合国家护士执业资格考试新要求，同时适当吸收护理行业发展的新知识、新技术、新方法，从而保证教材内容具有针对性、适应性和权威性。

2. 强化护理能力培养，满足应用型人才培养需求

本套教材的内容和体系构建着眼于理论与实践相结合、人文社科及护理与医学相结合，强化培养学生实践能力、独立分析问题和解决问题的评判性思维能力，满足以能力为本位的高素质、强能力、精专业、重实践的应用型本科护理学人才培养需求。

3. 创新教材编写模式，增强内容的可读性实用性

在遵循教材“三基、五性、三特定”的建设规律基础上，引入“案例引导”模块内容，同时设计“学习目标”“知识链接”“知识拓展”“考点提示”“本章小结”“目标检测”等模块，以增强教材内容的可读性和实用性，更好地培养学生学习的自觉性和主动性以及理论联系实践的能力、创新思维能力和综合分析能力。

4. 搭建在线学习平台，立体化资源促进数字教学

在编写出版整套纸质教材的同时，编者与出版社为师生均免费搭建了与部分纸质教材相配套的“医药大学堂”在线学习平台（含电子教材、教学课件、图片、微课、视频、动画及练习题等教学资源），使教学内容资源更加丰富和多样化、立体化，更好地满足在线教学信息发布、师生答疑互动及学生在线测试等教学需求，促进学生自主学习，为提高教育教学水平和质量，实现教学形成性评价等和提升教学管理水平提供支撑。

编写出版本套高质量教材，得到了全国知名专家的精心指导和各有关院校领导与编者的大力支持，同时本套教材专门成立了评审委员会，数十位专家对教材内容进行了认真审定并提出了宝贵意见，在此一并表示衷心感谢。出版发行本套教材，希望受到广大师生欢迎，并在教学中积极使用本套教材和提出宝贵意见，以便修订完善，共同打造精品教材，为促进我国护理学类专业教育教学改革和人才培养作出积极贡献。

中国医药科技出版社
2016 年 7 月

全国普通高等医学院校护理学类专业“十三五”规划教材

教材建设指导委员会

全国普通高等医学院校护理学类专业“十三五”规划教材

教材评审委员会

林　秧（厦门医学院护理学院）
林　萍（佳木斯大学基础医学院）
林素兰（新疆医科大学护理学院）
周建荣（重庆医科大学护理学院）
郎玉玲（牡丹江医学院护理学院）
单伟颖（承德医学院护理学院）
胡　慧（湖北中医药大学护理学院）
袁爱华（长沙医学院护理学院）
贾秀英（贵州医科大学护理学院）
郭　宏（沈阳医学院护理学院）
崔香淑（延边大学护理学院）
韩　琳（兰州大学医学院护理学院）
谢　晖（蚌埠医学院护理学系）
廖　力（南华大学护理学院）
鞠　梅（西南医科大学护理学院）
魏碧蓉（莆田学院护理学系）

全国普通高等医学院校护理学类专业“十三五”规划教材

书　　目

序号	教材名称	主编	ISBN
1	护理专业英语	刘殿刚	978－7－5067－8239－5
2	医学统计学	张雪飞	978－7－5067－8240－1
3	人体解剖学	徐旭东　邹智荣	978－7－5067－8269－2
4	药理学	宋晓亮　王瑞婷	978－7－5067－8267－8
5	组织学与胚胎学	苏衍萍　吴春云	978－7－5067－8271－5
6	医学微生物学与寄生虫学	李智山　杜娈英	978－7－5067－8268－5
7	生物化学	翟　静　周晓慧	978－7－5067－8243－2
8	生理学	朱大诚	978－7－5067－8266－1
9	医学免疫学	新　燕	978－7－5067－8241－8
10	病理学	申丽娟　王娅兰	978－7－5067－8253－1
11	病理生理学	商战平　卢彦珍	978－7－5067－8263－0
12	预防医学	王春平　李　君	978－7－5067－8247－0
13	临床营养学	江育萍	978－7－5067－8264－7
14	社区护理学	李玉红	978－7－5067－8258－6
15	护理心理学	钟志兵	978－7－5067－8242－5
16	老年护理学	邓科穗　钟清玲	978－7－5067－8256－2
17	健康评估	王秀华　丁　萍	978－7－5067－8265－4
18	护理学导论	唐红英　王　萍	978－7－5067－8244－9
19	基础护理学	颜文贞　肖洪玲	978－7－5067－8246－3
20	护理伦理学	黄秀凤	978－7－5067－8245－6
21	护理管理学	李玉翠　任　辉	978－7－5067－8248－7
22	内科护理学	魏秀红　张彩虹	978－7－5067－8249－4
23	外科护理学	梁桂仙　宫叶琴	978－7－5067－8250－0
24	妇产科护理学	单伟颖　柳韦华	978－7－5067－8251－7
25	儿科护理学	张　瑛　张丽萍	978－7－5067－8252－4
26	五官科护理学	房民琴　王志英	978－7－5067－8254－8
27	精神科护理学	章新琼	978－7－5067－8257－9
28	急危重症护理学	周谊霞　田永明	978－7－5067－8255－5
29	康复护理学	姜贵云	978－7－5067－8259－3
30	中医养生康复学	金荣疆　唐　巍	978－7－5067－8270－8
31	中医临床护理学	刘建军	978－7－5067－8261－6
32	针灸推拿与护理	彭德忠	978－7－5067－8262－3
33	中医护理学基础	李　净　孟静岩	978－7－5067－8260－9
34	中医营养与食疗	朱天民	978－7－5067－8272－2

前言

PREFACE

中医养生康复学，是我国医药体系中最具有中医特色的内容之一。是在中医理论指导下，研究如何保养身体，预防疾病，益寿延年，恢复功能，提高生活质量的一门学科。

进入21世纪以来，我国经济社会高速发展，人民生活水平不断提高，人们的生活模式也发生了较大的转变。心脑血管疾病、内分泌系统疾病、神经系统疾病和损伤、身心疾病、亚健康状态等慢性疾病、老年性疾病和功能障碍已成为影响人们生活的主要问题。

同时，随着医学技术水平的进步，我国人口预期寿命普遍延长，人口老龄化日益明显，老龄化社会的加速到来，老龄或老年性疾病所导致的功能障碍所必需的照护和功能康复的需求日益凸显。

为适应社会的发展和对养生康复服务的需求，结合护理专业在医疗体系中的地位和作用，以及护理专业在健康管理、养生康复中的角色定位，我们编写了本教材。

本教材共分五章，系统介绍了中医养生康复学的基本概念、基本理论、基本方法。第一章主要论述中医养生康复学的概念、特点、原则和发展历史；第二章介绍中医养生康复的基本理论和观点；第三章全面介绍中医养生康复的具体方法和手段；第四章专门介绍中医养生康复护理知识；第五章则根据护理临床的需要，着重介绍了神经系统疾病和损伤、内科系统疾病、肌肉骨骼关节系统损伤所致的功能障碍的中医康复和调护护理治疗的运用。全书构成了一个从理论、方法到综合运用的体系。适合临床护理、康复护理和中医护理专业人员学习中医养生康复知识，并指导临床运用。

由于编者在知识、水平等方面还存在不足，书中难免还存在一些疏漏之处，敬请读者批评指正。

作者在编写本书过程中，得到了成都中医药大学等参编院校的大力支持，在此一并表示感谢。

编　者

2017年2月

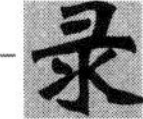

目录

CONTENTS

第一章　绪　论

学习目标

知识要求

1. 掌握　中医养生学的概念、中医康复学的概念，以及养生康复学的对象。
2. 熟悉　中医养生康复学的学科特点。
3. 了解　中医养生康复学的发展简史。

第一节　中医养生康复学概念和学科特点

一、中医养生学的概念

中医养生学，是研究和阐释人类生命发生发展规律，预防疾病，增强体质，益寿延年基本理论、方法的一门实用学科。

养生就是根据生命发展的规律，采取能够保养身体，减少疾病，增进健康，延年益寿的手段，所进行的保健活动。养生（又称摄生、道生）一词最早见于《庄子·养生主》。所谓生，就是生命、生存、生长之意；所谓养，即保养、调养、培养、补养、护养之意。养生是通过养精神、调饮食、练形体、慎房事、适寒温等各种方法去实现的，是一种综合性的强身益寿活动。中医养生学是在中医理论的指导下，探索和研究中国传统的颐养身心，增强体质，预防疾病，延年益寿的理论和方法，并用这种理论和方法指导人们保健活动的实用科学。在中医理论指导下，养生学吸取各学派之精华，提出了一系列养生原则，如形神共养，协调阴阳、顺应自然、饮食调养、谨慎起居、和调脏腑、通畅经络、节欲保精、益气调息、动静适宜等，使养生活动有章可循、有法可依。

二、中医康复学的概念

中医康复学是指在中医理论指导下，针对残疾者、老年病、慢性病及急性病后期者，通过采用各种中医药特有的康复方法及其他有用的措施，以减轻功能障碍给患者带来的影响并使患者重返社会。在康复实施过程中，应有本人、家属及社区的参与。

中医学最早使用了“康复”一词。据《尔雅·释诂》：“康，安也”；《尔雅·释言》：“复，返也”，即康复为恢复平安或健康。古代医籍中的“康复”的含义主要有以下几种：①指疾病的治愈和恢复。如《续名医类案·崩漏》载：“毛达可妇人罹患带下病，如法调理，康复如常”。②指精神情志的康复。③指正气的复原。进入20世纪80年代，随着社会的发展，现代康复学的介入，中医学中“康复”的内涵也发生了变化。正气的复原主要体现在明确提出功能康复是中医康复的立足点，康复的对象主要是功能障碍者，以及慢性病、老年病等有各种功能障碍者。这一观点与现代康复学中的“康复”概念基本一致。

三、中医养生康复学的学科特点

（一）预防与康复结合

中医学中“治未病”的思想内涵丰富，包含了“治其未生，治其未成，治其未发，治其未传，瘥后防复”等内容，涵盖了现代医学预防与康复的内容。“治未病”的思想首见于《素问·四气调神大论》篇，“是故圣人不治已病治未病，不治已乱治未乱，此之谓也。夫病已成而后药之，乱已成而后治之，譬犹渴而穿井，斗而铸锥，不亦晚乎！”指高明的医生，能够在病情还没有发展到某种状况时，就已经能掌握病情发展趋势，配合早期预防，在疾病萌芽之时就将其消灭于无形，预防病情的发展。

（二）长于功能康复

中医养生康复学强调扶助正气，重建脏腑、经络功能的平衡协调。中医详于脏腑功能而略于人体解剖结构，故在治疗上强调脏腑功能调节。康复学以功能障碍为对象，因此功能康复是其主要治疗目的。中医康复“形神合一”是功能康复的基本原则。中医认为神是生命活动的主宰，形神合一构成了人的生命。《淮南子·原道训》曰：“夫形者，生之所也，气者，生之元也，神者，生之制也。”功能康复即是训练“神”对“形”的支配作用。如导引、运动训练、气功等方法，即是形与神同等的康复方法。如偏瘫运动功能的丧失，就是神对肢体的主宰作用的丧失，强调主动运动训练的重要性，与现代康复学的运动再学习的指导思想完全相同。

（三）注重利用自然

中医养生康复学的内容体现了“天人合一”的思想。强调在养生的过程中，不可违背自然规律，重视人与社会的统一协调性。自然界的变化，春夏秋冬、昼夜寒暑无不影响人体的生理功能，人体在脏腑阴阳失调时，又可以利用自然阴阳的变化来调节。适宜的自然环境有助于人体的健康，如洁净而充足的水源，新鲜的空气，充足的阳光，良好的植被，幽静秀丽的景观等。不良的自然环境也会对人体健康造成不良影响，如人们常说的“山区多瘿瘤”“岭南多瘴气”等。

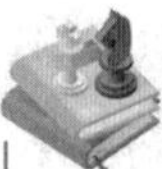

知识链接

“天人合一”又叫“天人相应”，为中医养生康复学的基本观点。天人合一是指人要保持健康不生疾病，就必须顺应自然，适应四时气候和昼夜规律，以保持人体内外协调；反之，机体就会生病。

（四）强调整体养生康复

中医学认为人体是由脏腑、经络、五官九窍、四肢百骸等所构成的，任何部分都不是孤立存在的，脏腑之间、经络之间、脏腑经络与肢体之间都存在着生理功能或结构上的多种联系，这就使人体各部分组成了一个完整统一的有机体，以维持正常而协调的生理活动。其特点是以五脏为中心，配合六腑，联系五体、五官九窍等组织器官。肢体、官窍局部的功能障碍常与人体其他部位甚至全身的脏腑功能状态有关。因此，在养生康复的过程中，对局部的功能障碍也应从整体出发，采取全面的养生康复措施。

（五）应用辨证康复

中医治疗疾病方法的选择与应用，离不开辨证论治。在中医康复学中，这些方法多数同

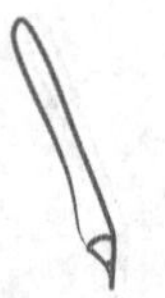

样适用于功能障碍的改善。因此，辨证是中医养生康复的前提和依据。在中医养生康复过程中，辨证是对内在生理功能障碍的辨识。生理功能障碍的改善与外在形体及行为障碍的改善有因果关系。因此，通过辨证论治改善造成各种功能障碍的内在原因，体现了中医学“治病求本”和整体康复的治疗原则。这是中医养生康复学的又一特点。

（六）提倡形神共养

形神共养，是指在中医养生康复的过程中，不仅注意形体的保养，而且还要注意精神的调摄，使形体健康、精神健旺、身体和精神得到均衡的发展。

“养形”是指摄养脏腑、津精气血、四肢百骸、五官九窍等有形结构的濡养。形乃神之宅，只有形体完备，才能产生正常的精神活动。形体摄养首先要注意保养脏腑之精气，协调脏腑之功能。其中，心为“五脏六腑之大主，精神之所舍”，强调调养脏腑又必须以养心为首务。“养神”，主要指安定情志，调摄精神。要求人的精神状态保持安定宁静，心境坦然，不追求名利，喜怒不妄发，减少不良精神刺激和过度的情志波动，保持心情舒畅，精神愉快。形乃神之宅，神乃形之用，故养神可以保形，保形亦可以摄神，二者相互支持，密不可分。

（七）强调动静结合

《吕氏春秋·尽数》记载：“流水不腐，户枢不蠹”，唐代中医养生大家孙思邈就体会到运动能够使“百病除行，补益延年，眼明轻健，不复疲乏”。运动对保持人体健康、祛病延年有着积极的作用。同时，中医养生康复历来亦强调心态的淡泊平静，《黄帝内经》就明确说：“恬淡虚无，真气从之；精神内守，病安从来”。精神内守，悠闲自在，对于疾病的预防能起到至关重要的作用。中医养生康复强调动静结合，而动和静结合的精髓则是外动内静，身动心静。

四、中医养生康复学的对象

中医养生康复学是在中医学理论指导下，研究养生康复理论、方法与运用的一门学科，其目的是利用中医学的理论和手段，帮助健康人群预防疾病，帮助患病人群恢复功能。它适用于以下几类人群：①健康人及处于亚健康状态的人群。②急性病或手术后期功能障碍的患者。③慢性病或疾病反复发作导致的功能障碍患者。④年老体弱者，包括先天体质虚弱的儿童或成人以及后天衰老的老人。中医养生康复措施可以有效地增强体质，延缓衰老。⑤各类残障患者，包括肢体、器官等损害所引起的各类残疾，中医养生康复措施可以使部分功能得到提高或恢复，从而改善患者的生活质量。

第二节 中医养生康复学的发展简史

中医学源远流长，自从有了人类就有了医疗实践活动，伴随着医疗实践活动的开展也就开始了养生与康复知识的积累；中医养生康复学作为中医学的重要组成部分，伴随着中医学的发展，不断地得以充实与完善，从中积累了大量的理论知识，形成了独具特色的理论体系。下面按以下几个历史阶段简要介绍中医养生康复的发展情况。

一、远古时期

中医康复学的起源可以追溯到春秋时期以前。春秋时期以前，尚未形成完整的中医理论体系，治疗手段也相对原始，中医养生康复学尚处于萌芽阶段，该时期的主要特点是顺应自然，以饮食调养和宣导为主。据我国最早的文字殷墟甲骨文字记载，早在殷商时代的人们就已经积累了一些养生康复的知识，如甲骨文有“沐”（洗脸）“浴”（洗澡）“寇帚”（大扫

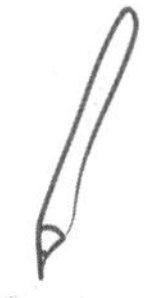

除）等字，似与养生保健有关。而《山海经》中的“其中多箴鱼……食之无疫疾”等记载，也系养生保健的内容。原始社会末期，人们已经知道运用宣导、运动等方法来防病治病，如《吕氏春秋·仲夏季·古乐》提到“昔陶唐之始，阴多滞伏而积甚……骨瑟缩不达，故作以舞以宣导之。”句中“舞”就是活动关节，畅通气血的一种导引雏形。《周礼·天官》所记载的医事制度，还专门设置了“食医中士二人”；所载“掌和王之六食、六饮、六膳、百羞、百酱、八珍之齐”，是食医的职责。饮食养生康复理论，不但主张根据四时气候变化不断改变饮食结构，如春时羹齐，夏时酱齐，秋时饮齐，而且注意食物之间的合埋搭配，认为饮食调养是养生与康复的重要手段。古代文献的记载都说明了早在远古时代的人类祖先就已积累了一定的养生与康复知识。

二、先秦时期

春秋战国时期，我国进入封建社会，生产关系的变更使得社会生产力得到了较大提高，社会经济繁荣，文化教育出现“百家争鸣”的局面，各种学术思想水平也发展到了一定的高度，养生、康复学术思想应运而生，这些思想散见于各家的著作之中。《庄子·刻意》记载“吹响呼吸，吐故纳新，熊经鸟申，为寿而已矣。此导引之士，养形之人，彭祖寿考者之所好也。”说明那时人们已经在开始研究延年益寿的养生方法。《吕氏春秋·尽数》载“流水不腐，户枢不蠹，动也。形气亦然，形不动则精不流，精不流则气郁。”指出运动与养生康复之间的密切联系。

《尚书·洪范》记载周武王和箕子对话间提及的“五福”如下：“一曰寿，二曰福，三曰康宁，四曰攸好德，五曰考终命”。“五福”的内容包括形体状况、精神状态、经济条件、社会地位和延年益寿方面，涉及人的全面健康与全面康复。

《管子·形势》曰：“天，覆万物而制之；地载万物而养之；四时，生长成万物而收藏之。”《管子·五行》中也道：“人与天调，然后天地之美生。”这指出人是自然界中的一部分，人与自然、社会都是不可分割的统一整体，自然界的变化可以令人生病，也可以治疗人体的疾病和提供人体养生保健的外在环境。各种社会因素也可以直接影响到人体健康。《管子·入国》中还记载：“凡国皆有掌养疾，聋、盲、喑、哑、跛辟、偏枯、握递，不耐自生者，上收而养之……此之谓养疾。”这种专门收养、调治残疾人的机构，可以说是世界上较早的社会福利性的康复疗养中心。

先秦诸子不但认识到人与自然、社会的辩证统一，也认识到人本身就是一个统一的整体。形神相守，重视精神情志因素在疾病发生发展中的作用，因此先秦诸子在养生及疾病康复治疗中都注重养生，主张“清静虚无”和“至虚极，守静笃”的调养方法。在对疾病的治疗康复中，先秦诸子还创造出许多诸如情志相胜、言语疏导、愉情宣泄等传统心理康复治疗方法。如《吕氏春秋·至忠》记载齐王因思虑太过而患病，请文挚为之诊治，文挚根据怒可胜思的情志相胜原理，通过激怒齐王，使之病愈。

有关声音、音乐、色彩、娱乐用于养生和康复的理论和方法，在这一时期也有文献记载。如《吕氏春秋·侈乐》曰：“乐之有情，譬如若肌肤形体之有性情也”。《重己》载：“其为声色音乐也，足以安性自娱而已矣。”

成书于战国至秦汉时期的《黄帝内经》确立了中医基础理论体系，为中医学的发展奠定了基础，同时也全面吸收了秦汉之前的养生康复的知识，对中医养生康复学的相关理论、原则、方法、进行了全面系统的阐述，奠定了中医养生康复学的基础。《素问·上古天真论》中提出了许多重要的法则，如“法于阴阳，和于术数，食饮有节，起居有常，不妄劳作”。《素问·宝命全形论》曰：“人以天地之气生，四时之法成”，提出康复养生应该顺应自然规律。《素问·移精变气论》载：“往古人居禽兽之间，动作以避寒，阴居以避暑，内无眷慕之累，外无绅宦之形。此恬惔之世，邪不能深入也……当今之世不然，忧患缘其内，苦形伤其外……所以小病必甚，大病必死”，阐释了人与社会也是一个整体，不同的社会环境和因素会影响人类疾病的发生发展及康复的过程，提示养生康复也应该考虑到社会环境对人体的影响。《黄帝内经》也强调天人相应，形神合一的观点，如《素问·上古天真论》提出的“形体不敝，精神不散”“形与神俱，而尽终其天年”形神相济的养生康复观点。此外，《黄帝内经》创立了经络学说，并将针灸、按摩、温熨及阳光、空气、饮食、时序、色彩、音乐、体育等运用于养生康复之中。

总之，《黄帝内经》为传统中医养生康复学提供了理论基础，其中有关整体辩证康复观和杂合而治的综合治疗及调和思想，成为后世医家进行中医养生康复所遵循的准则。

三、两汉魏晋时期

汉魏晋时期，中国封建社会环境相对稳定，在这种历史背景下，医学也得到了一定的发展，提高了对养生康复的认识，较为系统地整理及运用养生康复的知识，并积累了较为丰富的临床康复经验。

汉魏时期，医学家们在倡导药物治疗的同时，也发展了很多非药物的康复方法，如针刺、饮食、气功、熨疗等。有关按跷、食疗和引导康复的专著也相继出现，如《黄帝岐伯按摩》《神农黄帝食禁》《食经》等。马王堆三号汉墓出土的帛书“导引图”，绘有多种导引方式，包括几十种呼吸与引挽肢体的运动姿势，并注明名称及其主治的疾病，被认为最早的气功导引图。

这一时期，养生康复医疗机构也有一定程度的发展。如汉代宫廷内设立了“暴室”“隐宫”，用于收治妇女疾病，进行康复治疗，类似具有康复性质的宫廷医疗机构。同时期，随着佛教的传入，僧侣又精通医术，不少患者前往寺庙进行康复治疗，于是一些寺院成为具有民办性质的康复机构。

东汉末年的张仲景在《金匮要略》中高度概括了养生和康复的原则，提倡“立足整体、重视预防、强调扶正、重视食疗、突出辨证”的原则，强调“天人相应”的整体观，提出了“初病即治”的早期康复理论以及“上工治未病……见肝之病，知肝传脾，当先实脾”的防治未病的治疗原则，把导引、吐纳、针灸、温熨、按摩等手段综合运用，成为后世中医养生康复“杂合而至”理论的运用典范，对后世养生康复方法颇具指导意义。与张仲景同一时期的名医华佗，也十分重视运动康复和养生方法，认为运动可以达到预防疾病的目的；华佗在继承古代导引术的基础上，模仿虎、鹿、熊、猿、鸟的动作，所创编的“五禽戏”，便是一种简便有效的运动养生方法。实践证明，五禽戏对肢体功能障碍者、慢性病患者和老年病患者有良好的康复与保健作用。

皇甫谧在《针灸甲乙经》中总结了晋代以前有关针灸、按跷、导引的经验，进一步扩大了运用范围，丰富了养生康复的方法，为后世针灸康复树立了典范。

晋代葛洪在《肘后备急方》中记载了大量与饮食康复、药物康复相关的内容。他在《抱朴子·别旨》中指出：“夫导引疗未患之疾，通不和之气，动之则百关通畅”，指出导引术具有预防康复养生的作用。

四、隋唐时期

唐代为我国封建社会的鼎盛时期，中医康复学在这一时期得到了进一步的发展，传统医学的康复养生事业已被官方重视，当时的政府已为残疾人设立了养疾坊，这是类似于社会福利事业与养生康复相结合的实体机构。《北史》载：“年七十以上无子孙，六十以上无期亲，贫不自存者给予衣食。凡不满六十而又废痼之疾，无大工亲，贫困无以治疗者，皆于别坊，遣医救治，给太医师四人，豫请药物疗之”。

隋朝巢元方撰写的《诸病源候论》一书，不仅是我国现存的第一部论述病因、证候学的专著，也被视为我国第一部采用医疗体育对一些疾病进行养生康复的著作。全书共记载了两百余种导引术式，对气功、按摩也有较为详细的论述，如八段锦、易筋经、太极拳等，至今仍为中医养生康复的有效手段，对中国中医养生康复学的发展产生较为深远的影响。

唐代的著名医药学家孙思邈，在养生学方面有着卓著的贡献。他总结了唐代以前的养生理论和方法，继承了《黄帝内经》中“治未病”的思想，并融入自己长期的实践经验，在其所著的《备急千金要方》和《千金翼方》中对养生法有专门的论述，倡导养生要综合多种方法，重视食疗及性生活对养生的作用。如《千金要方》专列一章养生内容，名曰“养性”，强调“德行不充，纵服玉液金丹，未能延寿”。此著作认为人的寿命长短与修身养性密切相关，强调养生原则应以摄护心神为主，养生方法为“十二少”，即“少思、少念、少欲、少事、少语、少笑、少愁、少乐、少喜、少怒、少好、少恶”，并指出：“古养性者，不但药饵餐霞，其在兼于百行，百行周备，虽绝药饵，足以遐年。”这说明古代养生不但要靠药物和饮食，更要兼修“百行”；相反，如果不能修身养性，培养良好的德行品质，即使服用“玉液金丹”也无济于事。此外，孙思邈在衣食住行、个人保健与卫生、老年养生保健等方面也提出建议，如《千金要方·道林养性》记载：“每食不用重肉，喜生百病；常须少食肉，多食饭及少俎菜，并勿食生菜、生米、小豆、陈臭之物；勿饮浊酒食面，使塞气孔；勿食生肉伤胃，一切肉须煮烂，停冷食之。食毕当漱口数过，令人牙齿不败，口香……”这些在现在仍具有指导意义。

王焘在《外台秘要》中提出“不欲饱食便卧，亦不宜终日久坐……人欲小劳，但莫久劳疲极也，亦不可强所不能堪耳”。他还在书中记载了精神疗法、磁疗、光疗、冷疗、热疗和熨法、美容法、药熏法、贴敷法、导引法、灸法、泥疗、芳香疗法、时间疗法、药物栓塞法、水浴法、泉水疗法等康复方法。此书被视为中国古代有关康复技术的专著。

五、宋金元时期

宋朝结束了五代十国割据局面，国家统一，社会环境稳定，中医养生康复的迅速发展，使医学界还一度出现了学术繁荣与学派论争的局面。当时政府也十分重视医疗和康复事业的发展，设立了安济坊和养济院，成为收治孤寡老弱病残者相对正式的康复疗养机构。

政府还组织医家整理古籍、编撰书籍，宋代官方出版的《圣济总录》《太平圣惠方》《太平惠民和剂局方》等，收载了宋代以前的治法和方剂，具有很高的学术价值。其中《圣济总录》收载药方近2万首，记载了汉代以后官方收藏和民间流传的延年益寿、强身健体、驻颜的单方验方。而在宋代养生方面的著作中，陈直的《养老寿亲书》可谓是一部老年医学专著，它较为系统地论述了老人的饮食、药物调治以及老年人的保养方法等。严用和的《济生方》、苏轼的《苏沈良方》都记录了大量关于药物养生康复的内容。此时的《正统道藏》及其辑要本《云笈七签》虽属道家书籍，但其中的按摩、导引、气功等方法，对康复医学的发展具有重要的意义。

这一时期，金元医学四大家在中医养生康复方面做出了较大贡献，其中，刘完素注重气、精的保养，尤其重视元气的调养，同时在养生方法上推崇养气和调气；张子和虽主张攻邪为先，但也不排斥补养正气，对于病后的康复，他强调要顾护胃气；李东垣在养生方面尤其重视脾胃功能，认为元气产生于脾胃，故特别强调节饮食、少欲念、省言语、慎劳欲等；朱丹溪则重视护养阴气，力倡节制色欲和食欲。此外，值得一提的是元代忽思慧的《饮膳正要》，此书论述了饮食卫生、服食方法、烹调方法及饮食禁忌，是我国古代较完备的营养学著作，在当今仍具有很好的参考价值。

宋金元时期的中医养生康复学在总结前人经验的基础上，不断探索创新，使中医康复理论与实践日渐完善。

六、明清时期

明清是中医学术集大成时期，中医养生康复的范围已扩展至内、外、妇、儿各科，社会康复事业也蓬勃发展；中医养生康复在理论和实践中也获得令人瞩目的成就。

明代著名医家张介宾倡导“命门学说”，张介宾在其《大宝论》和《真阴论》中重点论述了真阴、真阳的重要性，提出了“得阳则生，失阳则死”的养生论点，并十分重视对形体的保养。张景岳潜心研究情志疗法，明确提出“身心”的概念，把情志郁结的病概括归纳为“怒郁”“思郁”及“忧郁”，指出情志畅达、心情愉悦、病则能除。张介宾认为调节情志是治疗此类疾病最为有效的方法。他在《景岳全书》中记载了大量的康复方法，并针对中老年人的生理特点，提出了一系列康复养生方法和措施。尤乘在《寿世青编》中强调五脏的调养，认为调神、保精、节食等对五脏调养十分重要。

明代李时珍撰写的《本草纲目》，虽为药学专著，其中也收录了众多康复方法；在“水部”中介绍了泉水疗法的应用和选择；书中还记载许多其他康复治疗的方法，诸如热砂疗法可以治疗风湿顽痹等疾病，热汤疗法治疗冷风气痹、四时暴泻痢，火针疗法可治疗痹痛、偏瘫等。另外，此书详细地记载了饮食调养，选载药粥 62 方，书中对食疗养生康复治疗的作用、“饮食禁忌”及“服药食忌”等有详细论述，对后世养生康复有着重要的影响。

明代太医院官吏龚廷贤，对养生康复也颇有研究，对呼吸吐纳、气功锻炼、老年养生等都有独到的见解，在他编撰的《寿世保元》一书中，记载了大量康复疗法，对养生学亦有一定贡献。如“长春不老丹”“扶桑至宝丹”及“八仙长寿丹”都有较好的养生康复及延缓衰老的作用；他提倡书画疗法、森林疗法，认为“诗书悦心，山林逸兴”；他还提出“附睡法”，认为有质量的睡眠可以使“气海深满、丹田常暖；肾水易生，益人多宏”，认识到良好的睡眠的对人体健康有着重要作用。

明代的许多医家，对传统的养生康复理论和方法也做出了大量的补充。王执中在《针灸资生经》中记载：“风药不宜暂缺，常令身上有灸疮可……若灸则当先百会、囟会，次风池、肩髃、曲池、合谷、环跳、风市、三里、绝骨”，提出药物配合针灸可以使半身不遂的偏瘫病人康复；汪绮石在《理虚元鉴》中提出了知节、知防的预防康复原则；外科医家陈实功在《外科正宗》一书中，专列“调理须知”一节，详细介绍了外科患者的临床康复调理，要注重饮食调摄，应根据四时气候变化御寒防暑、戒喜怒、节房事等。这些建议对其他科的病人康复也有指导意义。冷谦在《修龄要旨》中载有四时调摄、气功、导引等具体养生方法。高濂的《遵生八笺》则集明代以前的养生学精华，对养生学分 8 个方面进行了论述。明代的康复医学，除内科、外科、妇科、儿科外，也包括了眼科和口腔科等。

到了清代，传统养生康复方法学发展到鼎盛时期，在方法上有更多的创新和发展。如由精神调摄至饮食起居，从药物疗法到导引按摩等，大大地丰富了养生康复的内涵。

温病四大家之一的叶天士便是这一时期的杰出代表之一，在他编撰的《临证医案》一书中，总结了自己的临床康复经验，详细介绍了各种疾病的食疗康复方法，阐述了各种康复病证的康复护理原则及康复禁忌。他还提出运用“血肉有情之品”益精填髓，益气壮阳，针对虚损及病后调养提出了康复建议；他还强调“久病入络”“虚久及肾”等理论，主张戒除烟酒，这些对于中医养生康复都具有积极意义。

清代的曹廷栋参阅了 300 多家的养生论述，并结合自己的实践经验著成《老老恒言》一书，把养生方法贯穿于生活起居之中并进行阐述，可谓是全面论述养生学的专著之一。

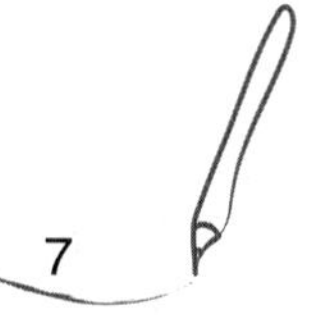

七、近现代时期

清朝末年，中国进入半殖民地半封建社会，西方医学也随着列强的坚船利炮传入中国，并在我国迅速发展，在这种历史背景下，有部分人主张废除中医，国民党政府甚至通过了废除中医的法案，在这股逆流的冲击下，中医受到前所未有的打击，中医养生康复的发展也因此停滞不前。

新中国成立以后，随着社会制度的变革、经济文化的发展，中医事业得到了恢复和发展，中医养生康复学也开始复兴。从20世纪50年代至20世纪80年代初期，中医养生与康复学方面尚缺少专著问世。20世纪80年代中期以后，随着人民生活水平的提高和对养生康复医疗需求的增长，一些养生康复方面的专著才相继问世，如林乾良的《养生寿老集》，马济人的《中国气功学》，陈可冀的《抗衰老中药学》《中国传统康复医学》，张子游的《中医康复学》等。为了加速发展中医康复医学，卫生部于1983年3月批准筹建“中医康复医学研究会”，并于1984年12月在石家庄召开了全国性的首届康复医学学术讨论会，同时成立了3个专业委员会，即康复医学教育、康复医学工程、中医和中西医结合专业委员会，之后各专业委员会的学术活动相继展开。

为了满足社会对中医养生康复人才的需求，国家教委和国家中医药管理局于1989年首先批准原南京中医学院、原北京中医学院设立中医养生康复学专业，并开始招生，组织编写了中医养生康复学系列教材——《中医养生学》《中医饮食营养学》（北京中医学院主编）《中医康复学》《中医老年病学》《中医养生康复学概论》（南京中医学院主编），以供教学之需。

中医养生康复学经过数千年的发展，目前已成为一门独立的学科，并开始按照学科建设的要求深入发展。由于传统的中医养生学与康复学不但属于同一理论体系，而且在方法上也有许多共同之处，故中医养生与康复实为一体。由于传统中医康复学不甚完备，因此有必要引入现代康复学的检测与评价方法，并运用现代科技改进、提高中医康复疗法。在我国当前特定的医学学术环境条件下，这已成为中医养生康复学必然的发展趋势。

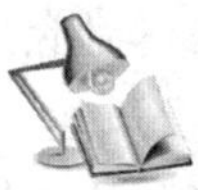

本章小结

本章主要介绍中医养生学、中医康复学的概念及其学科特点，养生康复学的对象，以及中医养生康复学的发展简史。学习本章应重点掌握中医养生学的概念、中医康复学的概念，以及养生康复学的对象。

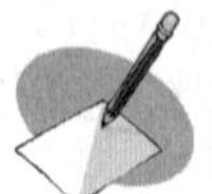

目标检测

选择题

A1 型题

1. 调养五脏六腑，以调养哪个脏腑为首务（　　）

A. 心　　B. 肾　　C. 脾　　D. 肝　　E. 肺

2. 古代哲学认为，宇宙的构成本原是（　　）

A. 水　　B. 天　　C. 地　　D. 风　　E. 气

3. 气的根本属性是（　　）

A. 上升　　B. 运动　　C. 外出　　D. 下降　　E. 静止

4. 人生“三宝”被中医养生康复学视为主导地位的是（　　）

A. 精 B. 气 C. 血 D. 神 E. 津液

5. 中医康复学的起源最早可以追溯到哪个时期（ ）

A. 春秋时期 B. 汉朝 C. 隋朝 D. 唐朝 E. 清朝

A2 型题

1. 患者，女，47 岁，面色苍白、唇色爪甲淡白无华、头晕目眩、肢体麻木、筋脉拘挛、心悸怔忡、失眠多梦、皮肤干燥、头发枯焦，以及大便燥结，小便不利，舌质淡，苔薄白，脉细。中医辨证为（ ）

A. 肺气虚 B. 心血虚 C. 肾阳虚 D. 肝阴虚 E. 脾气虚

2. 患者，男，60 岁，气短喘促，语声低微，神疲乏力，面色淡白或自汗，小便清长，大便稀溏，舌淡苔白、脉虚无力，中医辨证为（ ）

A. 肺气虚 B. 心血虚 C. 肾阳虚 D. 肝阴虚 E. 脾气虚

3.《吕氏春秋·至忠》记载齐王因思虑太过而患病，延文挚为之诊治，文挚根据怒可胜思的情志相胜原理，通过激怒齐王，使之病愈。中医认为这种情志治法的原理为（ ）

A. 怒胜思 B. 思胜恐 C. 恐胜喜 D. 喜胜忧 E. 悲胜怒

第二章　中医养生康复学基础理论

学习目标

知识要求

1. 掌握　中医养生康复的基本观点。
2. 熟悉　中医学生命观；中医养生康复的基本原则。
3. 了解　养生康复宜忌；人类生命的自然规律。

第一节　人类生命的自然规律

一、人类生命的自然过程

（一）生长壮老已的生命过程

《黄帝内经》中指出的“生长壮老已”，是指人的生命过程。人一般都要经历出生、成长、壮盛、衰老和死亡五个时期，即生命活动所表现出的由出生到成熟、由盛壮到衰竭的全过程。张介宾云：“生长壮老已，动物之始终也。”生长壮老已，指的是生命进程的基本规律。人的生命，本源于先天之精气，而精气在人出生之后又藏于肾脏，《素问·上古天真论》中提到：“肾者主水，受五脏六腑之精而藏之。”后天之精气也藏于肾。先天精气有物种遗传的自然盛衰规律，它制约着机体脏腑、经脉、气血的盛衰变化，从而使人体的生命活动，表现出从幼稚到成熟，由盛壮到衰竭的生长壮老已的过程。

然而，“生长壮老已”的生命历程对于每个人来说又有长短寿夭的差异。这种差异主要取决于三个方面：一是男女性别的不同，《内经》认为女性 14 岁左右具备了生殖功能，24 岁左右结束生长期而进入壮盛期，35 岁左右进入衰退期，49 岁左右丧失生殖功能；男性 16 岁左右生殖功能具备，24 岁左右结束了生长期而进入壮盛期，40 岁左右进入衰退期，64 岁左右丧失生殖功能。二是先天禀赋和体质的个体差别。三是是否善于养生。《素问·上古天真论》明确指出，善于养生者“春秋皆度百岁，而动作不衰”，即能健康地活到一百岁以上而没有衰老之象，其生长期和壮盛期相对较长；不善于养生，即违背养生法则的人则“年半百而动作皆衰”，甚至多病或夭折早亡。

（二）人体生命的起源

《黄帝内经》否定超自然、超物质的神的存在，认识到生命现象来源于生命体自身的矛盾运动。人们认为阴阳二气是万物的胎始。对整个生物界，人们则认为天地万物和人都是天地阴阳二气交合的产物。阴阳二气是永恒运动的。《黄帝内经》把精看成是构成生命体的基本物质，也是生命的原动力。在《灵枢·经脉》还描绘了胚胎生命的发展过程：“人始生，先成精，精成而脑髓生。骨为干，脉为营，筋为刚，肉为墙，皮肤坚而毛发长”。这种对生命物质属性和胚胎发育的认识是基本正确的。

《黄帝内经》认为生命与自然界息息相关，《素问·宝命全形论》指出：“天地合气，命之曰人”，认为自然界的阴阳精气是生命之源。中医学在当时的历史条件下，在“天人合一”观念中，人们用整合的方法看待世界、看待宇宙万物、看待生命。这就决定了中医的宏观理念，中医将生命的发生看成“阴阳合德”。人是阴阳对立的统一体，这在生命开始时已经被决定了。具有生命力的父母之精相媾，也就是阴阳二气相媾，形成了生命体。生命体形成之后，阴阳二气存在于其中，互为存在的条件，相互联系、相互资生、相互转化，又相互斗争。

《黄帝内经》接受了中国古代唯物的气的一元论哲学思想，将人看作整个物质世界的一部分，宇宙万物皆是由“气”形成的。在“人与天地相参”“与日月相应”的观念指导下，将人与自然紧密地联系在一起。《灵枢·天年》篇讨论的是人之始生的问题，人的生命形成的问题。“黄帝问于岐伯曰：‘愿闻人之始生，何气筑为基？何立而为楯？何失而死？何得而生？’岐伯曰：‘以母为基，以父为楯，失神者死，得神者生也。’黄帝曰：‘何者为神？’岐伯曰：‘血气已和，营卫已通，五藏已成，神气舍心，魂魄毕具，乃成为人。’”这段内容论述了生命源于先天父母之精血、阴阳之精气。先天，指的是父母之精，阴阳之精。有阴阳才有万事万物，没有阴阳，就没有一切。“阴阳者，天地之道也，万物之纲纪，变化之父母，生杀之本始，神明之府也。”一般的说是阴为基，阳为用。父为阳，母为阴，所以以母为基础，以阴精为基础，以父之阳精为捍卫，阴阳结合，才具备了生命的基础。阴阳之精气相结合，然后再神全，即血气调和，营卫已通，充盈调畅，五脏已成，形体具备，魂魄毕具，神气充足，形成为人。“失神者死，得神者生也”，说明人体失去了神就死亡，有神才有生命。这个神，既是精神活动的神，又是人体生命活动的表现。生命之来源，即父母之精，父母之精的强弱及和谐与否是形成后代个体禀赋的基础，张介宾《类经·疾病类》曰：“禀赋胎元之本，精气之受与父母者也”，禀受于父母的先天之精，与生殖之精皆藏于肾。因而肾在先天禀赋中占有很重要的地位。所以在养生保健、防老当中，要注意保护肾脏。治疗小儿先天发育不良时，也要考虑补肾的方法。

（三）人体生命各阶段及其生理特点

生命的阶段性，又叫生命节律。《黄帝内经》对人体生、长、壮、老、已的生命规律有精妙的观察和科学的概括，不仅注意到年龄阶段的变化，也注意到了性别上的生理差异。如《素问·上古天真论》中讲述，男子八岁为一生理阶段、女子七岁为一生理阶段的递变规律，《灵枢·天年》以十岁为一阶段的递变规律，分别详细阐述了人的生理变化特点。

《灵枢·天年》第五十四篇，以百岁为期，以十岁为阶段，分十个阶段对其各段的表现及生理特点进行了表述。黄帝曰：“其气之盛衰，以至其死，可得闻乎?”岐伯曰：“人生十岁，五脏始定，血气已通，其气在下，故好走。二十岁，血气始盛，肌肉方长，故好趋。三十岁，五脏大定，肌肉坚固，血气盛满，故好步。四十岁，五脏六腑，十二经脉，皆大盛以平定，腠理始疏，荣华颓落，发颇斑白，平盛不摇，故好坐。五十岁，肝气始衰，肝叶始薄，胆汁始灭，目始不明。六十岁，心气始衰，苦忧悲，血气懈惰，故好卧。七十岁，脾气虚，皮肤枯。八十岁，肺气衰，魄离，故言善误。九十岁，肾气焦，四脏经脉空虚。百岁，五脏皆虚，神气皆去，形骸独居而终矣。”

人体生命之气，在人体生命当中，有盛衰耗散的变化。《黄帝内经》认识人体生命阶段，按正常的规律，可以十岁作为阶段来划分，来讨论生命问题。

十岁：“人生十岁，五脏始定，血气已通，其气在下，故好走。”即人从小到大，从十岁以前幼儿，五脏还很脆弱，到十岁少年，五脏开始比较成熟、稳定，血气通畅旺盛。其气在下，下者上升，还有很旺盛的上升的趋势，所以好走会跑。人体发育之始，生气时由下而生，以“好走”概括其生理特性。概括了生气勃发，发育迅速，活泼爱动的生理、心理特点，而生理机能尚未成熟。

二十岁：“二十岁，血气始盛，肌肉方长，故好趋。”即二十岁气血充盛，肌肉丰满，故

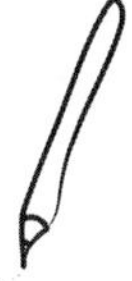

好疾走，快跑。生机旺盛，发育健全，以“好趋”为其生理、心理特点。

三十岁：“三十岁，五脏大定，肌肉坚固，血气盛满，故好步。”即三十岁时，五脏很稳定，肌肉坚固，血脉盛满，人体一切发育都很完整，故好走路，愿意走。以“好步”为其生理、心理特点。“好步”就表现出了稳重和成熟。

四十岁：“四十岁，五脏六腑，十二经脉，皆大盛以平定。腠理始疏，荣华颓落，发颇斑白，平盛不摇，故好坐。”即四十岁最盛，由盛转衰，气血不足，出现腠理疏松，面部荣华衰落，不再滋润，呈现颓落、衰老之象，发鬓斑白，出现白发。肾气平盛，不再上升，即肾气转衰，开始走下坡路，人之性情、事业、工作上相当稳定，故好坐。如《阴阳应象大论》“年四十，而阴气自半也，起居衰矣。”《上古天真论》“五八，肾气衰，发堕齿槁”。脏腑经脉气血盛至极限，盛极转衰。所以出现一些肾气衰退的征兆。以“好坐”概括由盛到衰的生理、心理特点。

五十～九十岁：“五十岁，肝气始衰，肝叶始薄，胆汁始灭，目始不明。”从五十岁开始，按木、火、土、金、水与肝、心、脾、肺、肾的顺序，先从肝衰，因为升的时候也从少阳春升之气开始升。五十岁，肝气开始衰，肝叶也开始薄，同时胆汁始减，出现目始不明，视力衰退，肝开窍于目，肝藏血，血足，目得血而能视。“六十岁，心气始衰，苦忧悲，血气懈惰，故好卧。”从木而到火，六十岁，苦忧悲，人容易产生情绪上的变化，有忧愁、悲伤之情志产生，呈现生理上衰退现象。血气懈惰，气血不足，营卫之行运行失常，出现滞涩松缓、迟滞不畅，容易疲劳好卧。“七十岁，脾气虚，皮肤枯。”人至七十，皮肤松弛，肌肉不坚，四肢无力，体力不支。“八十岁，肺气衰，魄离，故言善误。”八十岁，容易说错话，气魄不足，精力不济。“九十岁，肾气焦，四脏经脉空虚。”九十岁，肾气肾精枯竭不足，肝、心、肺、肾四脏经脉空虚，生理衰退逐渐加重。脾胃是后天之本，水谷化生之源，脾胃之气还在维持，还能饮食。九十岁的人，肝心脾肺肾之气继续由衰至竭，因此以“好卧”概括其生理机能颓废的特点。

百岁：“百岁，五脏皆虚，神气皆去，形骸独居而终矣。”百岁时肝、心、脾、肺、肾五脏精、气、神都不足，五脏精气枯竭，不能藏神，神气皆散失，独留形骸，生命力败亡而死。

《素问·阴阳应象大论》和《灵枢·天年》，是以十岁作为生命的阶段来看的，《阴阳应象大论》中提到衰老的三个阶段性的问题“年四十，而阴气自半也，起居衰矣”。到四十岁的时候，人体的阴气、阳气都衰去一半，起居动作全有衰退的现象。“年五十，耳目不聪明矣。”到五十岁，眼睛、耳目都不灵敏了。《阴阳应象大论》说“年六十，阴痿，气大衰，九窍不利，下虚上实，涕泣俱出矣。”下虚是肾气虚，上实是浊气实，涕泪交流，都是衰老的一个现象。

从出生到十岁，婴幼儿阶段，这个阶段特点是生机蓬勃、发育迅速，而生理机能尚未成熟。除先天发育不良之外，从疾病上可以多有外感、伤食、易虚、易实，且传变迅速的特点。

青壮年，二三十岁的人，精力旺盛，不论学习和工作，最有创造力，五脏成熟，气血盛壮，神气健全，抗邪能力最强，但心理上还不是很成熟。

人生四十岁，生长发育由盛而衰，是生命过程盛衰转折的阶段，不仅生机开始衰退，而且所受的病理损伤，也由隐伏慢慢显现出来，导致新疾旧患、虚实夹杂。

老年，五十岁，六十岁，以至于死前，人体生机是一步一步的衰退，逐渐表现出老态，病是因虚而生实，而形成虚实夹杂，标本互制的状态。慢性病多，病程长，并容易感受外邪，所以老年病证以虚为本。治疗时候应攻邪不忘图本。补正的时候不要忘记疏导。治老年病要注意，不要猛补猛泻，要注意逐渐地调补，基本上以补为主。

《黄帝内经》关于生命过程阶段性的论述，还可见于《素问·上古天真论》，从肾气与生殖能力这个角度讨论，以女七男八为阶段，女子到七七肾气衰，生育机能衰退；男子八八六十四，精少肾脏衰，生殖能力也下降了。即肾气与生命阶段息息相关。

（四）肾气与生命阶段

肾气与生命阶段和人的生殖能力有关，在生命过程中起决定性的作用。《素问·上古天真论》明确地指出了肾中精气的盛衰是机体生长壮老已的根本；机体的齿、骨、发的生长状态是观察肾中精气的外候，是判断机体生长发育状况和衰老程度的客观标志。

《素问·上古天真论》："帝曰：人年老而无子者，材力尽耶？将天数然也？岐伯曰：女子七岁，肾气盛，齿更发长；二七而天癸至，任脉通，太冲脉盛，月事以时下，故有子；三七，肾气平均，故真（巅）牙生而长极；四七，筋骨坚，发长极，身体盛壮；五七，阳明脉衰，面始焦，发始堕；六七，三阳脉衰于上，面皆焦，发始白；七七，任脉虚，太冲脉衰少，天癸竭，地道不通，故形坏而无子也。丈夫八岁，肾气实，发长齿更；二八，肾气盛，天癸至，精气溢泻，阴阳和，故能有子；三八，肾气平均，筋骨劲强，故真（巅）牙生而长极；四八，筋骨隆盛，肌肉满壮；五八，肾气衰，发堕齿槁；六八，阳气衰竭于上，面焦，发鬓斑白；七八，肝气衰，筋不能动，天癸竭，精少，肾藏衰，形体皆极；八八，则齿发去。肾者主水，受五藏六腑之精而藏之，故五藏盛乃能泻。今五藏皆衰，筋骨解堕，天癸尽矣，故发鬓白，身体重，行步不正，而无子耳。"

在《内经》时代，划分人体的少壮衰老的生命阶段，主要是女子以七岁为一个阶段，男子以八岁为一个阶段。女子到四十九岁，就算进入老年。男子到六十四岁，才就算进入老年。

肾是水脏，肾者主水，是肾藏先天之精水。"故五藏盛乃能泻"，肾藏的精水，接受了五脏六腑之精气而藏，肾藏之精，既有先天之精，更有后天五脏六腑之精而输于肾脏。所以"肾者主水，受五藏六腑之精而藏之，故五藏盛乃能泻"。五脏六腑健康，精气旺盛，肾精才能充足。

二、健康的生命特征

养生以保持健康、延年益寿为目的，因此对健康状态的认识，对如何维持和促进健康的认识正确与否，直接影响着人们的养生活动。

（一）中医的健康观

中医养生康复学对健康状态的认识是相当深刻的，如《素问·上古天真论》所言"志闲而少欲，心安而不惧，形劳而不倦，气从以顺……美其食，任其服，乐其俗，高下不相慕……嗜欲不能劳其目，淫邪不能惑其心，愚智贤不肖不惧于物"，健康就是"形与神俱"，包含了形体、心理、道德、社会的四个维度。

宋·程颐《伊川易传》明确指出颐养之道包括养形、养性、养德、和谐环境、和谐社会等多方面。"大至于天地养育万物，圣人养贤以及万民，与人之养生、养德、养形、养人，皆颐养之道也。动息节宣，以养生也；饮食衣服，以养形也；威仪行义，以养德也；推己及物，以养人也"。

形体健康（生理健康）是健康系统的底层维度，是健康的基础。《素问·宝命全形论》认为，"人生有形，不离阴阳"，即人体是一个复杂的阴阳结构体，阴阳和调，阴平阳秘，机体功能才能保持正常稳定、有序协调。健康人应该是"阴阳匀平，以充其形，九候若一"（《素问·调经论》），即人体各脏腑、经络、官窍、气、血、精、津、液等功能正常，体质健壮，精力充沛，具有良好的劳动效能。

心理健康是健康的第二个维度。《灵枢·本藏》强调"志意和"，认为精神心理应保持整体和谐的健康状态。《素问·上古天真论》论述七情应以"恬愉为务"，《灵枢·本神》指出

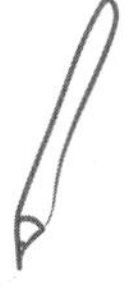

"和喜怒而安居处"，各种情绪皆要适度，任何过激的情绪都会导致疾病的发生。《素问·移精变气论》指出要"内无眷慕之累"，嗜求欲望应该适度而不应当为物欲所累，保持"恬惔虚无"，能使体内气机和调畅达而保持健康。

社会适应性良好是健康的第三个维度。中医养生康复学强调个人在适应社会环境的过程中，应充分发展身心的潜能，发挥其最高的能力，并获得满足感，保持情绪稳定、感觉愉快的良好状态，保持精神行为与社会环境的和谐愉悦。《素问·上古天真论》指出应"美其食，任其服，乐其俗"，孙思邈《备急千金要方·养性序》论述，人们在社会生活中应淡泊名利，"于名于利，若存若亡，于非名非利，亦若存若亡"。《备急千金要方·道林养性》指出"常以深心至诚，恭敬于物，慎勿诈善，以悦于人，终生为善，为人所嫌，勿得起恨，事君尽礼"，即与人交往要始终保持谦逊态度，诚善待人、宽以待人，以平和心态融入纷繁复杂的社会环境中。

道德健康是健康的第四个维度。先秦孔子提出了"仁者寿""大德必得其寿"的论点，指出"君子坦荡荡，小人常戚戚"（《论语·述而》），"仁者不忧"（《论语·子罕》），认为道德高尚之人，能保持正常的心理，促进健康长寿。唐代孙思邈在《备急千金要方·养性序》中明确指出了道德修养对于养生延寿的重要性："性既自善，内外百病皆悉不生，祸乱灾害亦无由作，此养性之大经也，……故养性者，不但饵药餐霞，其在兼于百行，百行周备，虽绝药饵，足以遐年，德行不充，纵服玉液金丹，未能延寿……道德日全，不祈善而有福，不求寿而自延，此养生之大旨也。"个体若能自觉自愿地按照社会道德准则来规范自身，也就自然而然地使自己日常衣、食、住、行以及精神方面合理适度，从而维护健康。

1947 年，世界卫生组织（WHO）宪章中提出健康的概念："健康乃是一种生理、心理和社会适应都完满的状态，而不只是没有疾病和虚弱。"直至 1999 年，WHO 才将道德健康纳入健康概念之中，形成了现代的"四维健康"概念："健康不仅是没有疾病，而且包括躯体健康、心理健康、社会适应良好和道德健康。"从现代医学对于健康的认识，可以看出，中医养生康复学的四维健康观是超前的。

（二）健康的两大生命特征

中医养生康复学对完美的健康状态概括为"形与神俱"，其健康的生命特征有如下几点。

1. 形体生理健康之特征

脉象匀缓："脉者，血之府也"，气血在脉道内运行，脉象的正常与否，反映出气血的运行状况。健康的脉象应从容和缓，不疾不徐。

呼吸从容：中医认为"呼出心与肺，吸入肝与肾"，呼吸与人体脏腑功能密切相关。呼吸从容不迫，不疾不徐，说明心肺肝肾功能良好。

面色红润：面色是五脏气血之外荣，面色红润是五脏气血旺盛的表现。

双目有神：眼睛是脏腑精气汇集之地，眼神的有无反映了脏腑的盛衰。因此，双目炯炯有神，是一个人健康的最明显表现。

双耳聪敏：《灵枢·邪气脏腑病形》说："十二经脉，三百六十五络……其别气走于耳而为听。"耳与全身组织器官有密切关系，若听力减退、迟钝、失听，是脏器功能衰退的表现。

牙齿坚固：齿为骨之余，骨为肾所主，而肾为先天之本，牙齿坚固是先天之气旺盛的表现。

声音洪亮：声由气发，《素问·五脏生成篇》说："诸气者，皆属于肺"，声音洪亮，反映肺的功能良好。

毛发润泽：毛发的生长赖肾之精气的充养，精血同源，又与血有密切关系，故称"发为血之余"。《素问·六节藏象论》说："肾者……其华在发"。因此，头发的脱落、过早斑白，是一种早衰之象，反映肝血不足，肾精亏损。

腰腿灵便：肝主筋、肾主骨，腰为肾之府，四肢关节之筋皆赖肝血以养。腰腿灵便、步履从容，说明肝肾功能良好。

形体壮实：指皮肤润泽，肌腠致密，体格壮实，体型适中。

纳谷正常：中医学认为，“有胃气则生，无胃气则死”，饮食的多少直接关系到脾胃的盛衰。食欲正常，说明脾气促进食物消化吸收并转输精微功能正常，则是健康的反映。

二便自调：《素问·五脏别论》说：“魄门亦为五脏使，水谷不得久藏”，经过肠胃消化后的糟粕不能藏得太久，大便通畅是健康的反映；小便是排出水液代谢后糟粕的主要途径，与肺、肾、膀胱等脏腑的关系极为密切，小便通利与否，也直接关系着人体的功能状态。

记忆良好：肾藏精、精生髓，而“脑为髓之海”。髓海充盈，则精力充沛，记忆力良好；反之，肾气虚弱，不能化精生髓，则记忆力减退。

2. 精神心理健康之特征

精神愉悦：七情和调、精神愉快，反映了脏腑功能良好，内外协调，疾病就不易发生。

心态平和：中医学认为，情志内伤是导致疾病的重要因素之一，健康之人应保持稳定平和的情绪状态，专注、理智地行事而避免后悔、愤怒的情绪。

适应良好：善于自我调节情绪，涵养性格，根据环境的变化做出自我调整，表现出较强的适应环境能力。

情操高尚：个体能按社会准则规范自身行为，道德高尚，能真诚的帮助他人，做有益于人类的建设性服务。

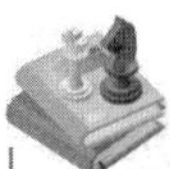

知识链接

“天年”，天赋的年寿，即自然寿命。如《素问·上古天真论》中记载“尽终其天年，度百岁乃去”。《尚书·洪范篇》述“寿、百二十岁也”。古人认为“上寿百二十，中寿百岁，下寿八十”，就是说，古代医家认为人的生命的期限在一百岁到一百二十岁之间，这与现代研究并公认的人类寿命110～150岁大致不差。能享尽“天年”，自然衰老而死的称为“寿”；不及“天年”，早衰而死的称为“夭”。

三、影响人类寿命的因素

《黄帝内经》详细论述了衰老的变化过程及衰老表现，并指出情志、起居、饮食、纵欲、过劳等某一方面调节失当，是导致早衰的重要原因，并提出要“法于阴阳，和于术数，食饮有节，起居有常，不妄作劳，故能形与神俱，而尽终其天年，度百岁乃去”（《素问·上古天真论》）。

生命有开始就必定有终结，生、长、壮、老、已是生命过程的自然规律，是人体生长发育中一系列不可逆转的量变和质变过程。但现实中能享受“天年”的毕竟是少数，年寿的个体差异也很大。养生康复的宗旨，不是追求“长生不老”“返老还童”，而是“却病益寿”“尽享天年”。因此，探索寿夭衰老的原因、过程与机理，历来就是养生学的主要研究课题。

对于影响人类寿命的因素，中医养生康复学早有专篇论述和深入探讨，形成了较成熟的寿夭观念，归纳起来主要有先天禀赋和后天因素两个方面。

（一）先天禀赋是人体寿夭的决定性因素

人一切的体魄、智力等方面的素质统称为禀赋。中医养生康复学认为，先天禀赋的强弱是人体寿夭的决定性因素，包括体质学说和命门元气学说。

1. 体质学说　体质学说认为，由先天禀赋因素所形成的体质特点，决定了人体的寿夭。因为人体寿命之长短依存于形体强弱，只有五脏坚固，形气协调，血脉和畅，体质壮实，才

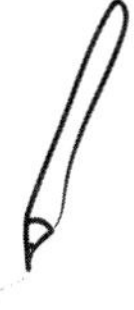

能长寿，反之则易夭亡。而形体之强弱坚脆又决定于禀气（即来自于父母之精所化生的先天元气）之厚薄。“禀气”的强弱优劣，将影响后代身体的发育成长及其性格气质类型，“禀气”所产生的某些特殊体质或生理解剖学上的缺陷，往往直接影响到人的寿命长短。《灵枢》的《天年》《寿夭刚柔》篇，以及王充《论衡·命气篇》中都对此做出了较为详尽的论述。现代研究也证明，人之寿夭确与体质密切相关。

2. 命门元气学说 明代赵献可指出，命门为“立命之门”，命门内藏元精、元气、元神，供给生命活动所需要的能量，从而产生生命过程的各种功能，称为“先天生后天”；在生命过程中，命门的精气神复得五脏剩余真精的不断补充和滋养，故命门元气其量虽小，但耗用极慢，称为“后天生先天”。先后天生生不息，则能健康长寿；任何原因造成先后天相互滋生促进的障碍，生命就会早衰甚至夭亡。清代徐灵胎在《元气存亡论》《肾藏精论》等篇的论述，则与赵氏所论互为补充、相得益彰。徐灵胎指出：人的寿夭总体上取决于命门的功能，命门功能的强弱又取决于元气的多少，元气的多少是先天遗传的，量是恒定的。这意味着人的寿命极限是先天遗传决定的，人们只能在后天调摄保养，避免额外消耗，争取达到极限，而不能超越极限。由于先天所赋予每个人的元气量不同，以及人们在后天生活中调摄保养的情况不同，便形成了寿夭的个体差异。以上两个学说合在一起即命门元气学说，因其能较为圆满地解释人体寿夭的原因，获得了后世养生家和医学家们的崇奉，成为养生寿夭理论的主导学说之一。就其实质而言，乃为体质学说的补充和发展，因为形成体质差异的根本原因就在于“元气”质和量的差异，命门只不过是“元气”储藏之所而已。

（二）后天因素是决定人体寿夭的重要方面

人自出生以后，就时时刻刻受到外在环境的影响。因此，后天因素是决定人体寿夭的重要方面。其中包括地理环境、社会环境、行为方式、疾病损伤等几方面。

1. 地理环境 不同的地理环境长期作用于人体，会形成不同的体质差异，是影响寿夭的因素之一。古人认为，我国西北高原地带，气候寒冷，元气易守，所以多寿；东南地区，气候炎热，元气易泄，所以多夭。不仅如此，即使同一地区，也因地势之高下不同，而有寿夭之别，这是古代医家的观察结果。由于现代人改造环境的能力远远大于古人，所以事实上我国东南地区也不乏高寿者。但是不同的地理环境会有不同的多发病、地方病，此乃公认事实。现代研究认为，自然环境对人体健康影响很大。当有害的环境因素长期作用于人体，或者超过一定限度就要危害健康，促使人体衰老。例如：水、空气、土壤等各项生态因素在受到人类生产和生活过程中产生的化学物质、放射性物质、病原体、噪声以及废热等的污染达到一定程度时，就会危害人体健康，影响生物体的正常活动。

2. 社会环境 社会环境对人体疾病寿夭的影响已是公认的事实，战争、饥荒、动乱等社会因素可引起疾病与短寿。社会生活水平和文化知识水平的不同，人体的寿夭差别也是很大的。早在《素问·移精变气论》就有“往古人”和“当今之世”所以寿夭不同的对比分析，指出不同的社会环境形成不同的生活方式、人际关系以及不同的欲望追求、心态环境，这些是产生众多疾病与寿夭差异的直接原因。明代李梴《医学入门》指出“何今之夭者多，而寿者少耶？曰：饮食起居动作之间，安能一一由心所主，而无所诖误哉！香醪美味陈于前，虽病所忌也而弗顾，情况意兴动于中，虽病且危也而难遏；贪名竞利之心急，过于劳伤而不觉。此古今之寿相远者，非气禀之异也。”更是申扬其义，强调在社会习俗和社会心态的影响下，所形成的不良生活方式和精神情绪对寿夭的重要性。

在原始社会里，人类过着茹毛饮血的生活，只有个别人能活到30岁；氏族公社时期，人类始以熟食为主，开始出现了50岁左右的老年人；在奴隶社会和封建社会中，50岁以上的老年人逐渐增多；而现在我国人口的平均寿命已达到70岁左右。2011年4月发布的第六次人口普查结果显示，65岁以上老年人口已达1.18亿人，占总人口的8.87%，60岁以上人口达

1.77 亿人，占总人口的 13.26%。以上比例按国际标准衡量，我国均已进入了老年型社会，老龄化已成为 21 世纪不可逆转的世界性趋势，也是社会进步的表现。这些都与社会生产力发展、生活水平与知识水平提高有直接关系。不过，现代社会中，人们又面临营养过剩、环境污染、新的不良生活方式等问题，平均寿命的增高与生存质量的提高并不平行。现代医学研究表明，很多精神疾病和躯体疾病都与激烈的竞争、过度紧张的社会生活有直接关系，如美国综合医院门诊部对病人进行研究，发现 65% 的病人发病与社会逆境、失业、工作不顺利、家庭不和等因素有关。不合理的社会制度、恶劣的社会习俗、落后的意识形态以及人与人之间种种斗争矛盾等，都可使人体代谢功能紊乱，导致机体早衰。

3. 行为方式 行为因素包括个人在饮食、起居、劳逸、嗜好、欲望等各方面的行为方式。这些行为适度则有利于机体的健康，不适度则有损于健康，甚至导致个体的夭亡。例如：饮食过饱，则伤肠胃，过饥则使后天供给不足；偏食肥甘则生湿热，嗜酸则伤肝等；过劳有损形气，过逸则气血凝滞；过分的贪名逐利耗散心神，无节制的性行为直接损伤精气等。总之，不合理的生活方式，是影响寿夭的重要因素，这在《黄帝内经》和历代养生著述中有详细的阐述。

4. 疾病损伤 疾病损伤与寿夭之间的关系也是非常密切的，疾病促进衰老，衰老诱发疾病，二者相辅相成，互为因果。不同的时代引起夭亡的主要疾病是不同的，在古代以伤寒、瘟疫（急性传染病）为主，而现代则以一些慢性疾病为主。此外，古籍中还记载过服金石峻猛药损伤精气造成短寿者，可称为医源性夭亡。因此，中医养生康复学十分强调“治未病”的重要性，未病先防，防微杜渐，减少患病次数，遏制疾病加重，防止因疾病而减损寿命。

综上，中医养生康复学对寿夭原因的探讨与认识，是把机体与客观环境（自然、社会）密切联系在一起进行考察的理论，其思维方法是相当高明和超前的。

第二节　中医学生命观

一、人体生命构成的唯物观

中医养生康复学认为：生命存在的性质是物质性的，生命由物质化生，生命活动的本质就是物质的运动。精、气、神是构成生命的三大要素，三者密不可分，协调统一，共同维持“形与神俱”的正常生命状态。

（一）精是生命活动的物质基础

《素问·金匮真言论》说：“夫精者，身之本也”。精，是构成生命个体的最基本物质，是人体生长发育及各种功能活动的物质基础。

根据来源，精分为先天之精和后天之精。先天之精，与生俱来，秉受于父母，是生命形成的原始物质。后天之精，来源于饮食物中的精微物质、从外界吸入的清气和脏腑组织代谢所化生的精微物质，是生命持续的基础物质。

父母的生殖之精相搏是人体先天之精的最初来源。即《灵枢·决气》篇所说：“两神相搏，合而成形，常先身生，是谓精”。先天之精化生胎元在母体内发育而逐渐化生成人体，即《灵枢·经脉》篇所说：“人始生，先成精，精成而脑髓生，骨为干，脉为营，筋为刚，肉为墙，皮肤坚而毛发长”。先天之精在化生人体的过程中，一部分封藏于肾中成为生命活力的物质基础，一部分转化为脏腑之精成为人体脏腑组织结构功能的物质基础。人体生命形成之后，在先天之精所提供的生命活力的推动下，后天之精得以不断化生，同时在后天之精的滋养下，先天之精得以不断充盈，先天之精和后天之精相互依存、融为一体，共同为人体脏腑组织功能的正常发挥提供物质基础。精除了在功能活动中部分被消耗外，还形成脏腑之精，

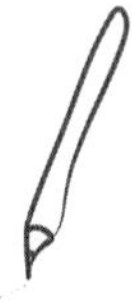

如果脏腑之精充盈，盈余的精就下藏于肾，去滋养封藏之精和化生生殖之精，随着肾精的盛衰变化而产生了生、长、壮、老、已的各种生命变化。

（二）气是生命活动的动力

气，既是构成人体的基本物质，又是人体生命活动的动力，是形成生命活动的根本保证。《素问·宝命全形论》指出“人生于地，悬命于天，天地合气，命之曰人。人能应四时者，天地为之父母”，人秉天地的正常之气而生成，人的生命是由于天地间阴阳之气的正常变化而产生的，如果没有天地间这种正常的变化，人的生命就不会存在。人在母腹之时，通过母体与天地之气相关联；出生之后，内外环境直接感应，此时生命的延续既要依赖于体内气的生成、运行的正常，又在很大程度上依赖于天地之气对人体之气的补充和调整。

天地之气对人体生命的产生及延续的作用重点有一定的不同，《素问·六节藏象论》说：“天食人以五气，地食人以五味。五气入鼻，藏于心肺，上使五色修明，音声能彰；五味入口，藏于肠胃，味有所藏，以养五气，气和而生，津液相成，神乃自生。”“天”主要赋予人们呼吸的清气，称为呼吸之气；“地”孕育万物，不仅直接承载、孕育着人的生命，而且孕育了无数可供人食用的动植物，故地主要提供给人们水谷精气。可见人的生命要想产生和延续，必须依赖于“天”赋与人的自然界的清气和“地”给予人的水谷之精气。

“气”具有无限的活力。人之所以有生命，就是人体之“气”活力的表现。《内经》认为人体生命力的强弱、生命的寿夭，元气的盛衰存亡、新陈代谢的气化过程、生命的现象均本源于气机的升降出入，说明气既是构成人体的基本物质，又是人体生命的动力，正如《素问·六微旨大论》说：“出入废则神机化灭，升降息则气立孤危。故非出入，则无以生、长、壮、老、已；非升降，则无以生、长、化、收、藏。是以升降出入，无器不有。故器者，生化之宇。器散则分之，生化息矣”。

（三）神是生命活动的主宰

《素问·五常政大论》说：“根于中者，命曰神机，神去则机息。根于外者，命曰气立，气止则化绝。”神机，即主宰生命活动的机制，生命活动在内根于神机，在外则根于四时气候变化。正因为“神”是生命活动的主宰，所以《内经》一再强调人们必须要“积精全神”，才能达到“精神内守，病安从来”。

神，主宰人的精神意识思维活动，《灵枢·本神》说：“故生之来谓之精，两精相搏谓之神，随神往来者谓之魂，并精而出入者谓之魄，所以任物者谓之心，心有所忆谓之意，意之所存谓之志，因志而存变谓之思，因思而远慕谓之虑，因虑而处物谓之智。”讨论了人的精神意识思维活动，指出了“神”的具体内容包括了神、魂、魄、意、志、思、虑、智等。

主宰神的产生和发挥的物质基础是精、气、血，而气血又归属于广义之精的内涵，《素问·八正神明论》：“血气者，人之神，不可不谨养。”反过来，人体脏腑组织、气血运行等功能活动，又必受神的主宰和指挥，《素问·汤液醪醴论》：“帝曰：形弊血尽而功不立者何？岐伯曰：神不使也。”指出当疾病发展到了“形弊血尽”的时候治疗无效，乃因神不能发挥对脏腑气血活动的主宰作用。

总的来说，精、气、神三者，虽然概念不同，但在人的生命过程中，三者是相互密切联系不可分割的。就精和神的关系来说，神来源于先天之精，又依赖于后天之精的滋养，故《灵枢·平人绝谷》说：“故神者，水谷之精气也。”可见精与神的关系是：精能生神，神能御精，精足则形健，形健则神旺；反之，精衰则形弱，形弱则神疲。气与神的关系也是密不可分的，气是生命的动力，气能生神，神能御气，《图书编·神气为脏腑之主》：“气载乎神”“孰知气充乎体，赖神以宰之。”精与气的关系是：精为气的物质基础，气为精的生命力表现，二者密不可分，故习惯“精气”并称。所以精、气、神三者既是生命组成的三种基本物质，也是密切联系不可分割的统一整体，精充、气足、神旺是生命充满活力的根本保证。

二、人体生命活动的整体观

整体观念是中国古代唯物论和辩证法思想在中医学中的体现，它贯穿于中医学的生理、病理、诊法、辨证、治疗和养生等各个方面。中医学非常重视人体本身的统一性、完整性及其与自然界、社会的相互关系，认为人体是一个有机的整体，构成人体的各个组成部分之间在结构上不可分割，在功能上相互协调、互为补充，在病理上则相互影响。中医学认为人体与自然界和社会也是密不可分的，自然界的变化随时影响着人体，人类在能动地适应自然和改造自然的过程中维持着正常的生命活动。这种机体自身整体性和内外环境统一性的思想即整体观念。

中医学的整体观念，体现在两个方面：一是认为人体是一个有机的整体；二是认为人与自然有着密不可分的关系。因此，人体生命活动的整体观也表现在两个方面。

（一）生克制化，五脏协调

人体虽然由脏腑、经络、皮毛、肌肉、筋骨、精髓、气、血、津液等组成，且各具不同的生理功能，但它们之间并不是孤立存在的，而是以五脏为中心，通过经络的联系，把六腑、五体、五官、九窍、四肢百骸紧密地联系在了一起，形成了一个完整的有机整体。

《黄帝内经》所说的五脏，实际上是指以肝、心、脾、肺、肾为核心的五大脏象系统。以心为例：心居胸中，为阳中之太阳，通于夏气，主神明，主血脉，心合小肠，生血、荣色，其华在面，藏脉、舍神、开窍于舌、在志为喜。在谈心的生理、病理时，至少要从以上诸方面系统地加以考虑才不至于片面。每一脏都是一大系统，五大系统通过经络、气血联系在一起，构成了一个表里相连、上下沟通、密切联系、互相制约、协调共济、井然有序的统一整体，形成了局部与整体的统一，然后以精、气、血、津液作为物质基础，共同完成人体各种生理机能活动。五行存在生克制化规律，这五大系统又按五行生克制化规律相互协调、资生和抑制，在相对稳态的情况下，各系统按其固有的规律从事各种生命活动。它们结构上不可分割，生理上相互联系，相互协调，一旦发病则又相互影响。

人是阴阳对立的统一体，这在生命开始时已经被决定了。具有生命力的父母之精相媾，也就是阴阳二气相媾，形成了生命体。生命体形成之后，阴阳二气存在于其中，互为存在的条件。相互联系、相互滋生、相互转化，又相互斗争。

从人体的组织结构上看，《黄帝内经》把人体看成是各个层次的阴阳对立统一体，还把每一脏、每一腑再分出阴阳，进而使每一层次，无论整体与局部、组织结构与生理功能都形成阴阳的对立统一。

（二）天人相应，顺应自然

《黄帝内经》把人与自然界看成一个整体，自然界的种种变化，都会影响人体的生命活动，即天有所变，人有所应。因而，强调人体要适应自然变化，避免外邪侵袭。如《灵枢·本神》篇指出：要“顺四时而适寒暑”，《素问·四气调神大论》则提出了“春夏养阳，秋冬养阴”的四时顺养原则，《素问·上古天真论》又明确指出“虚邪贼风，避之有时”，从而开辟了中医防病养生的先河。

第三节　中医养生康复的基本观点

中医养生康复的实践活动，必须以中医基础理论和基本的学术观念为指导，才能达到预期之效。中医养生康复学在中医理论的指导下，经过漫长的实践和总结，逐渐形成了一些较

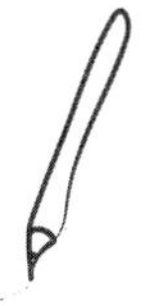

为公认的养生学基本观点。

一、整体养生康复和全面养生康复

整体养生康复指的是，在养生康复的实践中，要遵循中医学的整体观念，指导养生康复的原则、方法与技术。

全面养生康复指的是，在养生康复的实践中，要做到形神兼顾、动静互涵、内外协调。

（一）整体养生康复

整体养生康复，主要包括脏腑协调、顺应自然和适应社会三个方面。

1. 脏腑协调 人体是有机统一的整体，其中任何一个环节发生了障碍，都会影响整个生命活动的正常规律。所以，日常养生必须从整体着眼，注意形神、阴阳、气血、经络、脏腑、官窍各个环节，全面考虑，综合调养。恰如李梴在《医学入门》中所谓“避风寒以保其皮肤、六腑”，“节劳逸以保其筋骨、五脏”，“戒色欲以养精，正思虑以养神”，“薄滋味以养血，寡言语以养气”。“避风寒”就是顺四时以养生，使机体内外功能协调；“节劳逸”就是指慎起居，防劳伤以养生，使脏腑协调；“戒色欲、正思虑、薄滋味”等，是指精、气、神的保养；动形体、针灸、推拿按摩，是调节经络、脏腑、气血，以使经络通畅、气血周流，脏腑协调；药物保健则是以药物为辅助作用，强壮身体、延年益寿。从上述各个方面，对机体进行全面调理保养，使机体内外协调，适应自然变化，增强抗病能力，避免出现失调、偏颇，达到人与自然、体内脏腑气血阴阳平衡的统一。

人的形神、阴阳、气血、五脏、六腑等，在功能上都有各自的基本特征和趋向，在内外因素的作用下，往往是以某一环节的应答为主而牵动全身的。因此，养生保健在全面照顾的同时应有侧重点。例如：前面所提到的形神共养，调神为先；协调内外，调内为主；春夏养阳而护阴，秋冬养阴而固阳；每一季节都有重点调养的脏腑等。

2. 顺应自然 《吕氏春秋·尽数》说：“天生阴阳寒暑燥湿，四时之化，万物之变，莫不为利，莫不为害。圣人察阴阳之宜，辨万物之利以便生，故精神安乎形，而年寿得长焉”，指出人应该主动调摄，与自然变化的规律相和谐，做到趋利避害，就能长寿。《太平经》也指出：“人欲去凶而远害，得长寿者，本当保知自爱自好自亲，以此自养，乃可无凶害也。”这强调了以积极的养生态度，通过自我养护和锻炼，人们可得到长寿。诚如《灵枢·玉版》所说：“人者，天地之镇也。”万物之中，只有人类最宝贵，只有人类能主动适应和改造自然。所以《抱朴子》提出“我命在我不在天”的养生态度，强调了生命之存亡、年寿之长短，不是决定于天命，而是取决于人体自身。这一思想包含着一种积极主动的人生态度，在养生史上产生过巨大的影响，具有深远的意义。古代养生家们在这种充分发挥人的主观能动性、以主动进取的精神去探索和追求人类的健康长寿、争取把握自身生命自由思想的影响下，创造了许多养生方术，如调气、导引、存想、咽津、食养、药养、针灸推拿、房中保健等。

3. 适应社会 人不仅是自然界的一部分，更是社会环境的成员。人的体质、性格、嗜好和一些疾病的发生都必然受到社会因素的影响。《黄帝内经》就曾指出，富人养尊处优，生活奢侈腐化，多食肥甘油腻之品，导致脏腑虚弱、筋骨脆弱、气血浮浅；贫穷之人，吃的是粗糙食物和蔬菜，过着朴素的生活，却有坚实的脏腑、强健的筋骨和充实的气血。社会环境一方面为人们的生活提供了物质基础，另一方面又促成和制约着人们的心理活动，影响着人们的心理和生理的平衡。由此可见，不同社会环境人群的养生方法也要整体综合分析，不能一概而论。因此，《黄帝内经》强调为医者要“上知天文，下知地理，中知人事”。人应该改变不良的生活行为，提高自己的精神道德修养，怀着一颗对社会感激之心，用乐观积极的态度看世界，以适应具体的社会环境。

（二）全面养生康复

全面养生康复，主要包括形神兼顾、动静互涵、内外协调等几个方面。

1. 形神兼顾 中医学将形与神这对既对立又统一的哲学概念引入，用其对生命体进行高度概括。形在人体即肌肉、血脉、筋骨、脏腑等组织器官，和精、气、津、液等生命物质；神在人体即以情志、意识、思维为特点的心理活动现象，以及生命活动的全部外在表现。形神于生命的重要性正如《素问·上古天真论》所言："形与神俱，而尽终其天年。"形与神的关系，是形态与功能、精神与物质、本质与现象的关系，是相互依存、相互影响、密不可分、协调统一的整体。

就人而言，形体健壮，必然精神饱满，生理功能正常；精神旺盛，又能促进形体健康。为了保持思想活动的健康和防止内在情志刺激因素的产生，必须培养乐观的精神，开阔的胸怀，恬静的情绪。中医学认为神是人体活动的主宰。早在《黄帝内经》形成时期就已经形成了较为完整的理论体系，认为神明的产生分属于五脏，总统于心，"得神者昌，失神者亡"，精神活动失调是发病的内在因素。实际上，神不仅主导着人体的精神活动，也主宰着人体的物质代谢、能量代谢、调节适应、卫外抗邪等为特征的脏腑组织功能活动。神由精气化生，反过来又支配着精气的活动。张景岳在《类经》中指出："形者神之质，神者形之用，无形则神无以生，无神则形不可活。"神不能脱离形体，形体若无神，生命也就结束了，正如《灵枢·天年》所说："神气皆去，形骸独居而终矣。"所以中医养生学强调提出了形神统一的养生观，认为只有做到"形与神俱"才能保持生命的健康长寿。

2. 动静互涵 动与静，是对事物动态表现形式的高度概括，诚如《类经附翼·医易》所说："天下之万理，出于一动一静。"动与静，不可分割，动是绝对的，静则是相对的，在绝对的运动中包含相对的静止，在相对的静止中又蕴伏着绝对的运动，并以此形成动态平衡。明末清初哲学家王夫之对此言简意赅地阐发说"太极动而生阳，动之动也；静而生阴，动之静也"，"静者静动，非不动也。"中医学吸收了古代哲学对动静的认识，赋予其在生命科学中的具体的内涵。

首先，动静是生命变化的依据。任何生命变化都是在动静的这种动态平衡中产生的，绝对的动使生命活力持续，绝对的静则是生命终止。即《素问·六微旨大论》所说："成败倚伏生乎动，动而不已，则变作矣……不生不化，静之期也……出入废则神机化灭，升降息则气立孤危。故非出入，则无以生长壮老已；非升降，则无以生长化收藏。是以升降出入，无器不有。"升降出入是宇宙万物自身变化的普遍规律，人体生命活动也正是合理地顺应万物的自然之性而处于动静互涵的发展变化之中。

其次，相对的动静是人体的生理表现的两种形式。人体的生理概括而言就是阴精与阳气的功能表现，是相对的动静。阴精主静，是人体营养的根源；阳气主动，是人体机能的根本。具体而言，人的生理皆是相对的动静，如：睡为静，醒则为动；坐卧为静，走跳为动。清代张培仁《妙香室丛话》说"静之义有二：一则身不过劳，一则心不轻动"。《老老恒言》则认为"动而不妄动，亦静也"。

中医养生学基于这种对生命动静相依的深刻认识，强调提出了动静互涵的养生观。提出生命需要运动，倡导适宜运动的"小劳之术"；形体宜动，以导引、推拿、调气、咽津等传统养生方法以及各种劳动、体育运动之类形体之动，使精气流通，气血和调，气机顺畅则百病不生；"出入废则神机化灭"，神机亦宜动，勤用脑以锻炼思维的灵敏度，中国传统养生学中的存想就是锻炼"脑动"的一种好方法。动静相依，养生学重视相对的静养。形宜静养，反对形体过劳，强调"坐不欲至倦，行不欲至劳，频行不已，然宜稍缓"；神宜静养，强调"静则神藏，躁则消亡"。总之，动与静，必须结合，二者必须适度，不能出现单方面的太过或不及，即如《周易》所说："动静不失其时，其道光明。"只有动静结合，才能达到形神合

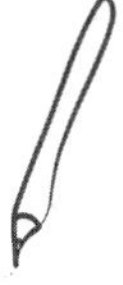

一，增强体质的目的。

动静互涵观主要包括以下几方面。

（1）动以炼形，静以养神　“动”包括劳动和运动。形体的动静状态与精气神的生理功能状态有着密切关系，《吕氏春秋・尽数》说：“流水不腐，户枢不蠹，动也，形气亦然，形不动则精不流，精不流则气郁。”静而乏动则易导致精气郁滞、气血凝结，久即患病损寿。《修真秘要》录真人养生铭指出“人欲劳于形，百病不能成”，形体的运动可使精气流通，气血畅达，增强抗御病邪能力，提高生命活力。适当的动不仅能锻炼肌肉、四肢等形体组织，还可增强脾胃的健运功能，促进食物消化输布。华佗指出：“动摇则谷气得消，血脉流通，病不得生。”脾胃健旺，气血生化之源充足，故健康长寿。完美地完成一项运动需要全身各部分协调，要通过思考和实践掌握其中的要领，使人产生满足感和欣快感，因此适当的运动还能愉悦心情、增进智慧。中医养生学主张“动以养形”，并创造了许多行之有效的动形养生方法，如劳动、舞蹈，散步、导引、按摩等，通过活动形体来调和气血、疏通经络、通利九窍、防病健身。现代医学研究也证明，经常运动可促进身体的新陈代谢，使各器官充满活力，延缓机体的衰老。

“静”是相对“动”而言，包括精神上的清静和形体上的相对安静状态。《素问・灵兰秘典论》说：“主明则下安，以此养生则寿……主不明则十二官危……以此养生则殃。”因此，我国历代养生家十分重视神与人体健康的关系，认为神气得养，可健康长寿。如《文子・下德》所说：“太上养神，其次养形。神清意平，百节皆宁，养生之本也。肥肌肤，充腹肠，养生之末也。”《素问・痹论》指出“静则神藏，躁则消亡”，由于“神”有任万物而理万机的作用，常处于易动难静的状态，故中医养生康复学提出“静以养神”的原则，指出人之心神总宜静，清静养神特别重要。正如《医述・医学溯源》所说：“欲延生者，心神宜恬静而无躁扰。”静以养神，传统养生称为守神。《老子》认为“静为躁君”，主张“致虚极，守静笃”，即要求尽量排除杂念，以“致虚”与“守静”的功夫，达到心境空明宁静的境界。《内经》从医学角度提出了“恬惔虚无”的摄生防病的思想，突出强调了清静养神和少私寡欲的重要性。后世的很多养生家对“去欲”以养心神的认识，无论在理论和方法上都有深化和发展。三国的嵇康、唐代的孙思邈、明代的万全等都有精辟的论述。然而心神之静，不是提倡饱食终日、无所用心，而是指精神专一、摒除杂念、心无妄用。清代的曹庭栋在总结前人静养思想的基础上，即指出“心不可无所用，非必如槁木，如死灰，方为养生之道”、“静时固戒动，动而不妄动，亦静也”。正常用心，能“思索生知”，对强神健脑会大有益处；唯心动太过，精血俱耗，神气失养而不内守，则可引起脏腑和机体病变。静神养生的方法也是多方面的，如少私寡欲、调摄情志、顺应四时、常练静功等。

（2）动静适度，互济协调　《周易》认为“天下之万理，出于一动一静”“动静不失其时，其道光明”，动与静，一阳一阴，相互依存，不可偏废，也不可太过，二者都要适度，从而协调互济。从《黄帝内经》的“不妄作劳”到孙思邈的“养性之道，常欲小劳”，都强调动静要适度，太过和不及都可能导致疾病。

日常生活中保持动静的适宜，主要是劳逸结合，动静适度。否则，“动”之过度，会损耗精气；过度安逸，也会导致气机闭阻，气血瘀滞。如《素问・宣明五气》即指出：“久视伤血，久卧伤气，久坐伤肉，久立伤骨，久行伤筋。”宋代程颢、程颐的《二程集・论学》更为明确指出：“动静节宜，所以养生也。”练功锻炼也必须动静适度，中国传统的一些体育运动，其性质多是外动而内静、动静结合。外动即形体在运动，内静即指精神内守。太极拳、五禽戏、八段锦等导引术式和推拿按摩等均应达到“动中求静”“以静御动”要求。而传统的调气、存想、咽津等气功锻炼，其性质则多以静为主、外静而内动。外静是指在练功时，不论坐式或卧式，一般均闭目垂帘，身体静止不动；内动则是指在身体静止不动的情况下或

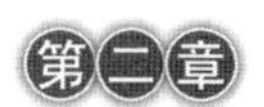

以意行气，或以意动脑，或以意咽唾。“外静内动，静中有动”的练功，是通过调控意识、呼吸、思想、唾液吞咽等去调整内脏功能活动，调整免疫机能，加强身体稳态机制，从而提高防病能力。

动静适宜是养生一大法则，养生实践中应通过权衡来决定动静适宜的具体量度，灵活运用以达到形神共养的效果。一般而言，首先要保证动静兼修，每个人的养生都必须心体互用，劳逸结合，不可偏废，才符合生命运动的客观规律，获得运动延年、静养益寿的效果。根据个人年龄、身体体质、锻炼基础、环境条件，以及个人的性格爱好等实际情况选择项目，制订方案，然后坚持。即不同年龄及体质的人应选择适合自己的运动方式和运动量。体力强的人可以适当多运动，体力较差的人可以少运动，皆不可疲劳过度；病情较重、体质较弱的人，可以静功为主，配合动功，随着体质的增强，可逐步增加动功的分量；早晨先静后动，以升发阳气，晚上先动后静，以潜藏神气；春夏宜动，秋冬宜静。运动锻炼贵在“度”，要有科学的指导，如果盲目蛮干，要求过急、过量或安排不当，效果就会适得其反，甚至会发生事故。

（3）形神兼养，养神为先　中医养生学认为，形乃神之宅，神乃形之主，无神则形不可活，无形则神无以附，二者相辅相成，不可分离。正是从形神之间相互制约、相互影响的辩证关系出发，古人提出了形神共养的养生观。人之所以生病，是因为病邪侵入人体，破坏了人体阴阳的协调平衡，导致形神失和。养形和养神是密不可分，相辅相成、相得益彰的。但在形神关系中“神’起着主导作用，脏腑的功能活动、气血津液的运行和敷布，必须受神的主宰，即所谓“神能御其形”。因此，中医养生学主张形神共养，养神为先，“得神者昌，失神者亡”，要以“养神”为第一要义，在养神的前提下，养好形。具体的养生方法和措施要按四时不同，顺时调养，辨证调养，在日常生活中要特别注意饮食、起居和运动锻炼，协调一致，如此才能形神合一。

3. 内外协调　中医养生学认为，人可以发挥主观能动性，有意识地协调统一自身与外环境的关系，从而达到养生的目的。协调统一内外关系可以从两方面进行：一是主动调控自身因素来顺应外环境的变化；二是改造外界环境来满足人的生存需要。二者虽缺一不可，但诚如《寿世保元·饮食》所说：“善养生者养内，不善养生者养外。养内者以恬脏腑，调顺血脉，使一身之气流行冲和，百病不作。养外者恣口腹之欲，极滋味之美，穷饮食之乐，虽肌体充腴，容色悦泽，而酷烈之气，内蚀脏腑，精神虚矣。”因此，协调内外关系应以调内为主。

在养内的同时，不能完全轻忽养外，而应坚持内外兼养的原则，对自然环境、社会环境充分重视，真正保持内外统一。于内对脏腑经络、气血精神善加调摄，使人体内外通达协调，于外采用各种适合自身的养生方法，才能保持健康，防病延寿。正如《册府元龟》所说：“内外相养，形神交泰，六疾不生。”《素问·上古天真论》也指出要“外不劳形于事，内无思想之患，以恬愉为务，以自得为功”才能“形体不敝，精神不散”。《吕氏春秋》说：“凡生之长也，顺之也，使生不顺者，欲也，故圣人必先适欲。室大则多阴，台高则多阳，多阴则蹶，多阳则痿。此阴阳不适之患也。是故先王不处大室，不为高台，味不众珍，衣不燀热，燀热则理塞，理塞则气不达。味众珍则胃充，胃充则中大鞔，中大鞔而气不达，以此长生，可得乎?”《吕氏春秋》提出了顺乎自然、适欲、衣食居处勿求太过等内外相养的原则。这种养生警示在生活水平日渐提高的今天尤具现实意义。

二、辨证养生康复

辨证论治是中医学的基本特点之一，是中医学理论的核心。所谓辨证，就是将望、闻、问、切四诊所收集到的有关疾病的各种资料进行综合、归纳和分析，找出疾病发病原因，病

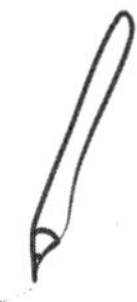

变所在部位，病变性质等对疾病做出诊断。所谓论治，就是根据疾病的诊断来确定相应的治疗原则和方法。将辨证论治观运用到养生康复领域，主要指的是辨证施补、辨体施养等。

辨证施补，指的是在进补时要对虚弱症状仔细观察，全面分析，辨别出虚证的性质（气、血、阴、阳）和发病的部位（心、肺、脾、肝、肾等）、疾病的趋势，最后制定相应的进补方法。对于一些症状明显，机体亏虚严重的虚证，在进补方法的选用上须以药补为主，辅以食补，必要时还需采用其他一些治疗方法给予配合。例如，对于机体阴液不足的阴虚证患者，主要表现为：形体消瘦，面色憔悴，目眩耳鸣，口燥咽干，舌质嫩红、少苔或无苔，脉细。伴有五心烦热，潮热盗汗，颧红，舌质红，脉细数者，为阴虚内热证。温热病后期，阴液耗伤，还可见心烦不眠，或昏沉欲睡，手足蠕动，时有抽搐。进补方法主要采取滋阴的方法，可选用六味地黄丸、左归丸、大补阴丸、二至丸等方剂。同时可食用一些滋阴的食物，如蜂蜜、饴糖、百合、枸杞、银耳等。阳气不足的阳虚证患者，主要表现：面色㿠白，疲乏无力，少气懒言，畏寒肢冷，蜷卧自汗，口淡乏味，小便清长，大便稀溏，舌质淡、胖嫩，苔白润，脉迟无力等。进补方法重在温阳，可选用金匮肾气丸、全鹿丸、右归丸、龟龄集等方剂。同时可食用温阳的食物，如虾、核桃仁、麻雀、狗肉、鹿肉、羊肉等。心气虚弱的心系虚证患者，主要表现为心悸，气短，自汗，易惊，健忘，面色淡白，少气懒言，神疲乏力，难以入眠，舌苍白，舌质淡，脉细弱等，进补方法为补益心气，可选用养心汤等方剂。还可选用人参、茯苓、酸枣仁、五味子等中药，辅以猪心、羊心、莲子等食物。肝血亏虚之肝系虚证患者，主要表现为两眼干涩，视物模糊或雀目，头晕，面白无华，唇、指甲淡白，胁痛，经少或经闭，舌质淡白，脉弦细等，进补方法为补养肝血，可选用补肝汤等方剂。同时可选用当归、熟地黄、白芍、枸杞、猪肝、鸡肝、牛肝、牛蹄筋、菠菜、胡萝卜等。

人从出生到老，要经过婴幼儿、青少年、中年及老年几个时期，不同时期又各有其特点；人所从事的工作，有职业、职务、工种之不同，各有其特点；另外，人有胖瘦之分，体质之别，性别之异，在进补时应区别各种情况，有针对性地实施，辨体施养“因人制宜”。

如幼儿对营养物质的需求较多，其食补和药补应当以健脾和胃助运为主，以促进脾胃对营养物质的吸收，可以选用粳米、扁豆、大枣、莲子、山药、黄精、熟地、白术、黄芪、茯苓等。中成药可以选用八珍糕、玉屏风散等。现今社会生活水平的提高，孩子一般很少发生营养不足的情况，但要注意的是出现营养过剩，甚至滥补，造成孩子脾胃受损，严重的可导致孩子躯体和身体发育的失衡。老年期各种功能逐渐衰退，形体趋于懈惰，脏腑衰弱，气血虚少，特别是肾气、肾精不足更为明显。脏腑衰弱，又以脾胃为关键。因肠胃功能日渐衰弱，胃肠容纳量减少，其蠕动功能也相应地迟缓。“年长者肠胃日弱，容纳少而转化迟。”（清·黄元御）由于脾胃弱，水谷之精气不足，不能滋补先天，故肾气、肾精会不足，气血生化乏源，故而气血虚少。老年人的进补要做到五脏同补，同时又要根据肾气不足，脾胃功能虚弱的情况，侧重补养脾肾，以增强脏腑功能，延缓衰老，延年益寿，提高晚年生活质量。老年人可多食核桃仁、黑芝麻、大豆、桂圆、莲子、栗子、木耳、香菇、大枣、山药、百合、玉米等。同时可以选补中益气丸、六味地黄丸、金匮肾气丸等中成药进行补益。另外，还要重视老年期的神补。因退休，机体功能的衰退，容易产生无所事事，悲观失望的情绪。针对这一特点，老年人应“老有所学”“老有所乐”，通过各种方式的学习，充实生活，心理上保持年轻。老年人也可根据自己的身体状况和兴趣爱好为社会再作奉献，做到“老有所为”。培养良好的兴趣和爱好，丰富自己的精神生活，与人同乐，保持社会交往和良好的人际关系。在家庭当中，在日常生活中，积极寻找乐趣，逗逗孙子，学学烹饪，种花养草等，从小劳之中，获得无穷乐趣。

三、功能养生康复

中医养生康复学还是一门以“功能”为核心的综合性学科。即采用传统医学、社会、教

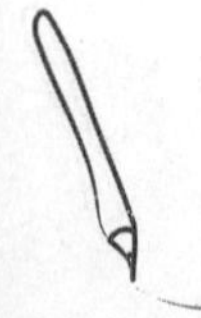

育、职业的综合性措施，针对先天或后天因素所致的正气虚衰、形神功能障碍或身体解剖形态异常者进行治疗或训练，保存或改善障碍后的形神功能，并使之获得最大限度的恢复。中医康复的任务就在于尽一切的可能改善和恢复患者残存的功能或以各种代偿形式最大限度地发挥其潜在的能力并使之恢复职业、重返社会生活。

中医康复工作的性质有别于临床医学之处在于其侧重于功能和能力的治疗和训练。中医康复学即是综合了中医内科、外科、骨科、针灸推拿、心理和运动的传统理论和技能，并以功能和障碍学思想为中心的综合性学科。临床医学对疾病的治疗，可以看作是对某一受损或可能受损的生理功能的保存、改善和恢复的过程，但其功能恢复的程度仅仅是被动地取决于它对具体疾病的病因治疗及其病理逆转的情况；而中医康复在临床的早期阶段就已着眼于可能出现的障碍，并以积极的、有针对性的措施进行预防、保存和恢复患者的生理功能。

中医康复对障碍的对策还能反映在不同的功能康复程度之中，可以不仅是低程度的功能保存，也可以是较高水平的改善恢复或是进一步的提高。在对患者功能障碍准确评估的基础上，最大限度地恢复患者的功能和能力，提高患者的生活质量，重返社会生活，才是中医康复的最终目标。

“功能”是指机体为达到某种目的所进行的能随意性控制的活动，是人们能够参与生活活动的“能力”基础。在康复医学中常指日常生活活动、参与职业活动以及接受教育的能力等。

（一）中医康复学概念的核心围绕于“功能”

1. 中医康复学的研究内容是有关“障碍”的问题，并着眼于机体形神功能和能力的恢复。

2. 针对多层次、多致病因素功能障碍的特点，对各种的身心功能障碍和能力障碍者都应采取适当的综合性康复措施，即包括中医学传统的医疗康复、教育康复、职业康复和社会康复等措施。

3. 功能康复的含义是全面的，即不仅仅包括患者精神状态、脏腑生理机能和肢体活动功能的改善或恢复，也包括患者日常生活能力、就业能力和参加社会活动能力的全面改善和恢复。但必须注意的是，功能康复的含义并不简单地等同于“痊愈”和“恢复”。痊愈和恢复是指伤病或是单纯的正气不足者经过临床治疗后的健康状况恢复到病前正常情况，康复则是指患者的残存功能和潜在能力在治疗后获得的最大限度的发挥。

4. 让患者重返社会生活是中医康复工作的最终目标。中医康复医疗的目的是帮助患者的残存功能和潜在能力恢复到最佳状态，使患者重新获得生活能力、重返家庭和社会、平等地享受人的各种权利的治疗过程。此外，中医康复工作的目的还在于养生长寿，使每个人都能健康幸福地享尽天年。正如《万病回春》所说：“万病得此，可以回生。由是颐养天和，乐享太平之春以永终。”

（二）中医康复学的评定是以“功能”的检查和诊断为中心的

所谓评定是指通过中医临床诊察并结合辨证的方法，把握患者的现时状况，如症状、体征、疾病的属性以及发生障碍的部位、性质、程度及其所造成的影响，并以此为基础推测患者的功能和能力预后，进而考虑或制定其可能康复的程度的过程。中医康复学的宗旨是确定患者具体的功能障碍，采取相应的措施对患者进行治疗训练，恢复其身心功能，使之以最佳状态重返社会。所以，中医康复治疗是一个有目的的过程，它的方法实施，必须以正确制定患者在各个方面有可能达到的康复目标为前提，这一目标既要求能充分发挥患者的潜在能力，又要求具备通过努力可以实现康复目标的客观条件。从这一意义上看，中医康复评定是功能康复得以正确进行的必要基础，是所有内容都以“功能”的检查和诊断为中心。中医康复治

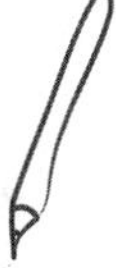

疗具体包括：中医四诊、运动能力（如肌力、肌张力、关节活动度、步态等）、语言交流、心理、认知、日常生活活动能力、职业能力、社会生活能力评定以及专门医学科目（如心肺功能、性功能和神经生理功能）的测定。

（三）中医康复治疗综合了医疗和功能训练的特点

中医康复治疗综合了医疗（包括传统医学及药物治疗）和功能训练的特点，其目的在于保存、改善和恢复患者残存的功能和潜在的能力。任何一种康复治疗的方案，都必须体现以康复学的功能评定为基础、以所拟定的康复目标为中心、以功能和能力训练为主的核心内容。这一以功能为主的治疗学思想体现为：在某一急性伤病的早期，制定以预防二次性损害（即预防伤病致功能障碍，如预防长期卧床所带来的一系列不良效应）为主的康复方案、计划等，一旦发生了功能障碍，就应以积极的训练和治疗方式保存、改善其残存的功能。同时预测其预防可能损害的能力；当机体发生能力损害甚等能力丧失的时候，应在继续设法改善和恢复其功能的同时，以代偿训练的方式尽力挖掘其可能存在的潜在运动能力，并努力以新的代偿（包括自身或辅助器具）形式重返社会生活。

（四）中医康复工作是联系患者与社会之间的“桥梁”

患者能否重返社会及其与社会结合程度的高低，都基于其机体形神功能恢复的程度。形神功能恢复的程度直接影响能力的高低，进而影响康复水平。要达到较高水平的康复，首先要具备较完全的恢复身心的功能，患者能达到生活自理或基本自理，或是形残情况稳定，借助自身的代偿能力和辅助器具的帮助能重返职业或其他形式的社会生活。从这一角度看，肢体功能的恢复是一个重要因素，但不是唯一的决定性因素。人的心理、智能是机体“功能”活动在较高水平上的反映，心理和智能水平的恢复是患者能够参与社会、重获各种权利的基本条件。因此，功能康复还必须要综合教育、社会和职业方面的考虑。

中医养生康复学的工作特色还体现在通过其养生康复的方法扶护人体正气的潜能，调动正气的自疗能力，让机体的形神功能自然地恢复。如《素问·五常政大论》所说：“谨守其气，无使倾移，其形乃彰，生气以长……无违时，必养必和，待其来复”。

四、综合养生康复

综合养生康复指的是，“综合调摄，杂合以养”，其思想在《黄帝内经》中就已有所论述，《素问·上古天真论》从顺四时、慎起居、节饮食、调情志、忌妄劳、和术数诸方面，强调综合调养；特别是“和于术数”的“和”即有调和综合运用的意思。至明清时期，“杂合以治”受到广泛推崇，成为中医养生的一大基本法则。概括地说，杂合以养就是根据实际情况综合运用多种养生方法有重点而且全面地进行养生保健活动。具体而言，包括以下两方面：

（一）内外诸法，综合选用

此是针对养生方法的运用而言。中医养生方法丰富多彩，各有所长，养生应该落实在日常生活的各个方面，根据具体的情况不拘一功一法，从起居、动静、药食、针灸、推拿按摩等多种途径、多种方式进行养生实践活动。例如：保养正气是养生的一大重点，对保养正气的具体方法。《寿亲养老新书》则说：“一者少言语，养真气；二者戒色欲，养精气；三者薄滋味，养血气；四者咽津液，养脏气；五者莫嗔怒，养肝气；六者美饮食，养胃气；七者少思虑，养心气……”。这段内容指出综合运用行为、精神、饮食、气功吐纳等多种方法进行保养。

（二）中和适度，过犹不及

实际养生过程中，综合运用的各种养生方法都应该恰到好处，适度而止，养生不可太过，也不可不及。若过分注意保养，则可能瞻前顾后，不知所措；若不在乎身体保健，随心所欲，生活没有规律，则造成精气耗伤。例如，以为食养可益寿，便强食肥鲜；或恐惧肥甘厚腻，而节食少餐等，都对健康无益。同时，要以中和为要，养勿过偏。例如，过分强调"补养"，虽食补、药补、静养等都是有效的养生方法，但用之太过而忽略其他方面，则会有害。食养太过则营养过剩，药补太过则会发生阴阳偏盛；过分静养，好逸不劳则动静失调，都会使机体功能发生异常。

总之，应建立起科学的生活方式，针对人体的各个方面，制定出一套合乎自己实际情况的综合养生策略，做好"生命的自我管理"。从社会的角度看，应当建立起社会的预防保健体系，积极倡导全民健身活动。从政府、社会、个人三个方面采取综合性的措施，对引起各种慢性病的危险性因素进行有效干预，采取各种途径、多种方法的养生保健、治疗康复的措施，才能取得更大的健身效益和社会效益。

五、康复预防

中医养生学强调"治未病"，防止机体或局部出现疾病是保持健康、延年益寿至关重要的环节。由此形成了针对疾病的康复预防观。这一观念是以中国传统"居安思危""思患而防""图难于易，为大于细"的哲学思想为底蕴，概括而言，主要有以下几个基本要点。

（一）疾病可知，则可防治

根据疾病观，任何疾病的产生无非内外因素所致，不是鬼神所为，"夫邪之生也，或生于阴，或生于阳"（《素问·调经论》），总有病因可寻。疾病的发生发展虽然复杂，但总按其规律而循，"见肝之病，知肝传脾"（《金匮要略·藏府经络先后病脉证》）。病变虽然纷繁复杂，但"下有渐洳，上生苇蒲，所以知形气之多少也。"（《灵枢·刺节真邪》），总有征兆可见。总之，病因可知、病势可测、病兆可察，因而疾病可以防治。

（二）预防为上，防重于治

老子提出"其安易持，其未兆易谋，其脆易泮，其微易散。为之于未有，治之于未乱。"（《道德经·第六十四章》）。《素问·四气调神大论》将这种辩证法思想与医疗经验相结合提出："不治已病治未病，不治已乱治未乱。"人生天地间，时刻都有疾患发生的危险，"上工之取气也，乃救其萌芽，下工守其已成，因败其形"，"见微过而救人者，谓未病之病，疗十十全，故无危殆。"与其病后治疗，不如提前预防。病入五脏半死半生，而病前防治，事半功倍，可望十全。

（三）审因察势，辨证预防

有效预防的关键在于仔细审查机体内外存在的致病因素，考察疾病发生发展的趋势，通过辨证分析，进行有针对性的预防。例如，张仲景所论"养慎"治未病模式即是明辨"千般疢难，不越三条""若人能养慎，不令邪风干忤经络""无犯王法、禽兽灾伤，房室勿令竭乏，服食节其冷、热、苦、酸、辛、甘"，保持"五脏元真通畅，人即安和"，出现"适中经络，未流传藏府，即医治之，四肢才觉重滞，即导引、吐纳、针灸、膏摩"，以防其发病，如此"不遗形体有衰，病则无由入其腠理"。

（四）综合预防，重在内调

疾病的发生是由内外病因综合所致，养生防病也应内外兼顾，多方面、多手段地综合预防，内因为主，外因为辅，应以调理内部机能从而提高未病机体抗御疾病能力为主。即寇宗奭在其《本草衍义》中所言："夫善养生者养其内，不善养生者养其外。养外者实外，以充快悦泽，贪欲恣情为务，殊不知外实则内虚也。善养内者实内，使脏腑安和，三焦各守其位，饮食常适其宜。故庄周曰："人之可畏者，衽席饮食之间，而不知为之戒者，过也。若能常如

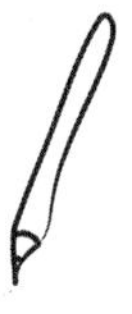

是畏谨，疾病何缘而起？”

第四节　中医养生康复的基本原则

中医养生学在长期的发展过程中，不断吸取各学派的精华，不断积累养生实践经验，逐步完善养生理论，总结凝练出贯穿养生始终，有效指导养生实践的基本原则。谨遵这些基本指导原则进行养生，即可达到却病延年、健康长寿的目的。

一、天人合一，顺应自然

老子的“人法地，地法天，天法道，道法自然”理论阐述了人处于天地宇宙之间，其生命活动与宇宙自然的密切相关，并指出：“万物负阴而抱阳，冲气以为和”，“知和曰常，知常曰明”。中医养生学吸收这一思想，形成了中医养生学的和谐观念，提出了天人合一、顺应自然的养生原则。

《吕氏春秋·尽数》说：“天生阴阳、寒暑、燥湿，四时之化，万物之变，莫不为利，莫不为害。圣人察阴阳之宜，辨万物之利以便生，故精神安乎形，而年寿得长焉”，指出人应该主动调摄，与自然变化的规律相和谐，做到趋利避害，就能长寿。《太平经》也指出：“人欲去凶而远害，得长寿者，本当保知自爱自好自亲，以此自养，乃可无凶害也。”强调以积极的养生态度，通过自我养护和锻炼，得到长寿。诚如《灵枢·玉版》所说：“人者，天地之镇也。”万物之中，只有人类最宝贵，只有人类能主动适应和改造自然。故《抱朴子》提出“我命在我不在天”的养生态度，强调了生命之存亡、年寿之长短，不是决定于天命，而是取决于人体自身。这一口号包含着一种积极主动的人生态度，在养生史上产生过巨大的影响，具有深远的意义。古代养生家在这种充分发挥人的主观能动性、以主动进取的精神去探索和追求人类的健康长寿、争取把握自身生命自由思想的影响下，创造了许多养生方术，如调气、导引、存想、咽津、食养、药养、针灸推拿、房中保健等。

人类漫长的进化发展过程中，与外界自然之间相互影响所形成的客观规律，是中医养生学对生命现象的深入观察、认真总结、反复验证而总结出来的。“天人相应，和谐统一”这一养生法则就是强调养生应顺从人与外界息息相关的规律，主动调节、维系和协调内外关系，从而达到养生的目的。这一养生法则的具体内容包括以下几方面。

（一）因时之序，顺应天时

《素问·生气通天论》说：“苍天之气，清净则志意治，顺之则阳气固，虽有贼邪，弗能害也，此因时之序……清静则肉腠闭拒，虽有大风苛毒，弗之能害，此因时之序也。”连续两个因时之序强调指出，人通过适时的自身调摄，保持自身的生命节律与自然界阴阳消长的规律相协调，就能精神调和、形体坚实，不受外界邪气的侵害，从而达到却病延年的目的。

顺应天时又分为顺应四时、顺应月廓与遵循生物节律变化三类。

1. 顺应四时变化　一年四季，自然界有着春温、夏热、秋凉、冬寒的气候变化，生物体受其影响而产生春生、夏长、秋收、冬藏等相应生命变化，人体也不例外，四时变化对人体的影响存在着多元性，应通过主动的调摄顺应四时变化。现代研究也证明，人的生理活动受年节律、季节律、月节律、昼夜节律等自然规律的影响。人体必须随时随地与其保持和谐一致，如果违背了这些规律，就有可能产生各种病理变化。

就精神情志而言，《素问·阴阳应象大论》指出“天有四时五行，以生长收藏，以生寒暑燥湿风；人有五脏，化五气，以生喜怒悲忧恐”，说明了气候与情志相感应的关系。这种感应关系，《素问·四气调神大论》指出人的情志在一年中应与四季相适应：春三月“使志生"，夏三月"使志无怒"，秋三月"使志安宁……无外其志"，冬三月"使志若伏若匿，若有私意，若已有所得"。

从脏腑组织的功能来看，《素问·八正神明论》说："天温日明，则人血淖液而卫气浮，故血易泻，气易行；天寒日阴，则人血凝泣而卫气沉。"《灵枢·五癃津液别》说："天暑衣厚则腠理开，故汗出……天寒则腠理闭，气湿不行，水下留于膀胱，则为溺与气。"这说明，春夏阳气发泄，气血趋向于表，故皮肤松弛、疏泄多汗；秋冬阳气收藏，气血趋向于里，表现为皮肤致密、少汗多溺。一年四季中，春夏属阳，秋冬属阴。自然节气随着气候变迁而发生春生、夏长、长夏化、秋收、冬藏的变化。因此，中医养生提出"春夏养阳，秋冬养阴"的养生原则，人们要顺应自然，在春夏之时保护人体之阳气，秋冬之时保护人体之阴气。这样，人就能与自然阴阳消长保持协调一致的关系。《素问·四时刺逆从论》又指出："春气在经脉，夏气在孙络，长夏气在肌肉，秋气在皮肤，冬气在骨髓中。"说明经络、骨肉的生理功能也与四时季节有关。中医将以五脏为中心的五大功能系统分别对应五季："肝应于春""心应于夏""脾应于长夏""肺应于秋""肾应于冬"。应根据四时更迭变换、五行生克制化的规律去调养脏腑组织，进行养生保健。

从四时发病的角度，《素问·阴阳应象大论》曰："天气通于肺，地气通于嗌，风气通于肝，雷气通于心，谷气通于脾，雨气通于肾。"四时季节各有不同特点，春夏秋冬气候有异。故除一般疾病外，还有些季节性多发病，如春季多温病、夏季多暑热、秋季多疟疾、冬季多寒湿咳喘等。正如《素问·金匮真言论》所说："故春善病鼽衄，仲夏善病胸胁，长夏善病洞泄寒中，秋善病风疟，冬善病痹厥。"此外，某些慢性宿疾，也往往在季节变换和节气相交时发作或增剧。因此应了解和掌握四时发病的规律，在某一季节到来时，采取积极主动的有针对性的预防保健措施，从而达到却病养生的目的。

2. 顺应月廓变化 月亮的盈亏也可影响人体的生物节律。《素问·八正神明论》说："月始生，则血气始精，卫气始行；月廓满，则血气实，肌肉坚；月廓空，则肌肉减，经络虚，卫气去，形独居。"说明人体生理功能、气血盛衰与月亮盈亏直接相关。在人体中，水分占了大部分。月球的引力，会对人类的体液发生作用，即生物潮。随着月相的盈亏，生物潮对人体会产生不同影响。新月时，人体的气血偏弱，而在满月时，人头部气血最充实，内分泌最旺盛，容易激动，《素问·八正神明论》指出："月生无泻，月满无补"就是这个道理。此外，妇女的月经周期变化、体温高低、激素分泌、性器官状态、免疫功能和心理状态等都以一月为周期，正如《妇人大全良方》中所指出的："经血既盈，应时而下……常以三旬而一见，以象月则盈亏也。"据调查，婴儿的出生也可受月相影响：月圆日，出生率最高；新月前后最低。由于月球对人体的上述影响，自古以来养生学家们就很重视联系月相进行养生保健，或在不同月相时采用不同的养生方法，或在月圆日直接对月进行呼吸训练、冥想锻炼（传统养生称为调气、存想）等。

3. 顺应昼夜变化 一日之内随昼夜阴阳进退消长，人的新陈代谢也会发生相应的改变。《灵枢·顺气一日分为四时》说："以一日分为四时，朝则为春、日中为夏、日入为秋、夜半为冬。"虽然昼夜寒温变化的幅度并不如四季变化那样大，但对人体仍有一定影响。《素问·生气通天论》："故阳气者，一日而主外，平旦人气生，日中而阳气隆，日西而阳气已虚，气门乃闭。"说明了人体阳气白天多趋向于表，夜晚多趋向于里。由于人体阳气具有昼夜周期变化规律，故对人体病理变化也有相应影响。《灵枢·顺气一日分为四时》指出："夫百病者，多以旦慧、昼安、夕加、夜甚……朝则人气始生，病气衰，故旦慧；日中人气长，长则胜邪，故安；夕则人气始衰，邪气始生，故加；夜半人气入脏，邪气独居于身，故甚也。"现代科学发现机体的应激能力与昼夜时间节律有着极为相似的规律。根据"生物钟"的原理，

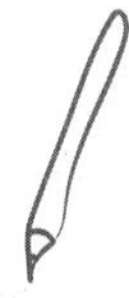

在临床实践中创造了时间医学、时间诊断学、时间功效学、时辰药理学等。因此应根据昼夜晨昏对人体生理的影响，利用阳气的日节律进行养生保健，妥善安排工作、学习和休息，发挥人类的智慧和潜能，提高人体适应自然环境的能力。掌握人体昼夜疾病发生发展的规律，就可以未雨绸缪，善加预防，达到良好的养生效果。

（二）异法方宜，适应地理

不同方位地域的地理环境不同，气候、湿度、温差、水质、土壤中所含元素等也不相同，可对人的生、长、壮、老及生理、病理产生不同的影响。一般而言，舒适的气候环境造就了人的较弱的体质和温顺的性格，恶劣的气候环境造就了人的健壮的体魄和强悍的性格。地域不同，气候各异，中国的地理环境具有“东方生风”“南方生热”“西方生燥”“北方生寒”“中央生湿”的特点。东南方人，体质多瘦弱，腠理偏疏松，易感受风、热、湿、暑之邪，其阴虚内热体质多见；西北方人，形体多壮实，腠理偏致密，易感风、寒、燥邪，其阳虚内寒体质较多见。住惯某地后一旦易地而居，身体则可能不适，甚至生病，需要相当一段时间的重新适应。《素问·异法方宜论》指出：“东方之域……鱼盐之地，海滨傍水，其民食鱼而嗜咸……故其民皆黑色疏理。其病皆为痈疡，其治宜砭石……西方者，金玉之域，沙石之处，天地之所收引也，其民陵居而多风，水土刚强，其民不衣而褐荐，其民华食而脂肥，故邪不能伤其形体，其病生于内，其治宜毒药……北方者，天地所闭藏之域也，其地高陵居，风寒冰冽，其民乐野处而乳食，脏寒生满病，其治宜灸焫……南方者，天地所长养，阳之所盛处也，其地下，水土弱，雾露之所聚也，其民嗜酸而食胕，故其民皆致理而赤色，其病挛痹，其治宜微针……中央者，其地平以湿，天地所以生万物也众，其民食杂而不劳，故其病多痿厥寒热，其治宜导引按蹻。”这些所述的基本精神即提示，由于地域环境的不同，人们的体质和疾病情况也不一样。气象条件、季节更替、各种辐射乃至太阳活动等环境物理因子都会导致一些疾病的发生；环境化学因子也可导致很多健康问题，在我国某些地区，因环境生命元素缺乏或过剩，导致碘缺乏病、砷中毒病等地方性疾病；因环境污染导致儿童铅中毒、肿瘤高发、畸胎以及生殖能力下降等。因为地理环境和发展程度不同，其疾病谱、健康类型和保健系统有着明显的差异。因此，养生要根据不同的情况，采取不同的保健和预防措施，使人体与所在的地理环境相适应。

（三）修德正行，适应社会

一旦人与社会的稳态出现失调，就可以导致疾病。暴力社会、经济萧条、生活水平低下、战争、过度劳累、遭遇不幸等，都可以严重损害人之身心健康，导致心身疾病和疑难病症。现代社会，由于社会发展的工业化和都市化趋势的加快，导致环境污染加重，如空气污染、水源污染、土壤污染、噪声危害等。另外，现代社会竞争激烈，人们承受的各种压力大，尤其是心理压力更大，生活方式的改变，导致了大量的“生活方式疾病”。当今流行的心身行为疾病如脂肪肝、高脂血症、高血压、冠心病、消化性溃疡、支气管哮喘、癌症等，都与社会环境和生活方式有关。故养生要做到修德正行、适应社会。

二、养神为先，固护形气

精气是构成形体的基本物质，是最基本的形。神是先天之精所化生，出生之后，又依赖于后天之精的滋养。《黄帝内经》指出“人有五脏，化五气，以生喜怒悲忧恐”。有了健康的形体，才能产生正常的精神情志活动。所以，保身全神，调神安形是养生的重要法则。明代著名医家和养生家张景岳在《治形论》反复强调保形全神的重要意义，他说：“善养生者，可不先养此形以为神明之宅；善治病者，可不先治此形以为兴复之基乎?”强调神依附形而存在，精气充足则神得所养，形健而神旺；反之则形弱神疲，形体衰亡，生命便告终结。五脏是形体活动的中心，所以“保形”首先要协调脏腑功能，保证十二脏腑的协调统一。五脏精气充盛，功能协调，则神清气足，情志正常。反之，五脏精气不足，功能失调，可出现情志异常。正如《灵枢·本神》指出“肝气虚则恐，实则怒……心气虚则悲，实则笑不休”。五脏之中，又当特别强调调节饮食和调理脾胃来保养，因为人既生之后，形体的生长发育、保持健壮都依赖饮食物的摄取，食物中的多种营养素要转化为精微之气则有赖脾胃正常的运化功能。因此要注意营养的搭配和膳食结构，以使营养充分，达到人体组织器官的需求量；注意调理脾胃，以使营养充分被消化吸收，以满足生命活动的需要。此外，人体本身就是自然界一个组成部分，遵循自然规律，做到生活规律、劳逸适度、避其外邪、坚持锻炼等，也能有效地增强体质，保形全神。

神在人体中起统帅和协调的作用。由于神的统帅作用，生命活动才表现出整体特性、整体功能、整体行为、整体规律等。因此中医养生学又特别重视“养神为先，调神安形”，通过“调神”来保养和提升人的内在生命力。调神首先在于“养性”，通过心性道德的修养使情志心理平和。《黄帝内经》指出：心为“五脏六腑之大主也”，“心者，君主之官，神明出焉”。中医的“五神”（神、魂、魄、意、志）虽为五脏所主，但主要归于心神所管。因此，调神又当从“养心”开始。在正常情况下，神是人体对外界各种刺激的反应。例如四时更迭、月廓圆缺、颜色、声音、气味、食物等，都可作用于人体，进而影响人体生理活动。正常的情志不仅体现了生命活动中正常的心理活动，而且可以增强体质、抵抗疾病、益寿延年。但如果情志波动过于剧烈或持续过久，超过了生理的调节范围，则可伤及五脏，或影响气机，导致多种疾病的发生。故中医非常重视精神调养，提倡心神清静，心态平和，七情平和，喜怒不妄发，名利不妄求，不为私念而耗神伤正，保持精神愉快。这样，人体的气机调畅，正气旺盛，体格强健，抗病能力增强，就可以减少疾病的发生。

养生实践中，调神可以从多方面入手。如清静养神，保持精神情志淡泊宁静的状态，减少名利和物质欲望，和情畅志，协调七情活动，使之平和无过极；四气调神，顺应一年四季阴阳之变调节精神，使精神活动与五脏四时阴阳关系相协调；气功练神，通过调身、调心、调息三个主要环节，对神志、脏腑进行自我锻炼；节欲养神，性欲过度伤精耗神，节欲即可保精全神；修性怡神，通过多种有意义的活动，如绘画、书法、音乐、下棋、雕刻、种花、集邮、垂钓、旅游等，培养自己的兴趣爱好，使精神有所寄托，并能陶冶情感，从而起到移情养性、调神健身的作用。

第五节　养生康复宜忌

一、节饮食

饮食有节，就是饮食要有节制，进食要定量、定时、多样化。这里所说的节制，包含三层意思：一是指进食的量，二是指进食的时间，三是指进食的多样性。《吕氏春秋·季春纪》有云：“食能以时，身必无灾，凡食之道，无饥无饱，是之谓五脏之葆”。《黄帝内经》中关于饮食保健的论述很多：“阴之所生，本在五味；阴之五宫，伤在五味。”指明了饮食与五脏的关系。《素问·生气通天论》：“高粱之变，足生大丁，受如持虚”，指明了过食厚味之害。

（一）定量

定量是指进食宜饥饱适中。人体对饮食的消化、吸收、输布，主要靠脾胃来完成。进食定量，饥饱适中，恰到好处，则脾胃足以承受。消化、吸收功能运转正常，人便可及时得到营养供应，以保证各种生理功能活动。反之，过饥或过饱，都对人体健康不利。

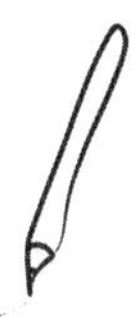

过分饥饿，则机体营养来源不足，无以保证营养供给。消耗大于补充，就会使机体逐渐衰弱，势必影响健康。反之，饮食过量，在短时间内突然进食大量食物，势必加重胃肠负担，食物停滞于肠胃，不能及时消化，就影响营养的吸收和输布。脾胃功能因承受过重，亦会受到损伤，气血化生之源不足。其结果都难以供给人体生命所需要的足够营养，必然导致疾病的发生，无益于健康。《管子》说："饮食节……则身利而寿命益""饮食不节……则形累而寿命损"。《千金要方·养性序》进而指出："不欲极饥而食，食不欲过饱；不欲极渴而饮，饮不欲过多。饱食过多，则结积聚，渴饮过多，则成痰澼"，人在大饥大渴时，最容易过饮过食，急食暴饮。所以在饥渴难耐之时，亦应缓缓进食，避免身体受到伤害。当然，在没有食欲时，也不应勉强进食，过分强食，脾胃也会受伤。《吕氏春秋·孟春纪》说："肥肉厚酒，务以自强，命曰烂肠之物"，《素问·痹论》说："饮食自倍，肠胃乃伤"。梁代陶弘景在《养性延命录》也指出："不渴强饮则胃胀，不饥强食则脾劳"，这些论述都说明了节制饮食定量的重要养生意义。

（二）定时

定时是指进食宜有较为固定的时间，早在《尚书》中就有"食哉惟时"之论。有规律的定时进食，可以保证消化、吸收机能有节奏地进行活动，脾胃则可协调配合，有张有弛。饮食物则可在机体内有条不紊地被消化、吸收，并输布全身。如果食无定时，或零食不离口，或忍饥不食，打乱胃肠消化的正常规律，都会使脾胃失调，消化能力减弱，食欲逐渐减退，有损健康。

我国传统的进食方法是一日三餐。若能经常按时进餐，养成良好的饮食习惯，则消化功能健旺，于身体大有好处。

定量、定时是保护消化功能的调养方法，也是饮食养生的一个重要原则，历代养生家都十分重视这个问题，例如：孙思邈在《千金要方》中指出："食欲数而少，不欲顿而多"，这即进食适度的意思。一日之内，人体的阴阳气血因昼夜变化而盛衰各有不同。白天阳气盛，故新陈代谢旺盛，需要的营养供给也必然多，故饮食量可略大；夜晚阳衰而阴盛，多为静息入寝，故需要的营养供给也相对少些，因而，饮食量可略少，这也有利于胃肠的消化功能。所以，自古以来，就有"早饭宜好，午饭宜饱，晚饭宜少"之说。

早饭宜好。经过一夜睡眠，人体得到了充分休息，精神振奋，但胃肠经一夜时间，业已空虚，此时若能及时进食，则体内营养可得到补充，精力方可充沛。所谓早饭宜好，是指早餐的质量，营养价值宜高一些，精一些，便于机体吸收，提供充足的能量。尤以稀、干搭配进食为佳，不仅摄取了营养，也感觉舒适。

午饭宜饱。午饭具有承上启下的作用。上午的活动告一段落，下午仍需继续进行，白天能量消耗较大，应当及时得到补充。所以，午饭要吃饱，所谓"饱"是指要保证一定的饮食量。当然，不宜过饱，过饱则胃肠负担过重，也影响机体的正常活动和健康。

晚饭要少。晚上接近睡眠，活动量小，故不宜多食。如进食过饱，易使饮食停滞，增加胃肠负担，会引起消化不良，影响睡眠。所以，晚饭进食要少一些。也不可食后即睡，宜小有活动之后入寝。《千金要方·道林养性》说："一日之忌，暮无饱食"，"饱食即卧乃生百病"。《黄帝内经》里曾有"胃不和则卧不安"的说法。临床营养学家也指出，导致睡眠障碍的原因之一，就是晚餐中吃了一些"不宜"的食物，像咖啡因、辛辣食物、油腻食物、有饱腹作用的食物。

（三）多样化饮食

人依赖膳食从外界摄入养分以维持脏腑功能、保持生命活力。正常人体所需的营养成分种类繁多，而某一种膳食所提供的养分是非常有限的，要靠多样化的膳食才能满足人体需要。

《黄帝内经》非常强调多样化饮食，极力反对偏食、偏嗜五味。主张人体正常生命必须以“五谷为养，五果为助，五畜为益，五菜为充，气味合而服之，以补益精气”（《素问·脏气法时论》）。就是说人要进食各种的谷、果、肉、菜等多样化饮食，才能使人体获得各种全面而充足的营养物质，以满足生命活动的各种需求。

《黄帝内经》反复倡导的“谨和五味”，反对五味偏食偏嗜的观点，实质是现代饮食结构合理、各种营养素平衡的观点。正常人体对营养的需求有一定的数量范围，摄入营养过多或过少都有损健康。因此需要通过权衡膳食来养生。现代研究证明，合理的膳食平衡结构才能满足人体对各类营养素的需要，并且可以防止因某些物质，如动物脂肪、胆固醇、食盐之类摄入过多而导致高血压、冠心病等诸多疾病的发生。

综上，正常情况下，应注意食和五味、食合四时、饮食有节、进食有法、饮食必洁，使营养物质全面、合理、稳定、卫生地进入人体发挥滋养作用，保持体内营养均衡、脏腑功能稳定的健康状态。一旦出现体内营养失衡、脏腑功能失调，应立即采取相应的调节手段，或选择恰当的膳食结构，或选择恰当的进食节律，或运用恰当的进食方法，及时恢复健康状态。

二、畅情志

情志是指“七情”“五志”。七情包括喜、怒、忧、思、恐、悲、惊；五志指喜、怒、思、忧、恐。情志是人体对客观事物产生的不同反映，属精神活动范围。明·张介宾云：“世有所谓七情者，即本经之五志也。”（《类经·疾病类二十六》）。在一般情况下，情志属于正常的心理活动，是人体脏腑机能的正常体现，如《素问·天元纪大论》说：“人有五脏化五气，以生喜、怒、思、忧、恐”，强调了精神活动是以五脏精气作为物质基础的功能活动。

中医学十分重视人的情志活动与健康的关系，认为人的形体与精神是统一的，并把这种关系称为“形神合一”。在正常情况下，情志活动不仅无害于人体，而且有利于调节脏腑的功能活动，对防御疾病，保持健康是有益的。若情志失调，则容易引起人体气机紊乱，脏腑阴阳气血失调，从而导致各种疾病的发生。

情志过激会导致人体气机失常，损伤脏腑气血阴阳，损形伤神，不仅是引起疾病的主要因素，而且又是加重病情，使疾病恶化的重要原因。

所以，古今的养生家和医家都非常重视对七情的调摄，以此作为防病保健的手段。避免七情过激。孙思邈在《千金方·养性》中告诫：“莫忧思，莫大怒，莫悲愁……莫大笑，勿汲汲于所欲，勿悁悁怀忿恨……若能勿犯者，则得长生也。”对已产生的七情过激，可运用节制法、疏泄法、转移法和以情胜情法等“情志”调畅养生法，来消除或减少不良情绪对心理和生理产生的影响。

三、适劳逸

劳和逸，一动一静，具有一种相互对立、相互协调的辩证统一关系，二者都是人体的生理需要。人一生中总是处于劳动工作或闲逸休息两种状态。人们在生活中，必须有劳有逸，既不能过劳，也不能过逸。适度的劳作和休息有益养生：适度的劳作可调畅气血、促进机体功能；适度的休息保养精力、促进体能恢复。劳逸过度则有害健康：过度劳累则耗气伤精、机体内伤虚损；过逸则气机郁滞、机体功能衰退。孙思邈《备急千金要方·道林养性》说：“养性之道，常欲小劳，但莫大疲及强所不能堪耳”。古人主张劳逸“中和”，有常有节，动静结合，从《黄帝内经》的“不妄作劳”到孙思邈的“养性之道，常欲小劳”，都强调动静、劳逸适度，做到脑力劳动与体力劳动相结合，量力而行，轻重相宜。长期以来的实践证明，劳逸适度对人体养生保健起着重要作用。

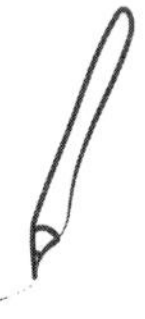

（一）避免过劳

劳动本来是人类的“第一需要”，但劳伤过度则可内伤脏腑，成为致病原因。《庄子·刻意》说：“形劳而不休则弊，精用而不已则劳，劳则竭”。劳役过度，精竭形弊是导致内伤虚损的重要原因。如《素问·宣明五气》篇说：“五劳所伤，久视伤血，久卧伤气，久坐伤肉，久立伤骨，久行伤筋”，过度劳倦与内伤密切相关。李东垣在《脾胃论》中提出，劳役过度可致脾胃内伤，百病由生。《医宗必读》说：“后天之本在脾”。因而脾胃伤则气血亏少，诸疾蜂起。叶天士医案也记载，过度劳形奔走，驰骑习武，可致百脉震动、劳伤失血或血络瘀痹，诸疾丛集。人到老年，气血渐衰，尤当注意劳逸适度，慎防劳伤。

（二）避免过逸

过度安逸同样可以致病。《吕氏春秋》云：“出则以车，入则以辇，务以自佚，命之曰招蹶之机……富贵之所以致也”。过于安逸是富贵人得病之由。清代医家陆九芝说：“自逸病之不讲，而世只知有劳病，不知有逸病，然而逸之为病，正不少也”。《黄帝内经》中所提到的“久卧伤气，久坐伤肉”，即指过度安逸而言。张介宾说：“久卧则阳气不伸，故伤气；久坐则血脉滞于四体，故伤肉”。缺乏劳动和体育锻炼的人，易引起气机不畅，升降出入失常。升降出入是人体气机运动的基本形式。人体脏腑经络气血阴阳的运动变化，无不依赖于气机的升降出入。贪图安逸过度，不进行适当的活动，气机的升降出入就会呆滞不畅。气机失常可影响到五脏六腑、表里内外、四肢九窍，而发生种种病理变化。根据生物进化理论，用则进废则退，若过逸不劳，则气机不畅，人体功能活动衰退，气机运动一旦停止，生命活动也就终止。可见贪逸不劳也会损害人体健康，甚至危及生命。

正确处理劳逸之间的关系，对于养生保健起着重要作用。正常情况下，应注意起居有常，使机体的动静与外环境阴阳状态协调一致；做到劳逸适度，使工作高效率、休息高质量，保持人体内部动静协调平衡的健康状态。一旦出现劳逸失度，应立即采取相应的调节手段。如劳累过度者，可运用娱乐休闲、静息打坐等方法来促进休息；闲逸过度者，可运用体育锻炼的方法来增加运动，总之要通过主动的纠偏补弊及时恢复健康状态。不过，劳与逸的形式多种多样，并且劳与逸的概念又具有相对性，应当根据个人的具体情况合理安排。劳与逸穿插交替进行，或劳与逸互相包含，劳中有逸，逸中有劳，只有劳逸协调适度才会对人体有益。

四、慎起居

起居有常，是指顺应自然界的昼夜晨昏和春夏秋冬的变化规律，合理安排日常生活、作息时间和运动锻炼等系列养生措施，并持之以恒。

古人养生，甚重起居。清代名医张隐庵说：“起居有常，养其神也；烦劳则张，精绝，不妄作劳，养其精也……能调养其神气，故能与形俱存，而尽终其天年”。起居有常可助调养神气，令人体精力充沛，面色红润，目光炯炯，神采奕奕。反之，长期起居无常，作息失度，会使人精神萎靡，面色萎黄，目光呆滞无神。

起居调摄，应重四时合序。一日的起居有常是指人体应按照“日出而作，日落而息”的原则安排每天的作息时间。中医认为，一日之内随着昼夜晨昏阴阳消长的变化，人体的阴阳气血也进行相应的调节而与之相适应。人体的阳气在白天运行于外，推动着人体的脏腑组织器官进行各种机能活动，所以白天是学习或工作的最佳时机。夜晚人体的阳气内敛而趋向于里，则有利于机体休息以便恢复精力。“和于阴阳，调于四时……此盖益其寿命而强者也”，“法则天地……分别四时……也可使益寿而有极时。”

现代医学研究也证实，人体内的生物钟与自然界的昼夜规律相符，按照体内生物钟的规律而作息，有利于机体的健康。一年的起居有常是指人体应按照春夏秋冬四季变化的规律对起居和日常生活进行适当地调整。一年四季具有春温、夏热、秋凉、冬寒的特点，生物体也相应具有春生、夏长，秋收、冬藏的变化。人体在四季气候条件下生活，也应顺应自然界的变化而适当调节自己的起居规律。《黄帝内经》称“春三月……夜卧早起；夏三月……夜卧早起；秋三月……早卧早起；冬三月……早卧晚起。”指四季的作息时间应有所不同，“春夏养阳”宜晚睡早起，而“秋冬养阴”则应早睡早起或早睡晚起。每人可以根据自己的具体情况对作息时间适当调整。

五、戒烟酒

烟草燃烧所产生的烟雾是由 7000 多种化合物所组成的复杂混合物，其中至少有 69 种为已知的致癌物。世界前八位致死疾病中有六种疾病（缺血性心脏病、脑血管病、下呼吸道感染、慢性阻塞性肺疾病、结核和肺癌）与吸烟有关。吸烟可能引发肺、喉、肾、胃、膀胱、结肠、口腔和食道等部位的肿瘤，以及慢性阻塞性肺疾病（COPD）、缺血性心脏病、脑卒中、流产、早产、出生缺陷、阳痿等其他疾病。另有证据表明，二手烟暴露可使成人和儿童患多种疾病，可增加成人患肺癌、心血管疾病和慢性阻塞性肺病的风险，增加哮喘的发病风险，损害肺功能。科学家发现，戒烟可明显降低心脑血管病、癌症等疾病的风险。

中国酒文化由来已久，已经成为中华传统文化的重要组成部分。适当的饮酒对养生康复有益，但酒不可多饮，过度饮酒或不当饮酒，对养生康复不利。

明代名医李时珍的《本草纲目》称：“痛饮则伤神耗血，损胃亡精，生痰动火。”现代医学研究证明酗酒对健康损伤很大。有研究指出酒精对维生素 B 的吸收会有影响，容易发生中枢神经系统障碍。嗜酒者还应警惕酒精性肝炎，有肝病者酒精更会加重肝脏损伤，容易导致肝硬化，对预防肝癌不利。高度酒对胃黏膜及食道黏膜刺激是很大的，患有胃炎、食道炎及腹泻者都不应多喝酒。更有人提出患有高血压病、心脑血管病、胰腺炎、结石、股骨头坏死等诸多慢性疾病者都不宜多饮酒。有研究证实，长期过量饮酒是心脑血管病发生的危险因素。

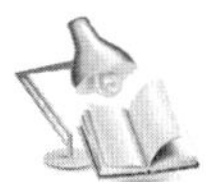

本章小结

人类生命存在着“生长壮老已”的自然规律，要经历出生、成长、壮盛、衰老和死亡五个时期，即生命活动所表现出的由出生到成熟、由盛壮到衰竭的全过程。养生以保持健康、延年益寿为目的，因此对健康状态的认识，对如何维持和促进健康的认识正确与否，直接影响人们的养生活动。

中医养生康复学对健康状态的认识，包含了形体、心理、道德、社会的四个维度。

影响人类寿命的因素，包括先天禀赋和后天因素两个方面。其中先天禀赋是人体寿夭的决定性因素，包括体质学说和命门元气学说；后天因素是决定人体寿夭的重要方面，其中包括地理环境、社会环境、行为方式、疾病损伤等几方面。

中医学生命观包括人体生命构成的唯物观以及人体生命活动的整体观。

中医养生康复的基本观点包括五部分：整体养生康复和全面养生康复；辨证养生康复；功能养生康复；综合养生康复；康复预防。相应地中医养生康复的基本原则，可归纳为天人合一、顺应自然，养神为先、固护形气两方面。

养生康复宜忌主要包括节饮食、畅情志、适劳逸、慎起居、戒烟酒等方面。

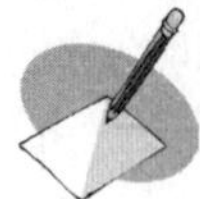

目标检测

一、名词解释

1. 天年

2. 精

3. 气

4. 神

二、简答题

1. 中医养生康复学的四维健康观?

2. 影响人类寿命的因素主要包括哪些方面，请简述之。

3. 简述人体生命构成的唯物观。

4. 简述中医养生康复的基本观点。

第三章　中医养生康复基本方法

第一节　中医情志养生康复

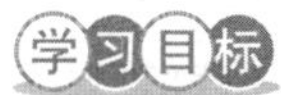

知识要求

1. 掌握　中医调摄情志的作用。
2. 熟悉　清静法、制约法、行为疗法的具体方法及主要应用。
3. 了解　陶冶法、宣泄法、暗示法、色彩疗法的具体方法及主要应用。

技能要求

学会应用中医情志相胜理论指导中医调摄情志养生康复法（如制约法、色彩疗法等）的临床实践运用。

感物而动心谓之情，意决而卓有所立谓之志，情志是人对所感受到的客观事物是否符合自身需求而产生的内心体验与意志过程。中医情志养生康复法，就是在中医理论指导下，通过主动清静养神、怡情畅神、修性治神等方法和手段，以保护和增强人的心理健康或促进心身康复的一种养生康复方法。它以天人合一、形神统一、调神摄生为宗旨，强调养神与强身的统一，主张强身先调神、护形先安神。如《西升经》提出“伪道养形，真道养神”，《杂病源流犀烛》提及“太上贵养神，其次才养形”。体育锻炼、药物滋补、饮食药膳等只能增强体魄，若能注重精神调摄，才能颐养天年，健康长寿。

从广义上讲，娱乐、传统体育、自然沐浴、饮食等养生康复法均有一定的调摄情志的作用，而本节则侧重于介绍运用中医心理学方法来调摄情志，进而达到养生康复效果。

一、情志调摄的作用

中医学认为情志活动与五脏精气及其所化功能是密切联系的。客观事物作用于人的感觉器官，产生感知觉，感受知觉分别传导到五脏，五脏化气，再通过心神的作用产生五志，即：肝主怒、心主喜、肺主忧、脾主思、肾主恐，这就是“人有五脏化五气，以生喜怒悲忧恐”的道理。情志调摄在人们养生保健、康复医疗中的作用尤为突出。

（一）延衰防老，益寿延年

七情六欲，人皆有之，在一般情况下，属于正常的精神生理现象。因为感情的表露乃人之常情，是本能的表现，而且各种情志活动都可以抒发人的情感，起着协调机体生理活动的作用，若能恰当而有目的、合理地使用感情，则有益于健康。但是，如果愤怒、悲伤、忧思、焦虑、恐惧等不良情绪压抑在心中过于持久或过于剧烈，超越了常度，则将引起五脏气机失调，脏腑功能紊乱，如怒伤肝、喜伤心、思伤脾、忧伤肺、恐伤肾，其中又以心、肝、脾三脏的损伤最为多见。此时，七情便成了致病因子。因此，情志调摄在中医养生康复学中很是重要。

中医情志调摄主要强调清静养神、怡情畅神、修性治神。这些手段与方法，可以较好地调节、改善人的持久或失度的不良情绪反应，使心理活动顺情畅达，减少或削弱七情致病因子的影响，从而起到抗老延年益寿的作用。《素问·阴阳应象大论》指出："是以圣人为无为之事，乐恬淡之能，从欲快至于虚无之守，故寿命无穷，与天地终，此圣人之治身也。"这说明注重情志调摄可以起到抗老延年益寿的效果。《淮南子·原道训》认为"静而日充者以壮，躁而日耗者以老"。这说明心神安静，精气日渐充实，形体随之健壮；心神躁动，精气日耗，形体必然过早衰老。

（二）防病治病，促进康复

保持心理宁静，少忧无虑，情感平和，意志调顺，则人体正气充盈，肌腠固密，即使有很强的致病因素，也不会侵害人体。反之，心躁动而不静，则可能危及健康。如《素问·生气通天论》载有"清净则肉凑闭拒，虽有大风疴毒，弗之能害"。临床上，许多慢性病如高血压、糖尿病、癌症等的发生、发展及预后，均与心理因素密切相关。因此，此类疾病的养生康复中，精神调摄或心理调节是必不可缺的。具体地说，调摄情志在防病治病中的作用主要体现在以下两个方面。

1. 减轻异常的情志反应 当人们受到具体事物刺激，超出常度时，常会产生一系列程度不等的情志心理反应。人的情志反应程度常与刺激事物的重大程度和性质有关，也与人的心理特征有关，并与环境和社会因素有联系。常见的异常情志反应有：①抑郁；②焦虑；③愤怒；④否认；⑤依赖。调摄情志养生康复法就是通过多种具体方法的运用，调摄人的情志，使其对情志刺激因子（如伤病、残疾等）的认识有正确的态度，并能较好地适应环境和社会因素的变化，从而减轻异常情志反应，以利于人们的养生保健或康复医疗。

2. 消除致病性情志因素 情志因素系发病的重要因素之一，因情志不舒，气郁不伸，可致血滞、痰结、食积、火郁，乃至脏腑不和而引起多种病变。现代医学也认为，情志因素在不少疾病的发病中起了主导作用，这与它影响丘脑和丘脑下部以及自主神经系统和内分泌系统的功能有密切关系。调摄情志养生康复方法，正是利用语言或非语言手段，给予机体以良性刺激，提高机体的适应能力，以消除致病性情志因素，从而达到防病治病的目的。

具体实际中，尤其是临床工作中，不良情志反应和致病性情志因素常可合并出现或互为因果，因此调摄情志法对于人们养生保健和康复医疗实践尤为重要。

二、情志调摄的方法

（一）清静法

清静法，是指通过各种可利用的因素来清心静意，怡养心神，促进身心健康的方法。清净是指保持心理需求、动机以及情感的平衡，处于淡泊名利、思想虚空和情绪宁静的状态。怡养心神即凝神敛思，神气内守。清静养神在心理上要约束个人的需求和动机，保持心理平衡和情感安静；在行为上表现出较强的顺应自然环境的主动性和适应性。

调神摄生，首贵清净，源于老庄道家学说。《道德经·十六章》云："致虚极，守静笃。万物并作，吾以观其复。夫物芸芸，各复归其根。归根曰静，静曰复命。"道家理论认为，世间万事，复杂多样，不可穷尽，传感于心，心动神荡，日理万机，使人们常处于躁动难静的状态。《庄子·在宥》云："无视无听，抱神以静，形将自正；必静必清，无劳汝形，无摇汝精，乃可以生长；目无所见，耳无所闻，心无所知，汝神将守形，形乃生长。"各种诱惑或刺激，使心理过于躁动，神不内守，思绪纷乱，情绪不宁，必然扰乱脏腑，耗伤气血，轻者罹患疾病，重者催人衰老，缩短寿命。因而，养生之道贵在清净。清·曹庭栋在《老老恒言》中明确提出"养静为摄生首务"。

欲使心神清净，关键是保持心理上的“恬淡虚无”。《素问·上古天真论》记有“恬淡虚无，真气从之，精神内守，病安从来”。清·程履新在《程氏易简方论》注有“恬者，内无所蓄；憺者，外无所逐；虚无者，虚极静笃，臻于自然”。“恬淡虚无”即摒除杂念，降低欲望，淡泊名利，畅遂情志，心静神安。心静则不躁，神安则不乱，精气旺盛，神志内守，邪不能入，何病之有？正如《素问·痹论》所云：“静则神藏，躁则消亡。”心静者寿，躁动者夭，是因为心静则神安，神安则五脏六腑气机调畅，精气充盛，方能延年益寿；若躁动不安，神气外耗，精气日损，必然早衰或夭亡。

1. 凝神敛思 《医钞类编》云：“养心则神凝，神凝则气聚，气聚则形全，若日逐攘扰烦，神不守舍，则易于衰老。”凝神敛思就是心神专注、精神静谧、神情合一、专心致志，于是志闲少欲、排除杂念、驱逐烦恼、心智合一，使机体处于正常的生理状态。反之，“多思则神殆，多念则志散，多欲则志昏，多事则形劳”（《备急千金要方·养性·道林养性》）。心不可乱思，神不可乱用，思太乱则伤，神过用则疲。因而，神贵凝而恶乱，思贵敛而恶散，心贵专而恶多。欧阳修在《秋色赋》中也提及“百忧感其心，万事劳其形，有动于中，必摇其精”。人常有多思多忧之患，方壮遽老，方老遽衰，寡思少虑以凝神，寡言少语以养精，寡思少语以凝神敛思的重要方法。

抑目静耳，亦可清心静气，利于凝神敛思。耳目是人体接受外界刺激的主要感官。目清耳静则情志平和，神气内守，心不过劳。若目弛耳躁，乱视杂听，就会使心神过耗，七情过激。抑目静耳又以“抑目”为主。《太经》曰：“眼者神之牖”，即眼睛是心灵的窗户，五脏六腑之精皆上注于目，多视则伤精耗气，闭目则心静神凝。张景岳《类经·摄生类》亦云：“目者，精神之所注也。心神既朴，则嗜欲不能劳其目，目视不妄，则淫邪焉能惑其心！”在现实社会生活中，视觉的各种刺激常常是产生思虑、妄想的直接诱因，闭目抑眼则视不能劳其目，欲不能惑其心，心静神凝则自然而生。在精神紧张、情绪激动、心神疲惫或心理压力较大时，闭目静思片刻，往往有使人心情平静、情绪稳定、思绪冷静、坦然舒畅之效应，从而达到养精蓄锐、精神内守、振奋意志的目的。

此外，保持达观的处世态度，亦有利于静心凝神。《寿世青编·养心说》云：“未事不可先迎，遇事不可过扰，既事不可留住，听其自来，应以自然，任其自去，忿懥恐惧，好乐忧患，皆得其正，此养心之法也。”尚未发生的事件不可妄猜，遇到不测事件不必悲观忧虑，已经发生的事件不可眷恋，听其自然，顺应自然，任其自然，则无烦恼、焦虑、痛楚等情绪反应，使自己心静神凝。

2. 修身养性 修身养性是指道德品质的培养，历代医家无不重视道德修养与养生康复的关系。唐孙思邈在《备急千金要方·养性》中指出：“夫养性者，欲所习以成性，性自原善……性既自善，内外百病自然不生。祸乱灾害，亦无由作。此养性之大经也”。修身养性强调“德行不充，纵服玉液金丹，未能延寿”，“道德日全，不祈善而有福，不求寿而自延”。

修身养性之所以能养生保健或促进身心康复，是由于通过日渐日行的修身养性，可使人们的思想境界、道德水准、品质素养得以提升与完善，可以促进人体自身、人与人、人与社会之间各种关系的协调与和谐，从而减少不愉快的纷争与利益冲突，有利于形静心清。正如《医先》所言：“存仁，完心也，志定而气从；集义，顺心也，气生而志固；致中和也，勿忘勿助也，疾安由作。故曰养德、养生一也，无二术也”。相反，如果为了追逐名利，患得患失，孜孜汲汲，唯名利是务，必然会损伤心神，耗伤气血，影响身心健康。

修身养性，必须少私寡欲，淡泊名利。私心欲念存于心，私心过重，嗜欲不止，就会扰动心神，心神躁动则七情易于激动。早在春秋时期，老子就特别强调见素抱朴，少私寡欲。他认为“祸莫大于不知足，……咎莫大于欲得”。《素问·上古天真论》云：“是以志闲而少欲，心安而不惧，形劳而不倦，气从以顺，各从其欲，皆得所愿……所以能年皆度百岁而动

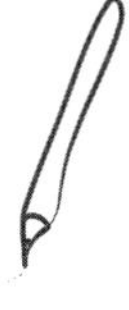

作不衰者，以其德全不危也”。此后，历代养生学家又从不同的角度强调“绝私念以养其心”“若能清心寡欲，久久行之，百病不生”。

要做到少私寡欲，淡泊名利，就要不过分计较钱财，不追求虚名，不好色纵欲，不沉醉于美酒佳肴，不狂妄，不嫉妒别人，避免以纤物扰动心君，含醇守朴以保其身。这就是古人所谓的“除六害”，明确了私欲对人身心的危害，强调以理收心，自觉做到弃而弗思，早觉速惩，否则身心处于无休止的混乱之中，日久影响人体脏腑器官组织的生理功能，气化功能失调，气机紊乱，疾病丛生。此法要义亦如《医学入门·保养说》所云：“若不识尽天年度百岁乃去，机括虽终日闭目，只是一团私意，静亦动也；若识透天年百岁之有分限节度，则事事循理，自然不贪、不躁、不妄，斯可以却病而尽天年矣”。

（二）陶冶法

在闲暇，业余时间，通过各种情趣高雅，动静相参的娱乐活动，怡养心志，舒畅情怀，可以克服禀赋、年龄以及文化教育背景对情志活动的不良影响，进而达到调节情志的方法，叫作陶冶法。

陶冶法有音乐欣赏，书法绘画，读书赋诗，种花养鸟，弈棋垂钓等。

1. 音乐欣赏 在诸多方法中，音乐欣赏及书法绘画对于陶冶情志最为有益。音乐通过其旋律、节奏、节拍、速度、力度、音区、音色、和声、复调、调式以及调性等音乐语言，表现人们的思想感情，反映社会现实。因此，音乐对于人的情志活动具有特殊的感染力。例如，古曲《关山月》鼓角横吹，大起大落，可使听者心情振奋，豪气勃发，《胡笳十八拍》悲凉委婉，则会使听者不由得“落泪沾边草，断肠对客归”。早在《黄帝内经》时代，我们的祖先就深刻了解了音乐调节情志活动的特殊作用，并将音乐欣赏引入了医学领域。《灵枢·邪客》篇及《灵枢·五音五味》篇详细记载了五音、五律对人的情志活动及脏腑功能的影响。此后，历代著名医学家大多精通音律。古人认为音乐“可以通天地而合神明”，“音乐者，流通血脉，动荡精神，以和正心也”。现代神经心理学证明，音乐能直接影响大脑边缘叶和脑干网状结构，从而影响人的精神活动及自主神经功能，产生镇静、镇痛、调节人体酶及激素分泌以及调节血压与神经兴奋强度的作用。当人们沉醉于优美动听的乐曲声中，会使心情愉快、精神振奋，并能使其他原因引起的心烦意乱，体力消耗及全身不适得到缓解与调和。不仅如此，音乐还能用于疾病的治疗与康复。欣赏音乐有三种层次，即官能欣赏、感情欣赏及理智欣赏。文化程度较低的人大多数停留在第一或第二个层次，文化程度较高的人则可以通过其对作者与作品的时代背景、民族特点、创作个性以及音乐语言的理解，对音乐作品进行全面的领略，从而获得完美的艺术享受。据统计，自幼接受音乐训练以及后来成为音乐家和交响乐队指挥的人，大多比较长寿。

2. 书法绘画 书画也是陶冶情志的重要方法之一。写字作画必需形静心清，精神贯注，必须心正气和，意力并用，调整全身的气和力，使其运于手、腕、肘、臂。挥毫运笔时大脑皮质的兴奋和抑制得到平衡，四肢肌肉得到锻炼，内脏器官的功能得到调整，新陈代谢旺盛，全身气血通畅，达到了一种所谓的“气功态”。不仅如此，行书作画时还可使人得到了艺术享受，《老老恒言·消遣》篇曰：“笔墨挥洒，最是乐事”。中国古代和现代，勤于书画者大多长寿。

3. 其他 除音乐欣赏及书画之外，禀赋不同，年龄不同，文化教育背景不同的人，还可根据各自不同的情况分别选择最合适自己的陶冶情志的形式。例如，火型体质的人性格急躁，可以选择垂钓作为陶冶情志的主要形式。通过钓鱼磨炼自己，清除心脾燥热。水型体质的人性格孤僻，可以选择弈棋。一方面进行意志锻炼，另一方面也可促进人际关系的和谐，扩大社交领域。例如，让青少年及文化程度较低的人，有计划地博览群书，充实自我，加强品格修养；长期从事文字工作的人，在庭前屋后栽花种竹，则可从梅、兰、桃、李的清芳幽雅或玉骨浓妆之中不断领略大自然的绚丽色彩与浓郁的生命气息，激励人们对生活的热爱与前进的信心。

（三）制约法

尽快消除过激或不良情志对人体的损害，以维系正常情志活动，达到养生保健、康复医疗目的的情志调摄方法，称为制约法。制约法一般包括抑情顺理、情志相胜以及情志导引。

1. 抑情顺理 抑情顺理的关键是“顺理”，目的是“抑情”，常用的方法是说理开导法。语言是人类思想交流的工具，医者应善于巧妙地运用语言工具，通过耐心细致的说理开导工作，使人明达事理，逐渐学会以理智控制情志活动，制约过激情志反应。如《灵枢·师传》就强调：“人之情，莫不恶死而乐生。告知以其败，语之以其善，导之以其所便，开之以其所苦，虽有无道之人，恶有不听者乎？”

在具体实践中，说理开导法是从倾诉人的主诉开始，倾听其陈述，同情其遭遇，关怀其疾苦，然后施予解释、鼓励、安慰、和保证等方法。以医生面对患者倾诉为例，医者在倾听、同情、关怀之后，医者的解释是说理开导法的基础，是向患者讲明疾病的前因后果，从而使其提高对疾病的认识水平，端正对待疾病的态度，解除顾虑，树立信心，密切医患关系，最终达到康复的目的。鼓励和安慰是在患者遭受病痛折磨，心理受到挫伤，情绪低落，悲观彷徨，丧失信心之时，给予积极的安慰鼓励，以使患者看到自己的希望和未来，唤起信心，振作精神，鼓舞勇气，调动各种积极因素与伤病、残疾做斗争。保证是用在患者出现疑心、焦虑不安、忧心不解之时，医者以科学的态度，充足的信心承担许诺，担负责任，以消除病人的紧张和焦虑，解除其沉重的思想包袱。在施行此方法过程中，医者要斟酌自己的语言，多用明确果断的语气，避免模棱两可、含糊不清、迟疑不决的词语，以免给病人造成没有把握的感觉。此外，还要注意自己的态度、表情和动作，以增强病人的信心。

2. 情志相胜 这是中医独特的一种调摄情志养生康复方法。它是根据五脏情志相胜理论，有目的地通过语言或非语言的手段与方法，激起人的某些情志活动，从而调控或纠正其异常情志活动，减轻和消除某些躯体症状或促使某些情志病症的痊愈。

《黄帝内经》早就指出：“悲胜怒”“怒胜思”“思胜恐”“恐胜喜”“喜胜悲”，这为情志相胜理论奠定了基础。时至金元，张子和又使之充实提高，并广泛用于临床实践。《儒门事亲》卷三指出：“悲可以治怒，以怆恻苦楚之言感之；喜可以治悲，以谑浪亵狎之言娱之；恐可以治喜，以迫遽死亡之言怖之；怒可以治思，以侮辱欺罔之言触之；思可以治悲，以虑彼志此之言夺之。”书中还记载了很多以情治情的案例，以后朱丹溪、张景岳等也都有不少成功运用的记录足资今人参考。

（1）恐胜喜法 是通过恐惧因素来收敛耗散的心神，克制大喜伤心，恢复心神功能的方法。本法常用于喜笑不休，心气涣散的病症以及因过喜而致的情志失调。

（2）喜胜悲法 是通过喜乐因素来消除悲哀太过的方法。本法常利用轻松浪漫、妙趣横生的语言和滑稽可笑的表演、笑话、相声、喜剧，乃至医者有意的荒唐诊断来满足患者急切的愿望，以解救患者的困境，从而收到以喜制悲的效果。临床多用于悲哭证、脏躁证以及由悲哀过度所致的病证。

（3）悲胜怒法 是通过悲哀因素来克制愤怒太过的方法。本法常用于性情急躁易怒、情绪亢奋的病证或肝阳上亢所致眩晕、头痛、癫狂等病证。

（4）怒胜思法 是通过愤怒因素来克制思虑太多，恢复心脾功能的方法。本法常用于思虑太多，伤脾耗神所致的郁证、失眠、癫痫等病证。

（5）思胜恐法 是通过思虑因素来控制惊恐太过的方法。本法常用于惊恐证的康复医疗，以消除患者的恐惧情绪。

情志相胜法是根据五脏情志相胜理论而制定的，但运用时应灵活掌握，不可生搬硬套。

3. 情志导引 是通过气功修炼和畅情志，创造一个良好的心境，从而消除不良与过激情志对人体的损害。情志导引的内容十分丰富，这里仅举《备急千金要方》中所载的彭祖导引法以窥一斑。彭祖情志导引法有两种修炼方式。第一种是要选择一间清静的居室，在室内避风处安放床铺，枕高约二寸半，褥垫务求松暖。修炼者平直仰卧、闭目、屏气，将气蓄积于胸中，身形宁静。经过三百次呼吸，做到耳无所闻，目无所见，心无所思，即可达到情志导引的目的。第二种是每天早晚面向南方，双手展开，放在膝盖上，徐徐按摩肢体关节，口吐浊气，鼻吸清气。片刻之后，双手再分别向左右、上下、前后作推托导引运动，而后睁目张口，同时轻轻叩击牙齿，揉磨眼睛，按压头部，拨动耳廓，放松腰部肌肉，做咳嗽声，以此振发体内阳气，再用双手或单手向左右、上下、前后作推托运动，引足上仰 80 ~ 90 次。随后，徐徐定志安心，作坐禅内视之法，双目闭合，以意念导引，想象中见到了空中阴阳冲合的太和元气，这种气就像紫色的祥云覆盖在自己的头顶之上，五颜六色绚丽壮观，想象之中又看到这种太和元气由皮肤透入，逐渐到达颈后，并一直抵达阴部。这时头顶的紫云不见了，就好像雨过初晴，云入山中，太和元气渗透到肌肉、骨骼以至于大脑，然后又渐渐下注于腹中，四肢五脏均受到润泽，好像水渗入地中被澄清一样，修炼者自觉腹中有水流涌波之声，这时意念必须高度专注，摒除身外事物的影响，一会儿即可感到元气透达气海，片刻又达到足底的涌泉穴，这时身体振动，两脚踡曲，坐床发出响声，修炼至此即达到了情志导引的目的。实践证明，这种方法对处于愤怒及悲痛中的人有较好的调摄作用。

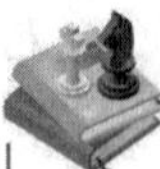

知识链接

古代医家运用情志相胜理论的医案例举：

1. 《石山医案·忧》："一人县差，拿犯人以铁索项所犯至县。行至中途，犯则投河而死。犯家告所差人，索骗威逼至死。所差脱罪，未免费财，忧愤成病，如醉如痴，谬言妄语，无复知识。予诊之，曰：此以费财而忧，必得而喜，病可愈也，药岂能治哉？令其熔锡作银数锭，置于其侧。病者见之果喜，握视不置，后病遂愈。此谓以喜胜忧也。"

2. 《筠斋漫录》："杨贲亨，明鄱阳人，善以意治病。一贵人患内障，性暴多怒，时时持镜自照，计日责效，屡医不愈，召杨诊之。杨曰：目疾可自愈，第服药过多，毒已下注左股，旦夕间当暴发，窃为公忧之，贵人因抚摩其股，日以毒发为悲，久之目渐愈，而毒亦不发。以杨言不验，召诘之。杨曰：医者意也，公性暴善怒，心之所属，无时不在于目，则火上炎，目何由愈？我诡言令公凝神悲其足，则火自降，目自愈矣。"

（四）宣泄法

把抑郁于胸中的不良情感宣达、发泄出去，从而尽快恢复正常情志活动，维系愉悦平和心境的方法，叫作宣泄法。宣泄法主要依靠自身的力量，但是也不排除他人的帮助。宣泄法有以下几种。

（1）倾诉衷肠，向亲人、朋友诉说烦恼，一吐为快，或向领导及上级机关申诉不平，以求公正。

（2）赋诗、作文、记日记，真实地再现思想深处的痛苦，抒发情怀，宣解心中郁结。

（3）高歌或痛哭，引吭高歌或痛哭一场，甚至采取砸物毁器的方法来宣泄愤懑，原则上讲也属于情志宣泄法。但是这些行为往往会引起不良后果，应予以正确疏导。

不论采用哪一种方法，都要注意宣泄适度，适可而止。同时也要注意避免只图个人一时之快，给社会及他人带来不良影响，给自己造成新的烦闷和苦恼。

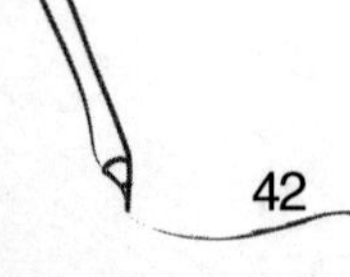

（五）暗示法

暗示法是通过暗示手段，调摄情志、促进身心健康与康复的一种方法。古代的祝由法就含有暗示疗法的成分。

《素问·调经论》指出：“刺微奈何？岐伯曰：按摩勿释，出针视之，曰吾将深之，适人必革，精气自伏，邪气散乱，无所休息，气泄腠理，真气乃相得。”医者暗示要深刺，病者便对此集中注意力，这可使针刺效果提高。

按性质分，暗示可分为积极暗示和消极暗示。前者是不管别人的意见正确与否，都无条件、无分析、无批判地加以全盘接受，它对人的身心产生积极作用。后者则是全盘否定和拒绝，它对人的身心起消极作用。暗示疗法正是利用暗示的积极作用而促使人体身心的康复，同时注意避免暗示的消极作用。人们对接受暗示的强弱程度是各不相同的，对那些暗示性强的人群，暗示疗法可达到预想的效果。反之，对失败的可能也不要感到意外。当然，熟悉心理特征，正确选择受试对象是至关重要的。

暗示疗法可在两种场合下进行：一种是不经任何催眠过程，而在完全觉醒状态下进行；另一种是先使人进入催眠状态，然后予以暗示。后者的效果优于前者，因为在催眠状态下，大脑皮层处于抑制状态，过去的经验被抑制，失去了对新刺激的鉴别和批判力，故新刺激具有极大的征服力。人处于明显受支配的地位，遗忘的经验可能再出现，压抑的情感可获释放，流露的想法较为真实，操作者的言语刺激就更有力，自然就能取得明显的康复医疗效果。

（六）行为疗法

行为疗法是通过移情易性、调摄神情、改变环境等手段与方法，纠正异常心理，消除或纠正病态的、不良的行为以及某些功能障碍，从而帮助患者恢复和重建正常行为的一种方法。

人们的情志心理活动与外在的行为密切相关，病态心理往往出现异常的行为。如《韩非子·解老》说：“欲利甚生忧，忧则疾生，疾生则智慧衰，智慧衰则失度量，失度量则妄举动。”由于病伤、残疾以及由此而造成的对社会生活环境不适应，很容易导致各种病态的、不良行为的产生，如自责、厌食、厌世、自戕、自杀、嗜异、药瘾、烟瘾、酒瘾以及吸毒等。医者针对患者的不同情志状态和心理活动，可按康复计划，分别采用奖惩、厌恶、移情、满足、变换环境等措施，使患者恢复正常健康的心理，以戒除、矫正异常的行为。

常用的行为疗法及其适应证有以下几种。

1. 奖惩法 即对患者能坚持强化某种正常行为进行表扬、奖励，或对其不良的、病态的行为进行批评、责备甚至采取某些惩罚手段，以促进身心的健康，提高社会适应能力。奖与惩可分别施行，也可以结合施行，主要适用于情志心理失常、智残或弱智以及染有某些恶习者的康复医疗。对于伤残、小儿和老年患者，尤宜多用奖励方法，以增强康复信心，有利于康复计划的顺利实施。

2. 厌恶法 即对患者的某些不良的、病态的行为采取某种方法，使患者自身对其产生厌恶或恐惧之情，从而端正异常行为，促进身心的康复。本法主要适用于染有嗜异症、嗜酒、吸毒等恶习者的康复医疗。

3. 移情法 即医者指导患者专心从事某件事情，以转移其病态行为的心理活动，从而促进身心康复的方法。主要适用于精神紧张、焦虑、抑郁、多疑而引起的头痛、眩晕、失眠、心悸、食少、口吃等病症的康复医疗。如《石室秘录》介绍对口吃的矫治，或“看花解闷，听曲消愁”“或奔走于途中，或攀援于岭上”，使患者的志意“在于彼则志于此”，达到转移原来病态心理而克服口吃的目的。

4. 满足法 即针对患者所欲不遂的心理尽量创造条件以满足其合理的心理欲望，从而改变其不正常的行为，促进身心康复的方法。本法主要适用于情志抑郁、所求不得而引起的异

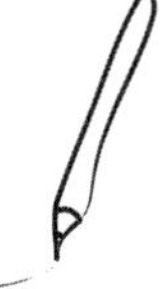

常行为病证。较为常见的“单相思”即属于此类病证。《王氏医存》更进一步指出：“相思之疾，非仅男女情思也。凡人奢望难偿，久而不遂，皆成单思。”医者必须对病者及其家属进行深入、细致的调查，搞清发病原因，然后才能根据病因采取相应措施。当然，患者的企望也有属不合理或难以满足的，这就需要配合语言教育加以开导。也有采取有意使患者失望而断绝念头的“失望法”，使其杜绝欲念而促进身心的康复。

5. 变换环境法 即通过改变造成患者心理异常的环境，使其行为发生变化，以促进身心健康的方法。本法主要适用于在某种特定环境中养成的异常心理导致的异常行为，以及在某一场所精神曾受过重大刺激或造成某种伤残、病残，以致“睹物思情”或对环境厌恶、恐惧而产生异常心理并有异常行为者。对此类患者，可令患者改变居住或工作环境，以避免心理的长期压抑或不良联想刺激，有助于克服心理异常并纠正由此造成的病态行为。

（七）色彩疗法

色彩疗法是以五色配五脏情志的理论为指导，利用自然界有关颜色让人眼观目睹，从而产生影响以愉悦心情，促进身心康复的方法。

色彩对人体神情的影响，一方面是色彩本身通过眼睛直接作用于精神情志，即所谓悦目爽神；另一方面则是通过定型性联想这个桥梁而产生作用。

色彩疗法的实施，主要是使病人的居住环境，如居室、用具、陈设、衣被、窗帘、灯光以及与病人接触的康复医护人员的衣着等，按需要的颜色布置和穿戴。有条件的康复机构，则可设置色彩疗法康复室和“颜色仪”。

常用的色彩疗法处方及其适应证：

1. 暖色方 红色、橙色，具有温暖的感觉，有使人兴奋、喜乐的功效。可用于郁证、癫证、嗜睡、痴呆症等。

2. 冷色方 青色、蓝色、紫色、绿色，任选其中一二三色均可，有清凉、镇静、使人抑制的作用。可用于烦躁易怒、失眠惊恐诸证以及狂证、痫证等。

3. 喜色方 红色、粉红色，使人喜悦，有制悲之效。可用于情绪低落，易悲善泣，抑郁不乐者。

4. 悲色方 黑色为主，亦可用白色，有制怒之功。可用于易怒，过喜等。

5. 恐色方 黑色，有制止过喜的功效。可用于狂证、喜笑不休等。

6. 思色方 黄色、浅蓝、淡绿，有制恐、利于思维的功效。可用于惊恐、思想不集中等。

具体应用进可据人的心理特征及实际情况需要进行适当配伍，或用单色，或用复色，或淡取，或浓取，灵活选择。

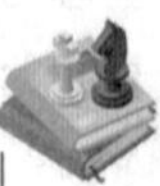

知识链接

常见的异常情志反应

1. 抑郁　对前途悲观失望，情绪沮丧，精神淡漠，对生活和周围环境缺乏兴趣，对康复医疗缺乏信心。存在自卑、自责、自罪感，甚至产生绝望、自杀等消极心念。

2. 焦虑　除伴有自主神经症状外，还可表现为烦躁、沉思、愣神、惶恐、忐忑不安、不知所措和恐惧等。

3. 愤怒　常为一些小事发火，怨天尤人，认为自己的遭遇、环境、伤病等不是公平的，对亲友、同事等身边人，甚至医务人员做毫无理智的发泄，性情乖戾，反复无常。

4. 否认　不接受、不承认突发事件的发生，否认既已存在的现实问题，甚至极力证明自己是清醒、理智或健康的，不愿意接受医护人员劝导与解释，拒绝他人帮助，甚至康复与医疗。

5. 依赖　过分依赖别人的帮助和照料，依赖社会福利的救济，缺乏自立、自强、自尊信念，不愿意通过帮助或康复锻炼来达到个人生活自理或减少对别人的依赖

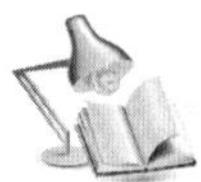

本节小结

1. 情志过极是导致人体生理病理改变的重要因素，中医非常重视情志对人体生理功能的影响。

2. 情志养生康复法是临床上常用的情志疾病和身心功能障碍疾病的主要治疗方法，与现代心理学治疗相结合，具有更好的功效。

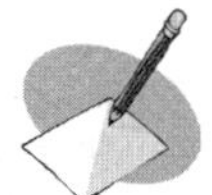

目标检测

一、选择题

A1 型题

1. 下列关于情志相胜关系表述不正确的是（　　）

A. 恐胜喜　　B. 思胜怒　　C. 喜胜悲　　D. 悲胜怒　　E. 怒胜思

2. 在调摄情志养生康复方法中，下列不属于行为疗法的是（　　）

A. 奖惩法　　B. 厌恶法　　C. 移情法　　D. 陶冶法　　E. 满足法

X 型题

1. 对于高血压肝阳上亢者，下列调摄情志养生康复方法中可以选择运用的有（　　）

A. 清静法

B. 说理开导法

C. 陶冶法中的音乐欣赏

D. 情志相胜法中的悲胜怒法

E. 色彩疗法中的恐色方

2. 在色彩疗法中，属于暖色方的色彩有（　　）

A. 蓝色　　B. 白色　　C. 红色　　D. 紫色　　E. 橙色

二、简答题

1. 简要回答调摄情志养生康复方法的作用？

2. 简述常见的异常情志反应？

三、论述题

在调摄情志养生康复方法中，如何理解“养静为摄生首务”？

第二节 中药养生康复

知识要求

1. 掌握 中药养生康复法的作用及原则。
2. 熟悉 中药养生康复的常用方法。
3. 了解 中药养生的定义、常用的养生方药。

中药养生，就是以中医基础理论为基础，通过辨证的思维运用中药去治疗疾病，以达到防病养生、延年益寿的一种方法。本法依据中药的药效、性味、归经以及各药之间的配伍进行调治。《神农本草经》是我国最早的药学经典著作，收录药物365种，分为上、中、下三品，上品多是扶正、补益、养生保健的药物。因中药具有养生保健、延缓衰老以及防治老年病、提高机体免疫力等功效，目前日益得到人们的重视。

一、中药养生康复法的作用

（一）调整阴阳平衡

阴阳气血平衡是人们能够长寿的关键。调整阴阳的偏盛和偏衰，使其达到阴平阳秘的动态平衡状态是运用方药进行保健的基本要点。机体的偏颇多包含虚实两类，临床用药时应以“虚则补之，实则泻之”为原则，进行辨证施药。

实证多由气血痰食壅滞导致，用药以祛邪泻实为主。虚证则多因气血阴阳不足而致，用药多以扶正补虚为主。用药方面气滞者多用理气之药，血瘀者多用活血的药物，湿盛痰聚者则以化湿祛痰药为主，以此达到疏通经络，活血行气，协调脏腑功能的目的。

正气在人体中起着主导作用。中医认为“正气存内，邪不可干”“邪之所凑，其气必虚”。通过中药可以起到养生作用，“补其不足”“损其有余”，最终达到“阴平阳秘”“病安从来”的目的。

（二）未病先防

治未病理论最早见于《黄帝内经》：“圣人不治已病治未病，不治已乱治未乱。”包含了“未病先防”“已病防乱”两个方面。未病先防是指在疾病尚未发生之前，采取各种有效防范措施，消除致病因素，做好防范工作。已病防变是指即使已病，要争取早诊断，早治疗，防止疾病加重并且恶化，加速其好转。

中药养生的目的即在于此，通过中药养生的调养可以增强体质，预防疾病的发生，推延衰老进程。例如老年人的慢性病，可以在夏天运用中药敷帖的方法提高机体的免疫力；夏天易中暑，可以提前服用防暑的药物加以预防。

二、中药养生康复法的原则

（一）补脾益肾

肾为先天之本，生命之源。人的生长、发育，主要依靠肾的精气。肾气充盈，机体代谢强，人体衰老的速度也会相对的延缓。脾胃为后天之本，气血生化之源，水谷之海。机体生命活动的营养物质靠脾胃化生，以滋养人体五脏六腑、肌肉筋骨。先天禀赋强盛，后天营养充足，是人体长寿的基本因素。肾与脾胃互相依赖、配合，脾健则肾壮，气血、五脏才能得以充养，身体才会健康，益寿延年。因此，运用药物进行保健，须以补脾益肾为重点。

（二）滋补适中

药物养生要根据具体情况而进行滋补，滋补需注意以下几点。

1. 滋补勿偏 人的体质有阴阳虚实之分，药物也有寒热温凉之别。因此药物的补法，须针对不同的体质、病证进行滋补，药物的选择性质应平和、和缓，协调阴阳，起到防病养生的目的。

2. 滋补勿滥 滋补的药物不可滥用，如：补阴的药物多为甘寒滋腻之品，多服易耗伤人体阳气；补阳药物多为温燥之品，多服易助火动阴；服用鹿茸等壮阳剂过量，可引起身热、鼻出血、胃脘灼痛；人参久服易出现腹胀、烦躁；老年人多以阴虚为主，过度服用壮阳药物，反易伤阴，因此应用补益之药应适量。

3. 调补结合 人之病证多以虚实夹杂多见，单纯虚证较少，故补法多用调补结合的方法。例如，阴虚多兼有火旺，阳虚多有痰饮等，因此在补虚同时要兼祛邪，或是化痰，或是活血。假若一味用补品，则会恋邪碍脾，不仅达不到补虚的目的，还会损伤机体。

（三）用药中和

随着年龄的增大，脏腑功能逐渐虚衰，正气多易耗伤。中年以上人群在遣方用药上，不能妄用汗、吐、下之法，大辛大热、大苦大寒等偏性较大的药物亦不可多用。此时用药应以平和之剂为主，平调缓补，扶正气，去邪气。此为用药中和之理。

（四）用药宜少

养生的药物用量宜小，多为常人用药量的一半或1/3为宜。80岁以上的人群，用药剂量为常人的1/5。中药剂型包括汤、散、丸、膏等。老年人多以慢性病为常见，病情相对复杂，服药时间也相对较长，汤剂费时费力，而丸散用药更便于长期服用，且药力轻，毒副作用产生少。

总之，运用中药养生须谨慎，注重补脾益肾，滋补适中，用药中和，用药宜少，多以散丸剂为主，因势利导，才能收到防病延年的功效。

三、中药养生康复常用方法

（一）中药养生康复的外治法

将中药的外治方法介入到疾病的康复治疗中，使病人能够更快的恢复健康的疗法，称作中药外治法。中药外治法作用迅速、简便易学、易推广，并且使用安全、毒副作用少，对疾病的康复疗效显著，特别是对老、幼、虚、弱之体，难施攻补，或服药困难、不能服药之人，有着其他疗法所不能及的优点。

中药外治法的优点有以下几点。

1. 给药方便，治法多样 外治法治疗方法多样，施治部位广泛，具有多种可供选择的治疗途径。如：哮喘的治疗可以用背部腧穴贴敷法、发泡疗法、脐疗、割治、中药雾化吸入等诸多方法；腮腺炎可用紫金锭涂敷、仙人掌和冰片捣敷，或吴茱萸、胡黄连、大黄、胆南星研末醋调敷足底，均能获得满意疗效。

2. 直达病所，定位用药 中药外治法：用药局部的药物浓度显著高于血药浓度，局部疗效明显优于内治，且起效迅速。如：用气雾剂平喘，用锡类散灌肠治疗溃疡性结肠炎，关节疼痛用外敷止痛，效果均较内服药为优。

3. 适应证广，禁忌证少 中药外治法能广泛施用于临床各科的多种病证，加速治疗进程，尤其对病情轻或单纯性疾病、疾病初起阶段有更明显的优势。

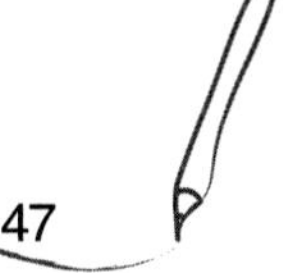

常用中药外治法：

1. 热敷疗法 是将药物或适当的辅料通过加热后，敷于患部或者腧穴的方法。热敷疗法有着悠久的历史。上古时代的先民们用火烤过的石块来熨治关节疼痛类病证。药物借助温热的力量，使药性由表到里，循经运行，内达脏腑，消肿镇痛，达到治病的目的。热敷疗法不但用于局部病变的治疗，而且被广泛地用于全身性疾病治疗。

使用热敷法的注意事项：热熨的温度与熨引的手法力量的大小要严格掌握，温度以患者耐受为度，温度过高易使皮肤烫伤，过低则会影响药效渗透。热敷熨引的手法有擦、推、按、揉等，力度要恰当，当温度高时手法要轻快，温度降低时，手法可稍重。操作过程中要检查熨剂温度，并询问患者反应。假若出现头晕心悸、呕吐、恶心等症状或者出现皮肤烫伤、擦伤等现象，要停止治疗。皮肤感染或有破损的地方，不能施以本法，防止感染。因为治疗的时候要充分暴露患处或者治疗部位，季节寒冷时应注意病人的保暖，以免着凉，热熨后要保暖避风并静卧休息。

2. 熏蒸疗法 药物加水煎煮后产生的药气熏蒸病人患处，以达到治疗疾病促使康复的一种方法。其通过热疗和药疗的共同作用而取得疗效。热疗可以使腠理疏松，汗孔开放，气血通调。药疗可以对症治疗，除疾疗病。两者相互配合，起到除湿散寒、发汗、祛风、止痒除痛之作用。

熏蒸疗法的注意事项：进行全身熏蒸的病人要注意室温，医者要注意观察病人情况，在炎热季节，要防止过多出汗引起晕厥。在熏蒸时要适当饮水，治疗结束后适当休息。进行局部熏蒸的时候，患处与药液间要有适当距离，温热舒适为宜，避免烫伤。肿瘤、心功能不全、肺结核、孕妇等不宜采用此法。

3. 敷贴疗法 又称外敷法，将中药制成丸剂、散剂或者膏糊剂，施用于皮肤，敷贴于患处或相应腧穴从而起到治疗疾病的一种方法。穴位贴敷是通过药物对穴位的刺激作用以及药物本身的作用，相互影响、相互补充，共同发挥治疗作用。因为药物的刺激对局部气血有着调整的作用，而且敷贴的药物多为辛味之品，在温热的环境中易于吸收，同时将药物外敷于人体穴位上除可刺激穴位本身，也可激发经气。本法适用于风湿痹痛、慢性疾病、心肺功能不全、跌打损伤等。

敷贴疗法的注意事项：贴药部位要使用75%的乙醇进行消毒，换药时需要洗净残留在身体上的余药，消毒结束后再更换敷药并要覆盖固定，防止脱落。所用敷料纸要柔软。选取穴位进行敷贴时，选穴宜少，每穴药量不宜过多。皮肤过敏者不宜于敷贴。小儿因其皮肤娇嫩，所以不可使用刺激性药物，并且敷药时间相对要缩短。孕妇禁止使用芳香类药物作为外敷药物。年老体弱者要慎用峻猛的药物，防止正气耗损。因敷贴而出现发泡者，需严格消毒，避免沾水，预防感染。头面部、皮肤破损处、婴幼儿等要慎用。敷贴时饮食要清淡，忌食生冷油腻辛辣等发物。

4. 熏洗疗法 用煎煮药物的热气熏蒸病人患处，汤液温度变低后用药液进行淋洗的一种方法。此法借助药性和热气，通过皮肤渗透到机体，疏通腠理，调畅气血，祛风散寒，祛除毒邪，达到防病治病的目的。用于熏洗的药物种类很多，应根据不同的病证选用药材。本法常用于治疗皮肤性疾病、子宫脱垂、痈痿之证。

熏洗疗法的注意事项：药物的蒸煮时间应根据药物的性质而定，芳香类药物煎煮时间在5～15分钟，块根茎药物需煎煮30分钟以上；煎煮药液的温度在40～50℃为佳，如温度过高易烫伤皮肤，过低则影响治疗效果；熏洗过后要注意避风寒；妇女月经期、皮肤有破损处、妊娠期慎用此法。

（二）中药养生康复的内治法

中药内治法，是以中医基本理论，辨证论治为指导，处方用药为基础，通过药物的内服作用对患者病情进行调治，达到康复的一种疗法。可平衡阴阳、滋养气血、调畅气机，配合中药外治法对身体的康复有着良好的作用。中药内治法在康复中的特点，有以下几个方面。

1. 辨证施宜，疏郁补虚 虚一般多指脏腑、气血以及阴阳的不足。郁多指各种原因引起的气机郁滞不畅。病、伤、残者多属疾病的后期，常因正气缺乏、气机郁滞，虚与郁相兼为患，故补虚疏郁为其基本法则。在遣方用药原则上要辨明主次，虚多则要以补虚为主，郁多则应以散郁为先。或是先补其虚而后再疏其郁，或是先疏其郁而后再补其虚，或是虚郁互补，合方调治，在权衡轻重缓急后再灵活遣方用药。假若有郁而单纯用补，则易愈补愈滞塞；有虚而单纯开郁，则易虚者愈虚，此为康复治疗之大忌。

辨证施治，是中医学的理论基础，也是指导临床康复的重要原则。因证施宜，方随证变，可一病有多方，多方治一病。临证应当依据病情，以辨证施治为原则。

2. 形神并重，重视体质 形伤多累及于神，神伤也必累及于形，此即为形神一体之理。在康复治疗过程中，以形神并重为指导依据，治形为主，辅以调神，治形可以促进机体功能的恢复，调神则有助于治形。例如脑外伤的病人，可活血化瘀与养心安神同用，即是实例。

中医康复多重视病人的年龄、体质的差异。一般情况下，小儿多表现虚实夹杂体质，三十五岁人群多以实多虚少为主，四十岁左右一般虚实相兼，五十岁以上的老人则虚多实少。因此，针对于小儿的康复，不可大温大补，要温而不燥，补而不滞，凉不过寒，行不伤气，或是甘温，或是甘凉，以平补为佳。中年康复则应乘其元气的旺盛，急攻其实，此时祛邪即是扶正。老年人的康复，应固护其元气，在遣方用药上，补虚作为常法，攻实则为变法。就人体质而言，阳虚之人多宜温补，而忌苦寒之品。阴虚之人多宜滋补，而忌温燥。因此在康复用药时，阳虚体质用药应以甘温为主，阴虚体质则应以甘平为主，反之则有弊而无利。

3. 守法守方，丸散较佳 中药康复所治病多为久治不愈的慢性疾病，病机较稳，证候较固定，只要辨证准确，遣方用药适宜，在证不变的情况下，方亦可不变，守法守方，静观成效，切不可随便更方。须知久病沉疴，或有虚、有郁，久病之体，绝非一朝一夕能毕其功。临床实践证明，慢性病症，缓慢根治则效，欲速反而不达。如病势缓慢，遣方用药也应缓缓起效为佳。因此中药康复治疗多以丸、散、膏剂或酒剂为最。汤药虽速效但不持久，如需久服煎剂者，可改汤为丸、散、膏等剂便于服用。

四、常用养生方药介绍

（一）外治方药及适应证

1. 敷贴类方药

（1）马钱子酒膏

主治：敷贴穴位治疗面瘫。

药物：马钱子 5 ~ 8 枚。

制法：温水浸泡 3 ~ 5 日后，去皮晾干，研磨细末，加酒适量，调稠糊，入瓶密封备用。

选穴：抬眉蹙额不对称者，可取阳白、攒竹、瞳子髎；眼睑无法闭合、下眼睑外翻者，可选承泣、四白、颧髎；鼓腮示齿困难者，可选地仓、颊车、下关。配穴选用翳风、风池、合谷（左病取右，右病取左）。

用法：如三者皆见各取 1 ~ 2 穴，配穴 1 ~ 2 穴，每 3 日换药或根据病情变更穴位，一般 2 ~ 3 周即愈。

（2）祛风利窍方

主治：通络活血，祛风化痰。适用于中风口角歪斜者。

药物：马钱子 8g。

制法：用温热水将马钱子浸泡 12 小时以上，再将其切成薄片（12 ~ 18 片）。

用法：将药片敷贴于面颊部，病灶在左脑者贴右颊，病灶在右脑者贴左颊。

（3）腰痛膏

主治：祛风散寒止痛。用于腰肌劳损，症见腰部酸痛，时轻时重，反复发作，喜暖畏寒，腰肌有压痛，受凉后腰痛加重者。

药物：生川乌 15g、食盐少许。

制法：上药混合捣融成膏。

选穴：肾俞、腰眼穴。

用法：将药膏涂于肾俞、腰眼穴处，胶布固定，每日 1 次。

2. 熏洗类

（1）抗风湿关节炎方

①虎杖、桃树枝、杨柳枝、桑树枝、槐树枝各 250g，煎煮后倒入桶内，先熏后洗。每日 2 次，每次 30～60 分钟。

②羌活、独活、威灵仙、松树针、狗脊各 60g，煎煮后趁热熏洗患处。每日 1～2 次，每次 30～60 分钟。

（2）疗伤方

①透骨草 30g，艾叶 60g，独活 30g，桂枝 15g，刘寄奴 30g，煎汤熏洗。

②当归 12g，鸡血藤 15g，石楠藤 30g，落得打 30g，乳香 100g，没药 10g，独活 15g，苏木 30g，煎汤熏洗。

（3）疗颈肩疾病方

①木瓜 50g，大黄 150g，蒲公英 60g，栀子 30g，乳香 15g，没药 10g，上药研成细末，用热醋调和，温洗患处，每日一次，用于落枕、颈椎病。

②伸筋草、五加皮、制乳香、制没药各 12g，秦艽、当归、丹参、路路通、骨碎补、桑枝、桂枝、川乌各 9g，用于颈椎病，肩周炎。

（4）疗腰部疾病方

①当归 60g，艾叶 40g，地榆、黄柏、土鳖虫、银花、白芍、赤芍各 30g，乳香、没药各 15g，用于急性腰扭伤。

②炒艾叶、生川乌、木瓜、防风、五加皮、地龙、当归、羌活、土鳖虫、伸筋草各 30g，用于腰椎间盘突出、腰椎骨质增生。

（二）养生内治方药及适应证

1. 延寿丹（《丹溪心法》）

方药：天冬、远志、山药、巴戟天各 90g，牛膝、杜仲、肉苁蓉、菟丝子各 120g，赤石脂、车前子、石菖蒲、柏子仁、泽泻、川椒、生地黄、熟地黄、枸杞子、茯苓、覆盆子各 60g，当归、人参、五味子、地骨皮各 30g。

制法：上药研末，加蜜成丸如梧桐子大小。一日 2～3 次，温水送服。

功效：养心肺，补肝肾。用于眩晕，乏力，短气，失眠健忘，腰膝酸软，阳痿尿频之心肺肝肾不足之证。

2. 草还丹（《普济方》）

方药：苍术 120g，葫芦巴、补骨脂各 30g，覆盆子 6g，茴香 3g，川楝子 30g，木香 15g，山药、枸杞子、穿山甲、地龙、茯苓、牛膝各 9g。

制法：上药研末，制成糊丸。一日 1～2 次，温水送服。

功效：健脾益肾，乌须固齿。用于食欲不振，脘闷不舒，形体消瘦，畏寒肢冷，腰膝酸软，须发早白，牙齿松动，脉迟缓，苔白腻之脾肾虚弱之证。

3. 五精煎丸（《圣济总录》）

方药：生黄精、生地黄各2500g，人参、白术、天冬、牛膝各500g，茯苓、菊花、石菖蒲、桂心各120g。

制法：生黄精、生地黄捣汁熬膏；人参、白术、天冬、牛膝捣碎，水并酒浸3天，绞汁熬膏；茯苓、菊花、石菖蒲、桂心研末，与膏混合成丸，如梧桐子大小。一日2～3次，清酒或米汤送服。

功效：养心脾，补肝肾。用于食少乏力，健忘少寐，上膈多热，下脏虚冷，皮肤不泽，大便或秘或泄，头眩痰滞，口苦舌干之证。

4. 长生固本方（《寿世保元》）

方药：熟地、生地、人参、枸杞子、山药、五味子、天冬、麦冬各70g。

制法：上药研末，加蜜成丸如梧桐子大小。一日1～2次，温水送服。

功效：益气养阴，延年益寿。用于气阴不足之少气乏力，咳嗽咽干，心胸烦热，腰膝酸软，大便干结或年老体弱，脉细弱，舌红少苔者。

5. 还少丹（《仁斋直指方》）

方药：山药、牛膝、茯苓、茱萸45g，远志、五味子、巴戟天、肉苁蓉、茴香、杜仲、枸杞子、枳实、续断、熟地黄各30g。

制法：上药研末，加蜜成丸如梧桐子大小。一日2～3次，温酒或盐汤送服。

功效：补虚劳，益心肾。用于未老先衰，腰膝酸软，失眠健忘，眩晕倦怠，小便混浊，遗精阳痿之虚损劳伤，心肾不足之证。

6. 无比薯蓣丸（《备急千金要方》）

方药：山药80g，杜仲、菟丝子各30g，五味子130g，肉苁蓉120g，茯神、巴戟天、牛膝、茱萸、干地黄、泽泻、赤石脂各30g。

制法：上药研末，加蜜成丸如梧桐子大小。一日2～3次，温酒送服。

功效：健脾补肾。用于脾肾不足之头晕目眩，瘦弱无力，腰脊酸软。

7. 益寿养真膏（《东医宝鉴》）

方药：生地黄8000g，人参末750g，白茯苓末1500g，蜂蜜5000g，天冬、麦冬、地骨各250g。

制法：上药和匀，入瓷缸密封，置铜锅内煎煮成膏。一日1～2次，温水送服。

功效：益气养阴，填精补髓。用于诸虚百损，瘫痪，五脏不足，精神不振。

8. 保命延龄丸加减（《杨氏家藏方》）

方药：肉桂、补骨脂、苁蓉、巴戟天、覆盆子、菟丝子、楮实子、天雄、生地黄、杞子、牛膝、山药、胡桃仁、黑芝麻、酸枣仁、柏子仁、茯苓、人参、菊花、五味子各30g。

制法：上药研末，加蜜成丸如梧桐子大小。一日1～2次，温水送服。

功效：温肾壮阳，填精补髓。用于肾阳不足之精髓空虚，形体畏寒，腰膝酸软，倦怠乏力，眩晕心悸，失眠健忘，阳痿遗精。

9. 不老丹加减（《儒门事亲》）

方药：苍术、生地黄各2000g，何首乌、地骨皮各1000g，桑椹汁适量。

制法：上药研末，用桑葚汁浸泡，日晒夜露，干透后研磨，加蜜成丸如梧桐子大小。一日2～3次，温水送服。

功效：燥湿健脾，补益肝肾。用于老人脾胃虚弱，肝肾不足之头晕、耳鸣、目眩、须发早白、面色苍白或者萎黄、形体消瘦、筋骨酸楚、关节不利。

10. 六味地黄丸（《小儿药证直诀》）

方药：熟地黄24g，山茱萸、山药各12g，泽泻、牡丹皮、茯苓各9g。

制法：上药研末，加蜜成丸如梧桐子大小。一日1~2次，温水送服。

功效：滋养肝肾，延年益寿。用于肝肾阴虚之腰酸腿软、须发早白、听力下降、目暗眼花。

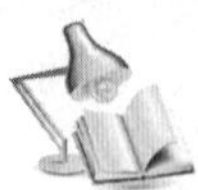

本节小结

1. 本章主要介绍中药养生的定义，中药养生康复法的作用、原则、常用方法以及常用的养生方药。

2. 掌握中药养生康复法的作用及原则；了解、熟悉中药养生康复的常用方法和常用的养生方药，对临床康复护理具有重要的意义。

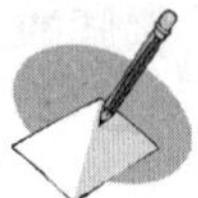

目标检测

选择题

A1 型题

1. 我国最早的药学经典著作，收录药物365种，分为上、中、下三品的是（　　）
   A.《本草纲目》　　B.《神农本草经》
   C.《中藏经》　　D.《黄帝内经》
   E.《外台秘要》

2. “圣人不治已病治未病，不治已乱治未乱”出自（　　）
   A.《金匮要略》　　B.《摄生消息论》
   C.《黄帝内经》　　D.《素问·上古天真论》
   E.《备急千金要方》

3. 调整阴阳的偏盛和偏衰，使其达到（　　）动态平衡状态是运用方药进行保健的基本要点
   A. 阴平阳秘　　B. 阴虚阳盛
   C. 阳虚阴盛　　D. 阴阳平衡
   E. 阴阳离绝

X 型题

1. 中药养生康复法的原则（　　）
   A. 补脾益肾　　B. 滋补适中
   C. 用药中和　　D. 用药宜少
   E. 药力宜轻

2. 中药外治法的优点包括（　　）
   A. 给药方便　　B. 直达病所
   C. 适应证广　　D. 调和阴阳
   E. 内养五脏

3. 养生的药物用量宜小，多为常人用药量的（　　）
   A. 一半为宜　　B. 1/3 为宜
   C. 1/4 为宜　　D. 1/5 为宜
   E. 1/6 为宜

4. 中药内治法在康复中的特点（　　）

A. 以散丸剂为主　　B. 用药宜少
C. 守法守方　　D. 形神并重
E. 辨证施宜

第三节　食疗养生康复

学习目标

知识要求

1. 掌握　中医食疗养生康复的原则。
2. 熟悉　中医食疗养生康复的作用。
3. 了解　中医食疗养生的定义、常用的食疗养生方。

《汉书·郦食其传》记载了“民以食为天”，指出了饮食对人体机能的重要性，它是身体健康之本。食疗养生又称作饮食养生，即指科学搭配膳食，合理摄取食物中的营养物质，从而达到强身健体、防御疾病、延年益寿的目的。我国的食疗养生最早可以追溯到春秋战国时期。《周礼·天官》中记载了“食医”，他们的职责是“掌和王之六食、六饮”，说明在当时对饮食和健康就已经非常重视了。饮食为机体提供了营养物质，它是维持人体生长发育，保证生命活动不可缺少的重要条件。唐代医家孙思邈在《千金要方·食治》中提到“安身之本，必资于食……不知食宜者，不足以存生也。”说明饮食不仅仅是人体生命活动的需要，同时也是人类健康长寿的保证。合理搭配膳食不仅可以保持人体的生理机能，提高人体抗击病邪的能力，还可以对某些疾病起到治疗的作用；反之，饮食不当，则容易导致一些疾病的发生。因此，对于饮食养生，历代医家都极其重视。

一、中医食疗养生康复的作用

食疗养生的基本原理是“药食同源”，是指许多食物即药物，它们之间没有绝对的分界线，即中药与食物是同时起源的，所遵循的基本原理是一样的。古代医家将中药药物性能分成“四性”“五味”，认为食物也具有“四性”“五味”。食物的“性”与药物的“四性”一致，按寒、热、温、凉分类。寒凉的食物多有泻火清热、凉血的作用；温热的食物多具有温经散寒、助阳活血的作用。食物的“味”也与药物的“五味”相通，概括为酸、苦、甘、辛、咸，酸苦有收降的作用，甘辛有补散之效，咸有软坚的作用。食物的归经、升降浮沉等，都与中药学的相关理论一致。食疗养生的作用，就是以上食物性能的综合作用。

（一）补虚扶正

疾病发生的重要原因是因为人体组织、器官以及整体功能的低下，这种病理状态在中医学中被称作正气虚，它所引起的病证，被称作虚证。临床多表现为精神萎靡、身体乏力、心悸气短、食欲不振、腰膝酸软等阴虚、阳虚、气虚以及血虚的证候。凡是能增强人体功能，提高机体抗病能力，改善消除虚弱症状的食物，都有补益脏腑、提高正气的功能。此类食物多以动物类、禽蛋类、粮食类为主。补气的食物有：粳米、小米、黄豆、牛肉、鸡肉、大枣、豆腐等；补血的食物有：猪肉、羊肉、羊肝、猪肝、海参、菠菜、胡萝卜、黑木耳等；滋阴的食物有：甲鱼、乌贼、桑椹、枸杞子、银耳等；补阳的食物有：核桃仁、羊肉、狗肉、虾、韭菜等。

（二）祛邪泻实

当人体遭遇外界致病因素侵袭或是脏腑的功能活动失调时，可促使人体产生疾病。出现病邪较盛时，此时中医称其为邪气实，称其证候为实证。邪闭脏腑或是经络，或是气滞血瘀、痰湿瘀滞都属于实证的范畴。临床常见的症状包括呼吸气粗、精神烦闷、脘腹胀痛、大便秘结、小便淋漓不通、舌苔黄腻、脉实且有力。用来治疗实证的食物，都具有祛除病邪的作用，泻实类的食物主要有以下几种。

1. 清热解表泻火的食物 苦菜、苦瓜、西瓜、葱、豆豉等。

2. 清热解毒、解暑的食物 绿豆、苦瓜、西瓜、绿茶、荠菜、赤小豆等。

3. 清热凉血利咽的食物 藕、丝瓜、青果、黑木耳等。

4. 祛风湿、利水的食物 薏苡仁、木瓜、玉米、黑豆、绿豆、冬瓜等。

5. 行气活血的食物 山楂、玫瑰花、酒、醋等。

6. 化痰止咳平喘的食物 海藻、昆布、海带、杏仁、梨子、白果、萝卜等。

（三）益寿抗衰

饮食养生是延年益寿、抗击衰老的重要因素。历代医家都极其重视通过饮食养生达到抗衰益寿的目的。《养老奉亲书》云：“高年之人真气耗竭，五脏衰弱，全仰饮食以资气血。”因此对老年人来说，发挥饮食的抗衰健体作用尤其重要。

《素问·金匮真言论》指出：“夫精者，身之本也。”这说明精气是构成人体生命活动的基本物质。肾为先天之精，是人体生命活动的本源，脾胃为后天之精，是濡养全身脏腑肌肉组织的根本。在脏腑之中，特别强调肾、脾胃在抗衰老中的作用。因此补精益肾，健脾益胃成为饮食养生中重要的因素。现代研究证明，蜂王浆、牛乳、枸杞子、胡桃、龙眼肉等都含有抗衰老物质，适当的服用有利于人体的健康。

（四）防御疾病

疾病是危害人体健康的重要因素之一，而邪气是产生疾病的重要条件，邪气或是由内邪侵袭人体，或是由外邪侵袭人体，从而导致人体生理功能失调，对人体健康造成损害。中医学认为“正气存内，邪不可干”，饮食物的营养物质可以为机体提供足够的营养成分，从而达到扶助正气的作用。日常生活中有许多食物都具有防御疾病的功能。例如生姜和大蒜等具有杀虫，提高机体免疫的作用；苦瓜和芦根等具有清热泻火的作用；麦麸和谷皮有预防脚气的作用；甜菜汁和樱桃有预防风疹的作用。

二、中医食疗养生康复的原则

食疗康复是根据中医饮食的原理，选择适合患者的饮食种类，组成食疗康复方加以运用，食疗养生康复有助于改善患者的饮食质量，调整患者脏腑功能的作用。

食疗同养生相结合有着悠久的历史，近年来也越来越受到国内外医学专家的重视。在养生康复中，根据病人病情及饮食习惯进行多品种搭配，在保留食物营养成分和治疗功效的同时，又色香味俱佳，既可以增进病人的食欲，又有利于脾胃的吸收，提高机体的抗病能力，促使病人康复。同药物相比，饮食疗法更容易被患者接受，也容易坚持，对老人和孩子更为适用。《医学衷中参西录》中对饮食疗法做了记载：“病人服之，不但疗病，并可充饥；不但充饥，更可适口。用之对症，病自渐愈。”

食疗养生康复在运用时需遵循下列原则。

1. 合理膳食 食物品种繁多，含有的营养成分也不相同，只有合理搭配，才能保证人体生命活动所需要的多种营养。《黄帝内经·脏气法时论》中说，“毒药攻邪，五谷为养，五果为助，五畜为益，五菜为充，气味合而服之”，叙述了饮食的主要组成内容，要以谷类食物滋养人体为主，动物食品补养人体为宜，蔬菜以及水果可以作为副食辅助、补充人体所需营养。这种调配膳食的方法，食物不仅多样，而且荤素搭配，包含了人体所需要的多种营养成分，

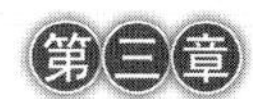

并且搭配比例适当，避免了偏食，对于身体的调养，促进人体的健康具有重要的意义。

2. 合理搭配

（1）调和五味　所谓五味即酸、苦、甘、辛、咸。五味与五脏密切相关，对人体的作用也不尽相同。酸味入肝、苦味入心、甘味入脾、辛味入肺、咸味入肾。五味的调和能够滋养五脏，对五脏之气具有补益作用。如若五味偏嗜太过，久之则会引起相应脏器的偏盛或者偏衰，从而导致五脏功能活动失调。酸味食物适当使用，可开胃健脾，增强食欲，反之则易引起胃酸增多，影响脾胃的运化功能，脾胃虚弱之人应少食酸性食物。苦味食物有清热燥湿、解毒、泻火的作用，多食容易引起胃痛以及消化不良等病症。甘味食物有补养气血、调理脾胃的作用，但是过量食用甜腻之品，则容易助湿生痰，诱发糖尿病、肥胖等疾病。辛味食物有行气活血、解表散寒祛风、促进循环的作用，但是过量服用辛辣之品，则容易刺激胃黏膜，患有消化道疾病、便秘、痔疮者不宜过食辛辣食物。咸味食物有软坚散结，调节人体水钠代谢的功能，但是成人每日食盐量宜在5g左右，过度食用可引起高血压、心脏病、动脉硬化等疾病。

（2）冷热适宜　冷热适宜不仅指食物的阴阳寒热属性，同时也指入腹的食物冷热、生熟温度要适宜。唐代医家孙思邈指出："热无灼唇，冷无冰齿"。此话意指吃热的食物时，口唇不应该有灼热感；吃冷的食物时，牙齿不应该感觉到寒凉。过食温热的食物，容易损伤脾胃阴液；而寒凉的食物，容易耗损脾胃阳气。这样易导致人体阴阳失调，出现畏寒肢冷、腹痛、口干、口有异味、便秘等症状。现代医学证明，食物的温度过高或者过低，都不利于食物本身营养成分的消化吸收。

（3）荤素搭配　荤素搭配多指进餐时，要有荤、有素，合理搭配。中医学认为，动物类食物有滋养人体、补益脏腑的作用，含有人体所需要的蛋白质、脂肪等物质。蔬菜水果有开胃消食、疏通肠胃的功能，但是单一的素食无法提供人体所需要的营养物质，所以荤素的合理搭配对满足人体生理所需要的营养有着优势互补的作用。

3. 饮食有节　《吕氏春秋》说："食能以时，身必无灾"，指的是吃饭要有固定的时间，如果进食没有固定的时间，或者是零食不离口，或者饥饿也不食，容易使肠胃的正常消化功能紊乱，致使胃部功能失调，胃的消化能力会减弱，食欲从而日渐减弱，身体的健康就会受到损害。因此，现在大多数国家都提倡日食三餐，这符合学习、工作、生活所需要的能量需求。

饮食有节除指饮食时间固定外，另一方面也指饮食要有节制。人体通过脾胃对食物进行消化、吸收，饮食定量、饥饱适宜，对脾胃就有一定的保护作用。人体的消化吸收功能正常，就能够及时得到所需营养物质，保证生理活动正常进行。如果饮食不节，暴饮暴食，或是饥饱不定，则容易损伤脾胃，影响身体健康。

4. 饮食宜忌　养生防病的重要内容之一就是饮食要注意卫生。

（1）饮食新鲜清洁　饮食物应新鲜，无杂质，无变色，无变味，符合卫生要求，避免病从口入。进餐时要注意进餐环境是否清洁，餐具是否卫生，供餐者是否达到健康要求。鲜洁的食物，做到防止病从口入，避免因被细菌污染的食物进入体内引发疾病。张仲景在《金匮要略》中进一步指出："秽饭、馁肉、臭鱼食之皆伤人"。这告诫人们，腐败不洁、变质的食物不能食用，食之则有害。饮食物不洁，容易引起腹痛、腹泻、呕吐、痢疾等胃肠道疾病，或者出现腹痛，嗜食异物、面黄肌瘦等寄生虫病。若饮食物腐败，食用则易引起剧烈腹痛、吐泻、昏迷等中毒症状。

（2）勿食生食　绝大多数的食物不宜生吃，需要烹饪后食用，目的在于让机体更能容易吸收食物，同时经过加热后的食物，在一定程度上也能起到清洁、消毒、祛除致病因素的作用。《备急千金要方·养性序》提到："勿食生肉，伤胃，一切肉须煮烂"。这说明饮食物应

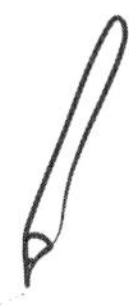

该以熟食为主，所有肉类皆需煮烂，如食生肉，则易损伤脾胃。

(3) 饮食禁忌　饮食禁忌又被称作“忌口”，张仲景在《金匮要略》中强调饮食应该有所禁忌：“所食之味，有与病相宜，有与身为害，若得宜则宜体，害则成疾，以此致危。”饮食禁忌是饮食养生的重要内容之一。

①脾胃虚寒之人宜食温热柔软的食物，谨慎食用生冷之物，如生的蔬果、冷饮等。

②热证或者有阴虚之人宜食寒凉的食物，不宜食用辛辣之品，如辣椒、葱、蒜等。

③心脑血管、高脂血症病人不宜食油腻之品，糖尿病者忌糖，肾病者忌食盐过多。

④哮喘、疮疡、皮肤病者不宜食用腥膻之品。

三、中医食疗养生方

食疗养生是指专用于养生保健或者治病的饮食处方，我国传统的食疗养生种类繁多，比较常见的是将食物与食物或者是食物与药物进行搭配，经过烹调加工而制成。食疗方不仅保持了食物本身的风味，而且又不失其特定的效用。

常用的食疗方有以下几类。

(一) 补肺食养

《内经》中指出：“肺者，相傅之官，治节出焉。”肺是人体五脏之一，协助心脏，调节全身，对人体的生命活动起着重要作用。

1. 玉竹沙参焖老鸭

组成：玉竹、沙参各适量，老鸭净肉适量，食盐适量。

制作：玉竹、沙参、老鸭一同放入砂锅内，文火焖煎1小时以上。

功效：滋阴润肺。

2. 冰糖黄精

组成：黄精30g，冰糖50g。

制作：黄精清水浸泡，加冰糖文火煎煮1小时，每日两次。

功效：滋阴养液。

3. 百合粥

组成：百合30g，粳米100g，冰糖适量。

制作：百合、粳米、冰糖同煮。

功效：滋阴补脾，培土生金。

4. 百合鸡蛋汤

组成：百合60g，鸡蛋2个。

制作：百合、鸡蛋同煎至蛋熟，鸡蛋去壳连汤服，每日一次。

功效：滋补肺阴。

5. 七味鸭

组成：川贝母20g、生地黄50g，玉竹50g，沙参60g，地骨皮90g，茯苓50g，杏仁15g，老鸭1只，料酒、酱油、食盐少许。

制作：老鸭去内脏洗净，药料用料酒、酱油适量拌和，装入鸭肚，放入瓦盆，上笼蒸至熟烂，药渣及鸭肉均可食用。

功效：滋阴润肺，止咳化痰。

6. 八宝长寿粥

组成：小米1500g，大米500g，花生仁250g，胡桃仁150g，松子仁50g，杏仁15g，山楂100g，豇豆30g，红枣10个，冰糖500g。

制作：将米淘洗后放入锅内，加水，放入豇豆、果仁，煮约40分钟，加冰糖，糖化后加入大枣、山楂。

功用：健脾益肾，润肺利肠。

（二）益肝食养

《内经》中指出："肝者，罢极之本。"肝主疏泄，主藏血，对人体气机的升降出入以及藏血有着重要作用。

1. 泥鳅炖豆腐

组成：泥鳅100g，豆腐50g，葱、姜、食盐适量。

制作：泥鳅去头洗净，放入锅中，加水适量，放葱姜及食盐，清炖至五成熟，加入豆腐，炖至泥鳅熟烂即可。

功效：清热利湿，补中益气。

2. 蘑菇炖乌鸡

组成：蘑菇200g，乌鸡1只，食盐适量。

制作：乌鸡去除内脏，蘑菇洗净，将两物放砂锅中，加水适量，炖至鸡肉熟烂即可。

功效：补中益气，强身保肝。

3. 萝须枣豆粥

组成：玉米须60g，胡萝卜90g，大枣、黑豆各30g。

制作：胡萝卜洗净切块，玉米须放锅中加水适量，煮沸后半小时，捞出须不用，下大枣、黑豆、胡萝卜，煮至豆烂即可。

功效：健脾养肝，利湿退黄。

4. 芹菜粥

组成：芹菜连根120g，粳米100g。

制作：芹菜洗净，与粳米同煮。

功效：清肝热，降血压。

（三）强心食养

心者君主之官，五脏六腑之大主也，心主血脉、神志，心脏健康与否直接关系到人体的健康与寿命。

1. 补虚正气粥

组成：黄芪30g，人参6g，粳米100g，白糖少许。

制作：黄芪、人参切片，砂锅武火煎开后改文火煎浓汁，取汁后，再加冷水如上法煎煮取汁。两煎药液相合，分两份于早晚同粳米同煮，粥成后加糖少许。

功效：强心健脾，补虚扶正。

2. 养心安神酒

组成：枸杞40g，酸枣仁35g，五味子25g，香橼20g，何首乌18g，大枣15个，白酒900g。

制作：将上药捣碎装袋，放入坛子内，倒入白酒，密封放置阴凉处，约一周后开封，去除药袋，取液服用。

功效：养心和血，养肝安神。

3. 莲子酒

组成：莲子60g，白酒600g。

制作：莲子去皮洗净，放入酒坛，加盖密封，约半月后开封，饮用。

功效：养心安神，益肾固涩。

4. 牛奶全麦粥

组成：全麦片60g，牛奶160g，白糖60g，食盐少许。

制作：麦片加水文火煮15～20分钟后，加入牛奶、盐继续煮15分钟，加白糖。

功效：养心安神，补虚养血。

（四）保养胃气

胃为水谷之海，气血生化之源，后天之本，脾胃功能的减弱则影响人体的生长发育、新陈代谢，因此保养胃气是养生的根本。

1. 西湖牛肉羹

组成：牛腿肉250g，鸡蛋2个，黄酒、葱姜、酱油、麻油、胡椒粉、盐、味精适量。

制作：牛肉洗净剁末，加黄酒、酱油、胡椒粉搅拌，锅内加水放姜末，水开后，将牛肉徐徐搅入水中，再将打匀的鸡蛋拌入，调好口味后勾芡，撒上葱花，淋上麻油。

功效：补脾养胃，强身健骨。

2. 醋熘洋山芋片

组成：洋山芋200g，油、醋、盐、葱、味精适量。

制作：山芋去皮洗净，油烧热，放入山芋片，加水、盐、醋，盖上锅盖焖片刻，出锅放葱、味精。

功效：健脾和胃，调中益气。

3. 丁香山楂煮酒

组成：黄酒60ml，丁香2粒，山楂6g。

制作：黄酒放入瓷杯中，加丁香，把瓷杯放在水中蒸炖10分钟，趁热饮酒。

功效：温中散寒。

4. 芝麻蜜糕

组成：黑芝麻150g，蜂蜜200g，玉米粉250g，白面500g，鸡蛋2个，发酵粉适量。

制作：黑芝麻碾碎，和入玉米粉、面粉、蛋液、发酵粉，加水和成面团，上笼屉蒸熟。

功效：保肝，健胃。

（五）强肾食养

肾为先天之本，人体的生长发育、衰老都与肾气关系密切。

1. 苁蓉虾球

组成：虾仁200g，肉苁蓉15g，鸡蛋2个，面粉150g，黄酒、葱姜、发酵粉、盐、味精适量。

制作：肉苁蓉加水煮20分钟，沥出的汁水加入面粉、蛋液、姜汁、葱花、盐、发酵粉搅拌成糊状；虾仁加酒、盐、味精稍腌，拌入糊中，汤勺舀起虾仁糊，放入油锅中炸至金黄色。

功效：补肾阳，益精血。

2. 蒜爆羊肉

组成：羊肉200g，大蒜20g，薤白20g。

制作：羊肉切薄片，大蒜、薤白切片，与羊肉同放碗内，加酱油、食盐、黄酒、淀粉、白糖搅拌、淋上香油，锅内入油，武火爆炒。

功效：益肾气，壮阳道。

（六）其他养生方

1. 归参炖母鸡

组成：母鸡1只，当归、党参各15g，葱、姜、黄酒、食盐适量。

制作：母鸡去除内脏，洗净，将上述药材装入腹腔，鸡放入砂锅内小火煨炖。

功效：益气补血，温中补虚。

2. 杜仲炒腰花

组成：杜仲 12g，猪肾 2 只，葱、姜、黄酒、食盐适量。

制作：先将杜仲清水煮 30 分钟，水约剩 50ml 左右，加黄酒、芡粉、食盐调和后拌入腰花，放锅内炒熟即可。

功效：祛风湿，壮肾阳。

3. 骨髓牛膝汤

组成：猪骨 500～1000g，怀牛膝 20g，清水 1000ml。

制作：猪骨与牛膝同时入水煮，加黄酒后再用小火煮 30 分钟，加葱、姜、食盐适量。

功效：温肾壮阳。

4. 小麦米粥

组成：小麦 150g，糯米，白糖各 60g，龙眼肉 15g，红枣 10 枚，清水 1000ml。

制作：将上述食材放入瓷锅，加水没过食材，大火煮沸，小火慢炖。

功效：健脾养胃。

5. 参药红枣粥

组成：党参 20g，怀山药、红枣各 30g，糯米 50g，水 1000ml。

制作：先煮党参约 30 分钟，捞出，将红枣、糯米放入党参水中煮约 15 分钟后，加入山药，再煮片刻即可。

功效：健脾和胃，养血生津。

6. 枸杞煲猪腰

组成：枸杞 100～150g，猪腰 2 只，水 1000ml。

制作：猪腰去筋膜，洗净切块，将枸杞、猪腰放入水中煲汤，加入调味料。

功效：补益肝肾，聪耳明目。

7. 枸杞炖牛肉

组成：牛腿肉 250g，怀山药 10g，枸杞 20g，桂圆 6g，葱、姜、食盐适量。

制作：牛肉放入沸水锅中焯掉血水后捞出，加油爆炒，将炒好的牛肉与山药、枸杞、桂圆一同放入瓷瓮，隔水蒸大约两个小时。

功效：补肝益肾，抗衰老。

8. 桃仁粥

组成：黄芪、桃仁各 15g，粳米 100g。

制作：桃仁捣烂，将黄芪、粳米、桃仁加水，放入锅中同煮。

功效：补气活血化瘀。

9. 补脑粥

组成：核桃仁 50g，莲子 30g，枸杞、杏仁、桃仁、柏子仁、枣仁各 15g。

制作：将上述食材同麦片同煮成粥。

功效：补肾健脑。

10. 枸杞叶粥

组成：鲜枸杞叶 250g，粳米 50g。

制作：将枸杞叶洗净后同粳米入水共煮成粥。

功效：补虚清热。

本节小结

1. 食疗是中医养生康复的主要方法之一，具有中医养生康复的显著特点，具有方法简单、药食同源、应用广泛、患者和百姓接受程度高的优点。

2. 掌握食疗养生的作用、使用原则和方法，常用的食疗养生方，并灵活运动于临床和日常生活，对养生康复都有重要意义。

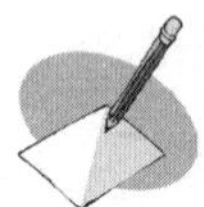

目标检测

选择题

A1 型题

1.“安身之本，必资于食”出自于（　　）

A.《金匮要略》　B.《汉书·郦食其传》　C.《素问·调经论》　D.《千金要方·食治》　E.《黄帝内经》

2. 食疗养生的基本原理是（　　）

A. 滋养调整　B. 药食同源　C. 抗衰益寿　D. 御邪防病　E. 合理搭配

3.“高年之人真气耗竭，五脏衰弱，全仰饮食以资气血。”出自于（　　）

A.《素问·金匮真言论》　B.《寿亲养老新书》　C.《灵枢·五问》　D.《茹淡论》　E.《养老奉亲书》

X 型题

1. 中医食疗养生康复的原则（　　）

A. 合理膳食　B. 搭配合理　C. 饮食有节　D. 冷热适宜　E. 荤素搭配

2. 中医食疗养生康复的作用（　　）

A. 补虚扶正　B. 祛邪泻实　C. 益寿抗衰　D. 防御疾病　E. 调和五味

第四节　针灸养生康复

学习目标

知识要求

1. 掌握　针灸养生康复的作用、原则。
2. 熟悉　针灸养生康复方法，特别是艾灸法、拔罐法、耳针法、刮痧法及穴位敷贴法的应用与操作。
3. 了解　如何选用相关腧穴开展针灸养生康复。

技能要求

常用艾灸法、拔罐法、耳针法、刮痧法级穴位敷贴基础的运用。

针灸疗法是中医学的重要组成部分，是中医养生康复的重要方法之一。它是在中医理论的指导下，运用针刺、艾灸、拔罐及刮痧等手段刺激经络腧穴，疏通调节气血，作用于脏腑，以调动人体自身的抗病能力以祛除病邪、恢复健康。它具有适应范围广、疗效显著、应用简便、经济安全等优点。

一、针灸养生康复的作用

针灸养生康复的作用是指针灸在康复过程中所起到的作用。其作用复杂，从总体上可概括为疏通经络、调和阴阳和扶正祛邪三个方面。

（一）疏通经络

疏通经络是指针灸具有祛除经络瘀阻不通而使其恢复通畅，以发挥其正常生理功能的作用，是针灸最基本和最直接的作用。《灵枢·海论》指出“夫十二经脉者，内属于腑脏，外络于肢节。”运行气血是经脉的主要生理功能之一。经络功能正常时，气血运行通畅，使脏腑器官、四肢百骸及体表肌肤得以濡养，进而发挥其正常的生理功能。当经络功能失常时，气血运行不畅，或气血瘀阻经络，均会导致经络的病理变化而发病。因此，各种因素引起的经络瘀阻不通是疾病发生的重要病机之一，其临床常常表现为疼痛、麻木、肿胀、青紫或瘀斑等症状。

针灸疏通经络主要是根据经络循行及病变部位，选择相应的腧穴和部位，采用毫针刺法、三棱针点刺出血、皮肤针叩刺、拔罐或艾灸等方法，以使经络通畅，气血运行正常，达到治疗疾病的目的。

（二）调和阴阳

调和阴阳是指针灸具有使患者机体从阴阳失衡状态向平衡状态转化的作用，是针灸养生康复的最终目标。疾病的发生机理极其复杂，但从总体上可归纳为阴阳失调。各种内外因素导致人体阴阳偏盛偏衰，失去相对平衡，使经络功能活动失常，从而导致疾病的发生，即“阴胜则阳病，阳胜则阴病”。运用针灸疗法调节阴阳的偏盛偏衰，可以使机体恢复“阴平阳秘”的状态，从而达到治愈疾病的目的。正如《灵枢·根结》中所说：“用针之要，在于知调阴与阳，调阴与阳，精气乃光，合形与气，使神内藏。”针灸调和阴阳的作用，主要是通过经络阴阳属性、腧穴配伍和针刺手法完成的。

（三）扶正祛邪

扶正祛邪是指针灸具有扶助机体正气以祛除病邪的作用，是针灸养生康复的作用过程。疾病的发生、发展及其转归的过程，实质上是正邪相争的过程。正胜邪退则病缓解，正不胜邪则病情加重。《素问·刺法论》曰：“正气存内，邪不可干。”《素问·评热病论》曰：“邪之所凑，其气必虚。”这说明疾病的发生，是由于正气相对不足，邪气相对强盛所致。针灸扶正祛邪的作用，主要是通过补虚泻实的原则来实现的。

二、针灸养生康复的原则

针灸养生康复的原则是运用针灸疗法养生康复必须遵循的基本法则，也是确立具体方法的基础。在应用针灸养生康复时，具体的方法多种多样，从总体上把握其原则具有执简驭繁的重要指导意义。具体原则可概括为补虚泻实、清热温寒、治病求本和三因制宜。

（一）补虚泻实

补虚泻实就是扶助正气，祛除邪气。正如《素问·通评虚实论》所说：“邪气盛则实，精气夺则虚。”“实”指邪气盛，“虚”指正气不足。实则泻，虚则补，《灵枢·经脉》曰：“盛则泻之，虚则补之……陷下则灸之，不盛不虚，以经取之。”在针灸实践中补虚泻实原则有其特殊的含义。

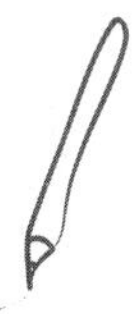

（二）清热温寒

“清热”就是在治疗热性病证时用“清”法；“温寒”就是在治疗寒性病证时用“温”法。也就是《灵枢·经脉》所说：“热则疾之，寒则留之。”在临床中可以浅刺疾出或点刺出血，以清泻热毒；可深刺久留针或配合“烧山火”针刺手法或加用艾灸，以达到温经散寒的目的。

（三）治病求本

治病求本就是在养生康复时要抓住功能障碍发生的根本原因，采取针对性的康复方法。“标”和“本”是一个相对的概念，在中医学中具有丰富的内涵，可用以说明病变过程中各种矛盾的主次关系。如从正邪双方而言，正气为本，邪气为标；从病因与症状而论，病因为本，症状为标；从疾病的先后来看，旧病、原发病为本，新病、继发病为标等。

（四）三因制宜

“三因制宜”是指因时、因地、因人制宜，即根据所处的季节（包括时辰）、地理环境和个人的具体情况，而制订适宜的养生康复方法。

因时制宜：在应用针灸养生康复时，应考虑所处季节和时辰变化，故春夏宜浅刺，秋冬宜深刺。依人体气血流注盛衰与一日不同时辰的相应变化规律，选择子午流注针法；针对某些疾病的发作或加重规律选择有效的治疗时机。

因地制宜：因地理环境、气候条件不同，人体生理功能、病理特点也会有所区别，在养生康复时应有差异。如在温热地区，灸法宜少用；在寒冷地区，灸法宜多用，且壮数应用较多。

因人制宜：根据性别、年龄、体质等不同特点而制订适宜的养生康复方法。如男女生理差异，妇人多考虑调理冲脉、任脉等；年龄不同，针刺方法不同。体质差异，如体质虚弱、皮肤薄嫩、对针刺较敏感者，手法宜轻；体质强壮、皮肤粗厚、针感较迟钝者，针刺手法可重些。

三、针灸方法

目前，在养生康复实践中，艾灸、拔罐、耳针、刮痧和穴位敷贴运用较为普遍，而针刺疗法受专业和医疗法律法规的约束，护理人员不能在临床中使用，故本节中将不做具体介绍。历代养生专家从养生康复实践中证明，各种方法各有所长，各有所宜，唯有综合应用、取长补短效果最佳。

（一）艾灸养生康复法

艾灸养生康复法是指借助灸火的热力给人体以温热性刺激，通过经络腧穴的作用，以达到养生康复目的的一种方法。《医学入门·针灸》载：“药之不及，针之不到，必须灸之。”

施灸的原料以艾叶为主，气味芳香，辛温味苦，容易燃烧，火力温和，故为施灸佳料。《名医别录》载：“艾叶，味苦，微温，无毒，主灸百病。”选用干燥的艾叶，捣制后去除杂质，即可成纯净细软的艾绒，晒干贮藏，以备应用。

1. 艾灸养生康复法的种类及操作

（1）艾炷灸　将艾炷放于腧穴上施灸，称为艾炷灸。艾炷灸可分为直接灸与间接灸两类。

①直接灸：是将大小适宜的艾炷直接放于皮肤上施灸的方法。又称为明灸、着肤灸、着肉灸。若施灸时需将皮肤烧伤化脓，愈后留有瘢痕者，称为瘢痕灸；若不使皮肤烧伤化脓，不留瘢痕者，称为无瘢痕灸。

瘢痕灸：又称化脓灸。施灸时先在腧穴皮肤上涂以少量的大蒜汁，然后将大小适宜的艾炷贴于腧穴上，用线香点燃艾炷施灸。待艾炷燃尽，除去灰烬，易炷再灸，待规定壮数灸完为止。施灸时可用手在施灸腧穴周围轻轻拍打，以减轻艾火烧灼皮肤而产生的剧痛。灸后 1

周左右，施灸部位化脓形成灸疮，5～6周自行痊愈，结痂脱落后留下瘢痕。临床上常用于治疗哮喘、肺痨、瘰疬等慢性顽疾。

无瘢痕灸：施灸时先在所灸腧穴皮肤上涂以少量的凡士林，然后将大小适宜的（约如苍耳子大）艾炷，置于腧穴上用线香点燃施灸，当艾炷燃剩2/5或1/4或患者感到微有灼痛时，即可易炷再灸，待灸满规定壮数为止，一般应灸至局部皮肤红晕而不起泡为度。常见虚寒性疾患，均可采用此法。

②间接灸：是指用药物或其他材料将艾炷与施灸腧穴部位的皮肤隔开，进行施灸的方法，故又称隔物灸、间接灸。依据所用间隔药物或材料不同，可分为隔姜灸、隔盐灸和隔附子饼灸等。

隔姜灸：用鲜姜切成厚0.2～0.3cm的薄片，中间以针刺数孔，然后将姜片置于应灸的腧穴部位或患处，再将艾炷放在姜片中心，用线香点燃施灸。当艾炷燃尽，再易炷施灸，以局部皮肤潮红而不起泡为度。常用于因寒而致的呕吐、腹痛以及风寒痹痛等。

隔蒜灸：用独头蒜或较大蒜瓣，横切成厚0.2～0.3cm的薄片，中间以针刺数孔（捣蒜如泥亦可），置于应灸腧穴或患处，然后将艾炷放在蒜片上，以线香点燃施灸。待艾炷燃尽，易炷再灸，直至灸完规定的壮数。此法多用于治疗瘰疬、肺痨及初起的肿疡等症。

隔盐灸：用干燥纯净的食盐（以青盐为佳）填平脐窝，或于盐上再置一片薄姜，上置大艾炷施灸。多用于治疗伤寒阴证或吐泻并作、中风脱证等，但须连续施灸，不拘壮数，以期脉起、肢温、证候改善。

隔附子饼灸：将附子研成粉末，用酒调和做成直径约1～2cm，厚0.3～0.5cm的附子饼，中间以针刺数孔，放在应灸腧穴或患处，上面再放艾炷施灸，直至灸完所规定壮数为止。多用于治疗命门火衰而致的阳痿、早泄或疮疡久溃不敛等证。

（2）艾卷灸　艾条灸又称艾卷灸，用特制的艾条在穴位上熏烤或温熨的施灸方法。施灸时如将艾条悬放在距离穴位一定高度上进行熏烤，不使艾条点燃端直接接触皮肤，称为悬起灸。若将点燃的艾条隔布或隔绵纸数层按在穴位上，使热气透入皮内，火灭热减后重新点火按灸，称为实按灸。

①悬起灸：根据操作方法不同，可分为温和灸、雀啄灸和回旋灸。

温和灸：施灸时，将灸条的一端点燃，对准应灸的腧穴部位或患处，距皮肤2～3cm，进行熏烤，使患者局部有温热感而无灼痛为宜。一般每处灸10～15分钟，至皮肤出现红晕为度。此法适用于一切灸法主治病证。

雀啄灸：施灸时，将艾条点燃的一端与施灸部位的皮肤并不固定在一定距离，而是像鸟雀啄食一样，一上一下地移动。一般每穴灸5分钟，适用于昏厥急救、小儿疾患、胎位不正、缺乳等。

回旋灸：施灸时，艾卷点燃的一端与施灸部位的皮肤保持一定的距离，但不固定，而是向左右方向移动或反复旋转地施灸，使皮肤温热而不至于灼痛。一般每穴灸10～15分钟，移动范围在3cm左右。适用于风寒湿痹及瘫痪等。

以上诸法对一般应灸的病证均可采用，但温和灸多用于灸治慢性病，雀啄灸、回旋灸多用于灸治急性病。对于昏厥、局部知觉迟钝的患者，医者可将中、食二指分张，置于施灸部位的两侧，这样可以通过医者手指的感觉来测知患者局部的受热程度，以便随时调节施灸的距离和防止烫伤。

②实按灸：多采用药物艾条，因临床需要不同，艾条掺进的药品处方各异，可分为太乙神针、雷火神针、百发神针等。施灸时，先在施灸腧穴或患处垫上布或纸数层，然后将药艾条的一端点燃，立即紧按于应灸的部位上，使热力透达深部。此法适用于风寒湿痹、痿证及虚寒证等。

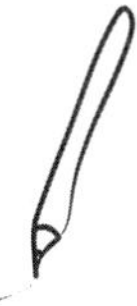

（3）温针灸　温针灸是针刺与艾灸结合应用的一种方法，适用于既需要留针又需要施灸的病证。操作方法为，将针刺入腧穴得气后并给予适当补泻手法，留针时，将纯净细软的艾绒捏在针尾上，或用艾条一段长约2cm，插在针柄上，点燃施灸。待艾绒或艾条烧完后除去灰烬，再将针取出。

（4）温灸器灸　温灸器又名灸疗器，是一种专门用于施灸的器具，用温灸器施灸的方法称为温灸器灸。临床常用的有温灸盒、温灸筒、灸架等。施灸时，将艾绒或加掺药物，装入温灸器的小筒内，点燃后将温灸器扣好，即可置于腧穴或应灸部位上，进行熨灸，直到所灸部位的皮肤红润为度。尤适于小儿、妇女及畏惧灸治者。

2. 注意事项

（1）施灸的先后顺序　一般是先灸上部，后灸下部，先灸阳部，后灸阴部，壮数是先少而后多，艾炷是先小而后大。但在特殊情况下，则可酌情施灸。

（2）施灸的补泻方法　灸法与针法一样，亦有补泻之分，在养生康复实践过程中可根据患者的具体情况，结合腧穴性能，酌情运用。

具体操作方法是，点燃艾炷后，不吹其火，火力微而温和，时间较长，待其缓缓自灭，使真气聚而不散，是为补法。点燃艾炷后，以口速吹旺其火，火力较猛，快燃速灭，当局部灼痛时更换艾炷再灸，促使邪气消散，是为泻法。

（3）施灸的禁忌　对实热证、阴虚发热者，一般不适宜灸疗；对颜面、五官和有大血管的部位以及关节活动部位，不宜采用瘢痕灸；孕妇的腹部和腰骶部也不宜施灸。

（4）灸后的处理　施灸后，局部皮肤出现微红灼热，属于正常现象，无须处理。如因施灸过量，时间过长，局部出现小水泡，只要注意不擦破，可任其自然吸收。如水泡较大，可用消毒毫针将其刺破，放出水液，或用注射针抽出水液，再涂以甲紫，并以纱布包敷。如用瘢痕灸者，在灸疮化脓期间，要注意适当休息，加强营养，保持局部清洁，并可用敷料保护灸疮，以防止污染，待其自然愈合。如处理不当，灸疮脓液呈黄绿色或有渗血出现者，可用消炎药膏或玉红膏涂敷。

（二）拔罐养生康复法

拔罐养生康复法是以罐为工具，排除罐内空气造成负压，使之吸附于腧穴或应拔部位的体表，产生刺激，使被拔部位的皮肤充血、瘀血，以达到养生康复目的的方法。古代常以筒形兽角作罐具，故又称“角法”。因其具有适应证广、疗效好、见效快的特点，故广泛应用于各科病证。

1. 罐的种类　罐的种类很多，目前常用竹罐、陶瓷罐、玻璃罐、抽气罐等。

（1）竹罐　用直径3～5cm坚固无损的竹子制成。形如腰鼓，罐口宜光滑平整。优点是取材较容易，经济易制，轻巧价廉，不易破碎，适于煎煮。缺点是容易燥裂、漏气，吸附力不大。适用于全身各部位，但由于不透明，难以观察吸拔部位皮肤状态，不宜用作刺血拔罐等。

（2）陶瓷罐　用陶土烧制而成，形如缸状，罐口光整，肚大而圆，口、底较小。优点是吸附力大、能耐高温。缺点是质地较重，易于摔碎、损坏，且不透明。目前已不常用。

（3）玻璃罐　玻璃罐是在陶罐的基础上，改用耐热质硬的透明玻璃烧制而成，其形如球状。罐口平滑，分大、中、小三种型号，也可用广口罐头瓶代替。优点是吸拔力大，易于清洗消毒，质地透明，使用时可以观察所拔部位皮肤充血、瘀血程度，便于随时掌握情况。缺点也是容易摔碎、损坏，传热较快。适用于全身各部，是目前最常用的罐具之一。

（4）抽气罐　抽气罐分为连体式和注射器抽气罐两类。

连体式抽气罐是将罐与抽气器连为一体，其上半部为圆柱形抽气筒，下半部为腰鼓形罐体，采用双逆止阀产生负压。其吸附力可随意调节，不易破损，不会烫伤，但没有火罐的温热刺激。

注射器抽气罐是以用青霉素、链霉素药瓶或类似的小药瓶，去底磨平，保留瓶口的橡胶塞，以便于抽气时使用。使用时用注射器经橡皮塞刺入罐内，抽出罐内空气，吸拔在相应部位。可用于头、面、手、脚及皮肤较薄处。

近年来，又有用特制的橡皮囊排气罐，其规格大小不同。具有使用方便，吸着力强，且较安全，又不易破碎的特点。

2. 罐的吸附方法

根据罐具的不同特点，吸拔方法亦有很多，常用的有以下几种。

（1）火吸法　火吸法是利用火在罐内燃烧时产生的热力排出罐内空气，形成负压，使罐吸附在皮肤上的方法，具体方法有以下几种。

①闪火法：用镊子或止血钳夹住浸有95%乙醇的棉球，点燃后在罐内绕1～3圈后，将火退出，迅速将罐扣在应拔的部位，即可吸附在皮肤上。此法在罐内无火，不受体位限制，吸附力大，比较安全，是最常用的拔罐方法。但应注意切勿将罐口烧热，以免烫伤皮肤。

②投火法：用易燃纸片或蘸有乙醇的棉球，点燃后投入罐内，迅速将罐扣在应拔的部位，即可吸附在皮肤上。此法由于罐内有燃烧物，容易落下烫伤皮肤，故多用于身体侧面横拔。

③贴棉法：用大小适宜的酒精棉花一块，贴在罐内壁的下1/3处，用火将酒精棉花点燃后，迅速扣在应拔的部位上。注意酒精不宜浸过多，以免酒精滴下时烫伤皮肤。本法多用于侧面拔罐。

④架火法：用不易燃烧、传热的物体，如瓶盖、小酒盅等（直径小于罐口），置于应拔部位，然后将95%乙醇数滴或酒精棉球置于瓶盖或酒盅内，用火将乙醇点燃后，将罐迅速扣下。适用于肌肉丰厚而平坦的部位。

（2）煮罐吸法　此法一般选用竹罐。即选用5～10枚完好无损的竹罐，放在锅内，加水煮沸，然后用镊子将罐口朝下的夹出，迅速用湿毛巾紧扪罐口，立即将罐扣在应拔部位，即能吸附在皮肤上。此法适用于任何部位拔罐，但吸附力弱，操作需快捷。还可根据病情需要在锅内放入适量的祛风活血药物，如羌活、独活、当归、红花、麻黄、艾叶等，即称药罐法。

以上方法，一般留10～15分钟，待拔罐部位的皮肤充血、瘀血时，将罐取下。若罐大而吸拔力强时，可适当缩短留罐的时间，以免起泡。

3. 拔罐方法　临床拔罐时，可根据不同的养生康复需求，选用不同的拔罐法，常用的拔罐法有以下几种。

（1）留罐　留罐又称坐罐，即将罐吸附在体表后，使罐子吸拔留置于施术部位10～15分钟，然后将罐起下。此法是常用的一种方法，一般疾病均可应用。

（2）走罐　走罐亦称推罐，即拔罐时先在所拔部位的皮肤或罐口上，涂一层凡士林等润滑油，再将罐拔住后，医者用右手握住罐底，罐后部着力，前方稍提起，慢慢向前推动，来回推动数次，以皮肤潮红为度。此法适宜于面积较大，肌肉丰厚部位，如脊背、腰臀、大腿等部位。

（3）闪罐　闪罐即将罐拔住后，立即起下，如此反复多次地拔住起下，起下拔住，直至皮肤潮红、充血或瘀血为度。此法多用于局部皮肤麻木、疼痛或功能减退等疾患，尤其适用于不宜留罐的患者，如小儿、年轻女性的面部。

（4）刺血拔罐　刺血拔罐又称刺络拔罐，是拔罐和刺血疗法相结合的方法。即在应拔部位的皮肤消毒后，用三棱针点刺出血或用皮肤针叩打后，再将火罐吸拔于点刺的部位，使之出血，以加强刺血治疗的作用。一般刺血后拔罐留置10～15分钟，多用于治疗丹毒、扭伤、乳痈等。

（5）留针拔罐　留针拔罐简称为针罐，在相关腧穴上针刺得气后留针，再以针为中心处

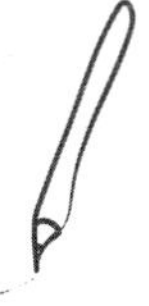

拔罐，留罐5～10分钟后将罐起下，然后将针起出。此法适用于治疗风湿痹证。

4. 拔罐的作用和适应范围 拔罐的方法具有通经活络、祛风散寒、行气活血、消肿止痛等作用。其适应范围较为广泛，多用于风寒湿痹、颈肩腰腿痛、伤风感冒、头痛、咳嗽、哮喘、胃脘痛、腹痛、痛经、中风偏枯、瘀血痹阻等。

5. 起罐方法和注意事项 起罐，是指将拔牢的罐取下的方法。

（1）起罐方法　起罐时，一般先用左手握住火罐，右手拇指或食指从罐口边缘按压皮肤，使空气进入罐内，即可将罐取下。若罐吸附过强时，切不可用力猛拔，以免擦伤皮肤。

（2）注意事项

①拔罐时要选择适当体位和肌肉丰满的部位。若体位不当、移动、骨骼凹凸不平，毛发较多的部位，火罐容易脱落，均不适用。

②拔罐时要根据所拔部位的面积大小而选择适宜的罐。操作时必须迅速，才能使罐拔紧，吸附有力。

③初次接受拔罐的患者，以及老年、儿童与体质虚弱的患者施罐数量宜少，留罐时间宜短。

④皮肤有过敏、溃疡、水肿及心脏、大血管分布部位，不宜拔罐。高热抽搐者，以及孕妇的腹部、腰骶部位，亦不宜拔罐。

⑤进行针罐操作时，要防止肌肉牵拉而造成弯针、折针或针深入体内伤及重要脏器。

（三）耳针养生康复法

耳针养生康复法是在耳穴上用针刺或其他方法刺激，达到养生康复目的的一种方法。该方法操作方便，治疗范围较广，对疾病的诊断也有一定的参考意义。

早在《灵枢·五邪》篇中有记载：“邪在肝，则两胁中痛……取耳间青脉，以去其掣”。《灵枢·厥病》篇记载：“耳聋无闻，取耳中”。耳针是运用耳穴进行诊治疾病。唐代《千金要方》有用耳中穴治疗马黄、黄疸、寒暑疫毒等病的记载。历代医家均有针、灸、按摩、耳道塞药、吹药等方法刺激耳郭以防治疾病。

1. 耳廓表面解剖 耳廓分为耳前和耳背，耳前为凹面，耳背为凸面。耳廓解剖位置详见表3－1。

表3－1　耳廓解剖位置详解

名称	解剖位置
耳轮	耳廓卷曲的游离部分
耳轮结节	耳轮后上部的膨大部分
耳轮尾	耳轮向下移行于耳垂的部分
耳轮脚	耳轮深入耳甲的部分
对耳轮	与耳轮相对呈“Y”字形的隆起部，由对耳轮体、对耳轮上脚和对耳轮下脚三部分组成
对耳轮体	对耳轮下部呈上下走向的主体部分
对耳轮上脚	对耳轮向上分支的部分
对耳轮下脚	对耳轮向前下分支的部分
三角窝	对耳轮上、下脚与相应耳轮之间的三角形凹窝
耳舟	耳轮与对耳轮之间的凹沟
耳屏	耳郭前方呈瓣状的隆起
屏上切迹	耳屏与耳轮之间的凹陷处
对耳屏	耳垂上方与耳屏相对的瓣状隆起

续表

名称	解剖位置
屏间切迹	耳屏和对耳屏之间的凹陷处
轮屏切迹	对耳轮与对耳屏之间的凹陷处
耳垂	耳郭下部无软骨的部分
耳甲	部分耳轮和对耳轮、对耳屏、耳屏及外耳门之间的凹窝，由耳甲艇、耳甲腔两部分组成
耳甲腔	耳轮脚以下的耳甲部
耳甲艇	耳轮脚以上的耳甲部
外耳门	耳甲腔前方的孔窍

2. 耳穴的分布特点 耳穴，即分布在耳郭上的一些特定区域，与人体组织器官、脏腑经络和四肢躯干相互沟通。其分布有一定的规律，形似倒置的胎儿，头部朝下，臀部朝上，因此具有如下分布特点（表3-2）。

表3-2 耳穴分布特点

耳穴部位	对应位置
耳垂	头面
耳舟	上肢
对耳轮体	躯干
对耳轮上、下脚	下肢
耳甲艇	腹腔
耳甲腔	胸腔
耳轮脚周围	消化道

3. 临床应用

（1）适应证 耳针养生康复法适用范围广泛，常用于偏瘫、耳聋、失语、聋哑、青盲、截瘫、高血压病、心肌梗死、慢性阻塞性肺疾病、糖尿病、肥胖症、尿失禁、胃下垂等患者的康复治疗。

（2）选穴原则

①按脏腑辨证选穴：依据脏腑学说的理论，可按各脏腑的生理功能和病理反应进行辨证取穴。如脱发取“肾”穴，皮肤病取“肺”“大肠”穴等。

②按经络辨证选穴：依据十二经脉循行和其病候选取穴位。如坐骨神经痛，取“膀胱”或“胰胆”穴；牙痛取“大肠”穴等。

③按相应部位选穴：当患者机体患病时，在耳郭的相应部位上有一定的敏感点，它便是本病的首选穴位。

④按西医学理论选穴：耳穴中一些穴名是根据西医学理论命名的，如“交感”“肾上腺”“内分泌”等。这些穴位的功能基本上与西医学理论一致，故在选穴时应考虑其功能，如月经不调取“内分泌”穴。

⑤按临床经验选穴：临床实践发现有些耳穴具有治疗本部位以外疾病的作用，如“外生殖器”穴可以治疗腰腿痛。

（3）操作方法 耳穴的刺激方法较多，如毫针法、电针法、埋针法、压丸法、耳穴刺血法、灸法、按摩法和穴位注射法，本书仅介绍一些对本专业有可操作性的方法。

①压丸法：即在耳穴表面贴敷压丸的一种疗法。此法具有持续刺激穴位、安全无痛、无

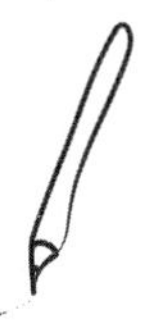

副作用等作用，临床中应用广泛。

压丸所选材料就地取材，常用的有王不留行籽、油菜籽、小米、绿豆、白芥子等，临床现多用王不留行籽。应用时，将王不留行籽贴附在0.6cm×0.6cm大小胶布中央，用镊子挟住，贴敷在选用的耳穴上，一般留置2~4天。刺激强度以患者情况而定，一般儿童、孕妇、年老体弱、神经衰弱者用轻刺激法，急性疼痛性病证宜用强刺激法。

②埋针法：是将皮内针埋入耳穴治疗疾病的方法，适用于慢性疾病和疼痛性疾病，起到持续刺激、巩固疗效和预防复发的目的。

使用时，押手固定常规消毒后的耳部，刺手用镊子挟住皮内针柄，轻轻刺入所选耳穴，再用胶布固定。留置1~3天后取出，消毒埋针部位。

③刺血法：操作前宜按摩耳郭以使所刺部位充血。押手固定耳郭，刺手持针点刺耳穴，挤压使之出血。操作完毕后以无菌干棉球压迫止血并消毒被刺部位。

④按摩法：一般包括全耳按摩、手摩耳轮和提捏耳垂等法。按摩时间为15~20分钟，以双耳充血发热为度。

⑤穴位注射法：一般使用结核菌素注射器配26号针头，依病情吸取选用的药物，押手固定耳郭，刺手持注射器刺入耳穴的皮内或皮下，行常规皮试操作，缓缓推入0.1~0.3ml药物，使皮肤呈小皮丘，耳廓有痛、胀、红、热等反应，完毕后用消毒干棉球轻轻压迫针孔，隔日1次。

4. 注意事项

（1）严格消毒，防止感染。因耳郭暴露在外，表面凹凸不平，针刺操作前必须严格消毒，有创面和炎症部位禁针。针刺后如针孔发红、肿胀，应及时涂以2.5%碘酒，防止化脓性软骨膜炎的发生。

（2）压丸或埋针留置期间应防止胶布脱落、过敏或污染等情况发生。

（3）耳穴多左右两侧交替使用。

（4）妊娠期妇女应慎用耳针。

（5）有脓肿、溃破和冻疮的耳穴禁用耳针，有凝血障碍患者禁用耳穴刺血法。

（6）耳针治疗时亦应注意防止发生晕针，一旦发生应及时处理。

（四）刮痧养生康复法

刮痧养生康复法是以中医基础理论为指导，运用刮痧器具施术于体表的一定部位，形成痧痕，从而达到养生康复目的的一种外治法。刮痧养生康复法具有疏通经络、行气活血、调整脏腑等重要功能。

1. 刮痧工具的种类 刮痧工具包括刮痧板和介质，实践中需根据不同的养生康复需求选择不同的刮痧板和介质，工具的选择将直接关系到养生康复的效果。

（1）刮痧板种类 常用的有牛角类刮痧板、玉石类刮痧板和木竹类刮痧板。其中，水牛角刮痧板是目前最常用的刮痧工具，玉石类刮痧板最常用于美容、保健。

（2）刮痧介质 为减轻刮痧时的疼痛，避免皮肤损伤，增强疗效，操作之前应给刮痧部位涂上适量的润滑剂，即刮痧介质。

目前刮痧介质有刮痧专用油，因其渗透性强、润滑性好，故是目前最常用的刮痧介质；乳膏制剂，冬青膏是较常用的乳膏制剂；还包括植物油、白酒、水、滑石粉及日常生活中常用的一些质地细腻、润滑的物质如润肤霜等。

2. 操作方法

（1）体位 体位的选择应以医生能够正确取穴、操作方便，患者感到舒适并能持久配合为原则。

（2）施术部位 主要依据十四经穴的主治特点、范围和局部、远端的取穴原则选择合适的刮痧部位，包括以下几个方面：①选择功能障碍部位相关腧穴或经脉进行刮痧；②选择距离功能障碍部位较远的经穴进行刮痧；③根据临床经验选择特定腧穴进行刮痧；④按照神经分布部位进行刮痧。

3. 消毒 对刮痧部位先用热毛巾擦洗干净，再用75%的酒精进行常规消毒。同时，根据刮具的不同而使用不同的消毒方法，如高压蒸汽消毒法、煮沸消毒法及75%乙醇溶液消毒法等。

4. 操作方法

（1）持板方式 用手握住刮痧板，将刮痧板的底边横靠在手掌心，大拇指及另外4指呈弯曲状，分别放于刮痧板两侧。

（2）刮板方式

①直接刮法：患者取坐位或俯伏位，医者用热毛巾擦洗操作部位的皮肤，均匀地涂上刮痧介质后，持刮痧器具，直接在患者体表的特定部位沿一个方向进行反复刮拭，直至皮下出现紫红色痧痕。

②间接刮法：患者取坐位或俯伏位，在将要刮拭的部位上铺一层薄布，然后用刮痧器具以每秒2次的速度，朝一个方向在布上快速刮拭，每处刮20~40次，直到刮拭至局部皮肤发红，出现痧痕为止。此法适用于儿童、年老体弱者及某些皮肤病患者。

（3）刮拭顺序与方向 刮拭的顺序，总的原则是由上而下、由前而后、由近及远，即先刮拭面部、胸腹部，再刮拭头部、肩部、背腰部；先刮拭上肢，再刮拭下肢。

刮拭的方向一般为由上而下，由内而外，由左及右。

（4）补泻手法

①补法：刮拭按压力小，作用浅，速度较慢，刺激时间长，痧痕点数少，刮拭多顺着经脉循行方向。常用于年老体弱、久病重病或形体羸瘦之虚证患者。

②泻法：刮拭按压力大，速度较快，刺激时间短，痧痕点数多，刮拭多逆着经脉循行方向。多用于年轻体壮或新病急病的实证患者。

③平补平泻法：按压力中等，速度适中。常用于保健或虚实兼见的患者。

5. 禁忌证

（1）新发生骨折患者不宜刮痧，需待骨折愈合后方可在患部刮拭。

（2）有出血倾向的疾病，如血小板减少性疾病、过敏性紫癜、白血病等忌用或慎用此法。

（3）急性传染病、心力衰竭、肾功能衰竭者及肝硬化腹水者的腹部、全身重度浮肿等危重病证。

（4）局部有疖肿、瘢痕、溃烂、痈疮、传染性皮肤病等疾病。

（5）小儿囟门未闭合时，头颈部禁用刮痧手法；孕妇、妇女经期，禁刮下腹部。

（6）颜面部位以及大血管显现处，禁用此法。

（五）穴位贴敷养生康复法

穴位贴敷养生康复法是指在特点的穴位上贴敷药物，通过药物和腧穴的共同作用以达到养生康复目的的一种方法。

1. 贴敷药物 凡是临床应用中有效的汤剂、丸剂，均可熬膏或磨粉用于穴位贴敷。多用开窍活络、通经走窜之品，如麝香、冰片、丁香、肉桂、花椒、白芥子、生姜、葱白、大蒜、细辛、白芷、皂角、穿山甲、王不留行等；亦多选用气味厚重、药性猛烈、口服有毒之品，如生南星、生半夏、川乌、草乌、巴豆、斑蝥、甘遂、马钱子等。

在药物确定的基础上，选择适当的溶剂以调和贴敷药，利于充分发挥药物疗效。常用的溶剂有酒、醋、油和姜汁等；还可以用蒜汁、蜂蜜、蛋清、凡士林、水等；亦可依据病情选

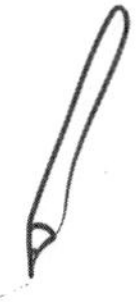

择药物的浸剂作为溶剂。

2. 常用剂型 目前穴位贴敷的常用剂型有膏剂、饼剂、丸剂、散剂、熨帖剂、鲜药剂和泥剂、糊剂、膜剂、锭剂、浸膏剂、水（酒）渍剂等其他剂型。

3. 操作方法

（1）选穴处方　穴位贴敷的选穴是以脏腑经络学说为基础，依据疾病的病因病机，辨证选取要贴敷的穴位，具有如下特点：①在病变局部穴位贴敷药物。②在阿是穴上贴敷药物。③在经验穴上贴敷药物。④在神阙和涌泉穴上贴敷药物，称为脐疗、足心疗法。

（2）贴敷方法

①施术前准备：根据所选穴位，采用适当体位，以患者舒适、医者便于操作的体位为宜，并使药物能贴敷稳妥。定准穴位，用温水将穴位局部清洗干净，再用75%乙醇或0.5%～1%碘伏棉球或棉签在施术部位消毒。

②施术方法

贴法：将已制好的药物直接贴压于穴位，然后外裹胶布固定；或先将药物置于胶布粘面正中，再对准穴位进行粘贴。若用硬膏剂，则可直接将硬膏中心对准穴位贴牢即可。

敷法：将已制备好的药物，直接敷在穴位上，外覆医用防渗水敷料贴，最后以医用胶布固定即可。若使用膜剂，可将膜剂固定于穴位上或直接涂于穴位上成膜。若用水（酒）浸渍剂，可用棉垫或纱布浸蘸，然后敷于穴位上，外敷医用防渗水敷料贴，再以医用胶布固定。

填法：将药膏或药粉填于脐中，外覆纱布，再以医用胶布固定。

熨帖法：将熨帖剂加热，趁热外敷于穴位。或先将熨帖剂贴敷穴位上，再用艾火或其他热源在药物上温熨。

（3）贴敷时间　根据疾病种类、药物特性以及身体状况而确定贴敷时间。

①一般情况下，老年人、儿童、病轻者、体质偏虚者贴敷时间宜短，出现皮肤过敏如瘙痒、疼痛者应立即取下。

②刺激小的药物每次贴敷4～8小时，可每隔1～3天贴治1次。

③刺激性大的药物，如蒜泥、白芥子等，应视患者的反应和发泡程度确定贴敷时间，约数分钟至数小时不等（多在1～3小时）；如需再贴敷，应待局部皮肤基本恢复正常后再敷药，或改用其他有效腧穴交替贴敷。

④敷脐疗法：每次贴敷的时间可以在3～24小时，隔日1次，所选药物不应为刺激性大及发泡之品。

⑤冬病夏治腧穴贴敷：从每年夏日的初伏到末伏，一般每7～10天贴1次，每次贴3～6小时，连续三年为1个疗程。

（4）施术后处理

①换药：贴敷部位无水泡、破溃者，可用消毒干棉球或棉签蘸温水、植物油或石蜡油清洁皮肤上的药物，擦干并消毒后再贴敷。贴敷部位起水泡或破溃者，应待皮肤愈合后再贴敷。

②水泡处理：小的水泡一般不必特殊处理，让其自然吸收。大的水泡应用消毒针具挑破其底部，排尽液体，消毒以防感染。破溃的水泡应做消毒处理后，外用无菌纱布包扎，以防感染。

4. 临床应用 本法适用范围很广，主要包括：颈痛、肩痛、腰痛、膝痛等各类痹证；呼吸系统疾病如感冒、急慢性支气管炎、支气管哮喘；妇科疾病如子宫脱垂、乳腺增生、脱肛；儿科疾病如小儿遗尿、厌食、流涎；其他如失眠、面神经炎、慢性腹泻、咽喉炎、鼻衄等病证。

5. 注意事项

（1）凡用溶剂调敷药物时，调制好后应立即贴敷，以防蒸发。若用膏药贴敷，应掌握好

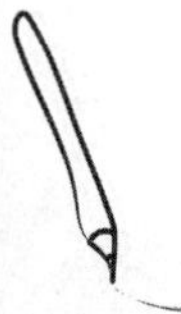

温化膏药的温度，以防烫伤或贴不牢。

（2）对胶布过敏者，可选用低过敏胶布或绷带固定贴敷药物。

（3）能引起皮肤发泡的药物不宜贴敷面部和关节部位。

（4）贴敷药物后注意局部防水。

（5）对久病体弱，消瘦，有严重心、肝、肾脏病者用药量宜少，时间不宜过长。对孕妇、幼儿应避免应用刺激性强、毒性大的药物。

（6）对刺激性强、毒性大的药物，如斑蝥、马前子、巴豆，贴敷药量与穴位宜少、面积宜小、时间宜短，防止药物中毒。

（7）色素沉着、潮红、微痒、烧灼感、疼痛、轻微红肿、轻度出水泡属于穴位贴敷的正常皮肤反应。贴敷后若出现范围较大、程度较重的皮肤红斑、水泡、疹痒现象，应立即停药，进行对症处理；出现全身性皮肤过敏症状者，应及时到医院就诊。

四、常用养生康复腧穴

1. 命门

定位：在脊柱区，第 2 腰椎棘突下凹陷中，后正中线上。

主治：腰肾养生，各种虚寒证、虚损证，生殖、泌尿系统疾病的康复。

2. 至阳

定位：在脊柱区，第 7 胸椎棘突下凹陷中，后正中线上。

主治：心胸和脾胃的养生，心胸、脾胃、脊背功能失调的康复。

3. 大椎

定位：在脊柱区，第 7 颈椎棘突下凹陷中，后正中线上。

主治：日常养生，各种虚寒证、虚损证、体虚感冒、流感、发热、骨蒸潮热、颈椎病等的康复。

4. 风府

定位：在颈后区，枕外隆凸之下，两侧斜方肌之间凹陷中。

主治：各种表证、神志类疾患康复。

5. 百会

定位：在头部，前发际正中直上 5 寸。

主治：日常养生，头痛、高血压、眩晕、失眠健忘、痴呆、瘫痪、内脏脱垂等的康复。

6. 上星

定位：在头部，前发际正中直上 1 寸。

主治：头痛、目痛、鼻病、热证、神志病等的康复。

7. 水沟

定位：在人中沟的上 1/3 与下 2/3 交界处。

主治：急救，头面五官疾患和闪挫腰痛等的康复。

8. 印堂

定位：在额部，当两眉头的中间。

主治：头痛、眩晕、鼻衄、鼻渊、小儿惊风、失眠等的康复。

9. 关元

定位：在下腹部，前正中线上，脐下 3 寸。

主治：日常养生保健要穴，各种虚弱、生殖、泌尿及脏腑虚损等的康复。

10. 气海

定位：在下腹部，前正中线上，脐下 1.5 寸。

主治：日常养生保健要穴，元气虚衰导致的各种疾病的康复治疗。

11. 神阙

定位：在脐区，脐中央。

主治：养生保健要穴，元气虚衰、中气不足所致的各种疾病的康复。

12. 中脘

定位：在上腹部，前正中线上，脐上 4 寸。

主治：脾胃病的预防养生，以及各种消化系统疾患的康复。

13. 膻中

定位：在胸部，横平第 4 肋间隙，前正中线上。

主治：各种由于气机不利所致疾病的康复。

14. 中府

定位：在胸外上方，前正中线旁开 6 寸，平第一肋间隙处。

主治：咳嗽、气喘、胸满痛和肩背痛等的康复。

15. 尺泽

定位：在肘横纹中，肱二头肌腱桡侧凹陷处。

主治：咳嗽、气喘、咯血、咽喉肿痛等肺系疾患和肘臂挛痛等的康复。

16. 列缺

定位：桡骨茎突上方，腕横纹上 1.5 寸，当肱桡肌与拇长展肌腱之间。

主治：咳嗽、气喘、咽喉肿痛等肺系疾患和头痛、齿痛、项强、口眼歪斜等头项疾患的康复。

17. 太渊

定位：在掌后腕横纹桡侧，桡动脉的桡侧凹陷中。

主治：咳嗽、气喘和腕臂痛的康复。

18. 鱼际

定位：在手外侧部，第 1 掌骨桡侧中点赤白肉际处。

主治：咳嗽、哮喘、咽喉肿痛、失音等肺系疾患的康复。

19. 合谷

定位：在手背，第 1、2 掌骨间，第 2 掌骨桡侧的中点处。

主治：痛证、失音、咽喉肿痛、口眼歪斜、耳鸣耳聋、汗证、月经病、腹痛、中风偏瘫等多种疾病的康复。

20. 曲池

定位：在肘区，屈肘成直角，在肘横纹外侧端与肱骨外上髁连线中点处。

主治：中风偏瘫、痛证、神志病、眩晕、皮肤病、高血压等的康复治疗。

21. 肩髃

定位：在三角肌区，肩峰外侧缘前端与肱骨大结节两骨间凹陷中。屈臂外展，肩峰外侧缘呈现前后两个凹陷，前下方的凹陷即是。

主治：肩臂疼痛、上肢不遂、手臂挛急、皮肤病等的康复。

22. 地仓

定位：在面部，目正视，瞳孔直下，口角旁开 0.4 寸。

主治：口角歪斜、流涎、疼痛等面口疾病的康复。

23. 下关

定位：在面部，颧弓下缘中央与下颌切迹之间凹陷中。

主治：口眼歪斜、耳鸣耳聋、下颌关节痛、齿痛、面痛等颜面部疾患的康复。

24. 天枢

定位：在腹部，横平脐中，前正中线旁开 2 寸。

主治：胃肠疾病、月经病等疾患的康复。

25. 髀关

定位：在股前区，股直肌近端、缝匠肌与阔筋膜张肌 3 条肌肉之间凹陷中。

主治：下肢功能障碍的康复。

26. 足三里

定位：在小腿外侧，犊鼻下 3 寸胫骨前缘外 1 横指处，犊鼻与解溪连线上。

主治：养生保健要穴，胃肠系统疾患、下肢功能障碍、各种虚证、高血压、中风、神志病等的康复。

27. 丰隆

定位：小腿外侧，外踝尖上 8 寸，胫骨前肌外缘，条口外侧一横指处。

主治：痰湿体质患者的养生要穴，用于神志病、头痛头晕、肺系疾患和下肢痿痹等疾病的康复。

28. 三阴交

定位：在小腿内侧，内踝尖上 3 寸，胫骨内侧缘后际。

主治：用于脾胃功能失调所致的生殖泌尿系统和皮肤病的康复，还可用于心血管系统、下肢功能障碍和阴虚证的康复。

29. 阴陵泉

定位：胫骨内侧髁下方凹陷处。

主治：腹胀、腹泻、水肿、黄疸、小便不利和膝痛等的康复。

30. 血海

定位：在股前区，髌底内侧端上 2 寸，股内侧肌隆起处。

主治：膝关节疾病的康复，月经病、皮肤病等疾患的康复。

31. 极泉

定位：腋窝正中，腋动脉搏动处。

主治：心痛、心悸等心脏疾病的康复，肩臂疼痛、胁肋疼痛、臂丛神经损伤等的康复。

32. 少海

定位：屈肘成直角，当肘横纹内侧端与肱骨内上髁连线的中点处。

主治：心血管疾患的养生康复，神志病、上肢麻木疼痛等疾患的康复。

33. 神门

定位：腕横纹尺侧端，尺侧腕屈肌腱的桡侧凹陷处。

主治：心痛、心烦、惊悸、怔忡、健忘、失眠、痴呆、癫狂痫等心与神志病变等康复，胸胁痛的康复。

34. 后溪

定位：微握拳，第 5 掌指关节后尺侧的远侧掌横纹头赤白肉际处。

主治：头项强痛、腰背痛、手指及肘臂挛痛的康复，耳聋、目赤和癫狂痫的康复。

35. 肩贞

定位：臂内收，腋后纹头上 1 寸。

主治：肩臂疼痛和上肢不遂的康复。

36. 天柱

定位：后发际正中直上 0.5 寸（哑门穴），旁开 1.3 寸，当斜方肌外缘凹陷中。

主治：后头痛，项强，肩背腰痛等以及鼻塞、热病的康复。

37. 肺俞

定位：在脊柱区，第3胸椎棘突下，后正中线旁开1.5寸。

主治：肺系疾患的养生康复。

38. 心俞

定位：在脊柱区，第5胸椎棘突下，后正中线旁开1.5寸。

主治：心脏疾患的养生康复，咳嗽、气喘、咯血等肺系疾患的康复。

39. 膈俞

定位：在脊柱区，第7胸椎棘突下，后正中线旁开1.5寸。

主治：各种血虚、血瘀、出血等证的养生康复，咳嗽、气喘、吐血、盗汗、皮肤病等疾患的康复。

40. 肝俞

定位：在脊柱区，第9胸椎棘突下，后正中线旁开1.5寸。

主治：肝脏的养生康复，目赤、视物不明、夜盲、血证、眩晕、神志病等的康复。

41. 脾俞

定位：在脊柱区，第11胸椎棘突下，后正中线旁开1.5寸。

主治：脾胃的日常养生康复，水肿、黄疸、咳嗽痰多、背痛等疾患的康复。

42. 胃俞

定位：在脊柱区，第12胸椎棘突下，后正中线旁开1.5寸。

主治：胃脘痛，呕吐，腹胀，肠鸣等胃疾的康复。

43. 肾俞

定位：在脊柱区，第2腰椎棘突下，后正中线旁开1.5寸。

主治：肾脏的日常养生保健，因肾虚所致的泌尿生殖系统、耳鸣耳聋、气喘少气、诸虚劳损、消渴、泄泻、下肢功能障碍等疾患的康复。

44. 大肠俞

定位：在脊柱区，第4腰椎棘突下，后正中线旁开1.5寸。

主治：腰腿痛和腹胀、腹泻、便秘的康复

45. 委中

定位：腘横纹中点，当股二头肌腱与半腱肌肌腱的中间。

主治：腰背痛、下肢痿痹，腹痛、急性吐泻，小便不利、遗尿等的康复。

46. 膏肓

定位：在脊柱区，第4胸椎棘突下，后正中线旁开3寸。

主治：养生保健要穴。咳嗽气喘、盗汗、失眠健忘、头晕目眩、遗精、羸瘦、肩背痛等疾患的康复。

47. 承山

定位：在小腿后区，腓肠肌两肌腹与肌腱交角处，当伸直小腿或足跟上提时，腓肠肌肌腹下出现尖角凹陷处。

主治：痔疾、便秘、下肢功能障碍等疾患的康复。

48. 昆仑

定位：在踝区，外踝尖与跟腱之间的凹陷中。

主治：眩晕头痛、腰腿痛及神志病的康复治疗。

49. 申脉

定位：外踝直下方凹陷中。

主治：头痛，眩晕，癫狂痫，失眠和腰腿酸痛等的康复。

50. 涌泉

定位：在足底，屈足卷趾时足心最凹陷中（当足底第 2、3 趾蹼缘与足跟连线的前 1/3 与后 2/3 的交点处）。

主治：肾精不足所致的各种虚证、便秘、小便不利、咽喉肿痛、舌干、失音等疾患的康复。

51. 太溪

定位：在踝区，内踝尖与跟腱之间的凹陷中。

主治：肾虚所致的泌尿生殖系统疾患、头晕目眩、耳病、齿痛、咽喉肿痛、失眠健忘、咳喘咯血、下肢功能障碍等疾患的康复。

52. 照海

定位：内踝高点正下缘凹陷处。

主治：失眠、癫痫等神志病，咽喉干痛，目赤肿痛和月经不调、带下、阴挺、小便频数、癃闭等泌尿生殖系统疾病的康复。

53. 郄门

定位：腕横纹上 5 寸，掌长肌腱与桡侧腕屈肌腱之间。

主治：心痛、心悸、心烦胸痛等心脏疾患，咯血、呕血、衄血等血证和癫痫等的康复。

54. 内关

定位：在前臂前区，腕掌侧远端横纹上 2 寸，掌长肌腱与桡侧腕屈肌腱之间。

主治：心血管系统的养生保健，心脏、脾胃、肝胆疾患、中风、失眠、眩晕、神志病和肘臂痛证等的康复。

55. 肩髎

定位：肩峰后下方，上臂外展时，当肩髃穴后寸许凹陷中。

主治：肩臂挛痛不遂的康复。

56. 风池

定位：在颈后区，枕骨之下，胸锁乳突肌上端与斜方肌上端之间的凹陷中。

主治：中风、头痛、眩晕、失眠、目系、鼻病、耳病、咽喉肿痛、感冒和颈项强痛等疾患的康复。

57. 肩井

定位：在肩胛区，第 7 颈椎棘突与肩峰最外侧点连线的中点。

主治：头痛、眩晕、颈肩痛证等疾患的康复。

58. 环跳

定位：在臀区，股骨大转子最凸点与骶管裂孔连线的外 1/3 与内 2/3 交点处。

主治：腰腿病的康复治疗。

59. 阳陵泉

定位：在小腿外侧，腓骨头前下方凹陷中。

主治：下肢病变、肝胆病、小儿惊风等的康复治疗。

60. 悬钟

定位：在小腿外侧，外踝尖上 3 寸，腓骨前缘。

主治：髓海不充所致的头目疾患康复，以及肝胆病、下肢功能障碍的康复治疗。

61. 太冲

定位：在足背，第 1、2 跖骨间，跖骨底结合部前方凹陷中，或触及动脉搏动处。

主治：中风、神志病、头目疾患、月经病、肝胆病、泌尿系统疾病和下肢功能障碍的康复治疗。

62. 四神聪

定位：在顶部，当百会前后左右各1寸，共4穴。

主治：头痛、眩晕、失眠、健忘、癫痫和目疾等的康复。

63. 夹脊

定位：在背腰部，当第1胸椎至第5腰椎棘突下两侧，后正中线旁开0.5寸，一侧17穴，左右共34穴。

主治：适应范围较广，其中上胸部的穴位治疗心肺、上肢疾病；下胸部的穴位治疗胃肠疾病；腰部的穴位治疗腰腹及下肢疾病。

64. 胃脘下俞

定位：在背部，当第8胸椎棘突下，后正中线旁开1.5寸。

主治：胃痛、腹痛、胸胁痛和消渴的康复。

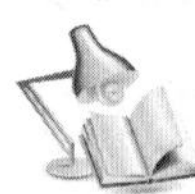

本节小结

1. 本节主要介绍针灸养生康复疗法，包括概念、作用、原则、常用方法以及常用的养生康复穴位。

2. 针灸养生康复疗法是中医养生康复的最重要的干预手段之一，具有简、便、廉、验的特点。

3. 艾灸、耳针、穴位敷贴、刮痧等疗法和日常护理相结合，具有十分重要的意义。

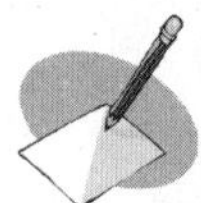

目标检测

一、选择题

A1 型题

1. 针灸扶正祛邪作用主要取决于（　　）

A. 刺灸法的合理应用　　B. 腧穴的配伍
C. 腧穴和针刺手法　　D. 体质因素和刺灸方法
E. 腧穴的配伍和刺灸方法

2. 耳穴“神门”位于耳廓表面的哪个区域中（　　）

A. 耳甲腔　　B. 耳甲艇　　C. 三角窝　　D. 耳舟　　E. 耳轮

3. 下列哪项对穴位贴敷技术描述是错误的（　　）

A. 贴敷后有明显色素沉着为正常现象
B. 贴敷比例可根据患者医生手指来测量定穴
C. 贴敷当天避免冷水浴，禁食冰冷食物
D. 起泡较小，一般无须处理，可用碘伏涂于患处
E. 出现全身性皮肤过敏症状者，应及时到医院就诊

4. 治疗瘰疬、肺痨及初起肿疡宜用（　　）

A. 隔蒜灸　　B. 隔姜灸　　C. 隔附子饼灸　　D. 隔盐灸　　E. 白芥子灸

5. 应用走罐法时多选择哪种罐（　　）

A. 竹罐　　B. 陶罐　　C. 玻璃罐　　D. 抽气罐　　E. 多功能罐

X 型题

1. 当人体有病时，在耳郭的一定部位会出现某些病理反应，其反应是（　　）

A. 压痛　B. 电阻下降　C. 电阻上升　D. 变形　E. 变色

2. 隔姜灸不用于治疗（　　）

A. 寒性呕吐腹痛　B. 哮喘

C. 瘰疬　D. 疮疡

E. 小儿脐风

3. 下列疾病中哪种疾病可采用拔罐法治疗（　　）

A. 风湿痹痛　B. 神经麻痹　C. 高热抽搐　D. 痛经　E. 毒蛇咬伤

4. 拔罐的基本方法根据吸拔的方式不同包括（　　）

A. 火罐法　B. 煮罐法　C. 抽气罐法　D. 药罐法　E. 多罐法

二、简答题

1. 简要回答常用的拔罐方法有几种？

2. 简述耳穴的分布特点和选穴原则？

三、论述题

试述化脓灸如何操作？应用于哪些疾病？

第五节　推拿养生康复

学习目标

知识要求

1. 掌握　推拿养生康复的作用和原则。
2. 熟悉　常用推拿手法的种类。
3. 了解　常用推拿手法的基本操作手法。

技能要求

学会常用的推拿手法。

推拿是指用手或肢体的其他部位，或借助一定的器具，在患者体表一定部位施以不同手法，使经脉疏通，气血和调，进而促使其身心康复的一种方法。它是人类最早认识的祛除疾病和养生保健的方法之一，是中医学的重要组成部分，属于中医外治法范畴。

推拿疗法在我国历史悠久，既可用于临证治病，又广泛用于预防保健。推拿疗法具有简便易行、行之有效、安全易学等特点，特别是小儿推拿疗法能免除针药之苦，临床上容易被家长和小儿接受，故在护理应用上较为普及。

一、推拿养生康复的作用

（一）疏通经络、行气活血

经络内属脏腑，外络肢节，通达表里，贯穿上下，像网络一样分布全身，将人体的组织器官、四肢百骸联络成一个有机的整体，以调节全身各部脏腑器官的机能。它是人体气血运行的通道，具有“行气血而营阴阳，濡筋骨，利关节”的作用，以维持机体的正常生理功能。经气是脏腑生理功能的动力，经气的盛衰直接反映脏腑功能的强弱。推拿手法可直接刺激穴位或作用于体表的经络腧穴，可引起局部的经络反应，起到激发和推动经气运行，并通过经络影响到所连属的脏腑、组织、肢节的功能活动，以调节机体的生理、病理状况，达到百脉疏通，五脏安和，阴阳平衡，从而使机体达到恢复正常的生理功能的目的。疏通经络的推拿操作，主要是循经取穴，采用指压、按揉、叩击等手法。

气血是构成人体和维持人体生命活动的基本物质，是脏腑、经络、组织器官进行生理活动的基础。血具有营养和滋润作用，气血周流全身运行不息，促进人体的生长发育和新陈代谢。推拿手法具有行气活血的作用，主要通过以下途径来实现：一是对气血的生成有促进作用。推拿手法可调节脾胃的功能。脾胃为“后天之本”和“气血生化之源”。脾主运化和运输水谷精微，而饮食水谷是气血生化的重要物质基础，手法可通过促进脾胃的运化功能，增强脾胃的升降，以利于气血的化生。二是通过疏通经络和加强肝胆的疏泄功能，促进气机的调畅。气机调达舒畅，则气血调和而不发生瘀滞。三是手法的直接作用，推动气血的循行以活血化瘀。促进气血流通的推拿操作法很多，除了指压、按揉特定腧穴外，常用的有推四肢、擦督脉、摩腹、按压动脉等。

（二）舒筋缓急、滑利关节

中医所说的“筋”，泛指肌肉、肌腱、筋膜、腱鞘、韧带、关节囊、滑膜、椎间盘、关节软骨盘等软组织，而主要以骨骼肌、肌腱为主。肌肉软组织受到伤害性刺激后，在发出疼痛信号的同时，还会引起保护性的肌肉收缩乃至痉挛，日久不愈，会造成挛缩。古代有筋急、筋缩、筋挛、筋短之称。筋伤大致相当于软组织损伤。筋骨关节受损，必累及气血，致脉络损伤，气滞血瘀，从而发生肿痛，影响肢体的关节活动范围。推拿有明显的舒筋缓急作用，一方面是运用拔伸手法，拉长紧张、痉挛的肌肉而直接缓解肌痉挛；另一方面通过刺激压痛点消除痛源而间接解除肌紧张。

推拿滑利关节主要体现在纠正关节脱位、骨错缝及其功能失衡。推拿滑利关节除使用放松关节周围软组织的手法以外，常用的手法有屈伸法、拔伸法、扳法、旋转法、摇法、抖法及关节松动法等，或在㨰法等手法操作中配合患者的关节被动运动。

（三）调整脏腑、扶正祛邪

脏腑是化生气血，通调经络，主持人体生命活动的主要器官。手法治疗具有调整脏腑功能的作用，它通过刺激相应的体表部位（如腧穴、痛点），并通过和经络的连属传导，对内脏功能进行双向调节达到治疗疾病的目的。

疾病的发生、发展及转归的全过程，是正气和邪气相互斗争、盛衰消长的结果。“正气存内，邪不可干”，只要机体有充分的抗病能力，致病因素就不起作用；“邪之所凑，其气必虚”，疾病的发生、发展是因为机体的抵抗能力处于相对劣势，病邪乘虚而入。而手法治疗通过对脏腑功能的调整，使机体处于良好的功能状态，有利于激发人体内的抗病因素，扶正祛邪，增强机体的抗病能力。

二、推拿养生康复的原则

（一）治病求本

治病求本是指在治疗疾病的时候，必须针对疾病发生的根本原因进行治疗。在临床应用治病求本这一原则时，必须正确处理“治标与治本”“正治与反治”之间的关系。

1. 治标与治本

（1）急则治标　急则治标是指当标病处于紧急的状况下，首先要治疗标病，其目的是抢救生命或缓解病人的急迫症状，为治疗疾病创造有利的条件。如小儿惊风发作时，首先要治其标，立即掐人中、掐十宣，待病情稳定后再审证求因。

（2）缓则治本　缓则治本主要用于慢性病和急性病恢复时期，针对其发病原因进行根治性治疗。

（3）标本同治　是指在标本俱急的情况下，应该采取标本同治的方法。

2. 正治与反治

（1）正治　是通过分析临床证候，辨明寒热虚实，然后分别选用“寒者热之”“热者寒之”“虚则补之”“实则泻之”等不同的治疗方法。正治法是推拿临床中最常用的方法之一。如寒邪所致的疼痛，可采用擦法、摩法以达到温热散寒的作用。

（2）反治　是顺从疾病证候而治。主要是针对临床证候与病变性质不相符的情况。这是临床中在特殊情况下所采取的治法。临床常用的主要有“通因通用”“塞因塞用”“热因热用”“寒因寒用”。如小儿湿热泄泻，不能用固涩之法，因湿热之邪会因此而稽留不去，所以，当用清大肠、小肠、退六腑等清下之法，开门祛邪，再配合摩腹、补脾经操作较为合适。此所谓“通因通用”。

（二）扶正祛邪

疾病的过程，从某种程度而言，是正气与邪气矛盾双方互相斗争的过程，正胜则邪退。因此，扶正祛邪的实质是改变邪正双方的力量对比，是疾病向痊愈方向转化。扶正的目的是为了使正气加强，有助于抗御和祛除病邪。祛邪主要是祛除病邪对人体的侵犯、干扰和对正气的损伤，其目的也是为了保存正气。扶正是使用补法，祛邪主要是使用泻法。一般而言，具有兴奋生理功能、作用时间长、手法轻柔的刺激为补；具有抑制生理功能、作用时间短，手法重的刺激为泄。临床尚可见扶正祛邪并用，适用于虚实夹杂的复杂病症。在扶正与祛邪并用时，应注意扶正而不留邪，祛邪而不伤正。

（三）调整阴阳

疾病的发生机制是极其复杂的，但总体可归为阴阳的失调。因此，调整阴阳，恢复阴阳的相对平衡是推拿治疗的原则之一。

阴阳偏盛：即阴或阳邪的过盛。治疗时应采取“泻其有余”的方法。

阴阳偏虚：即正气中阴或阳的不足或为阴虚或为阳虚。阴虚阳亢以滋阴之法；如高血压属阴虚阳亢者，除使用常规手法外，可采用补肾经的方法即自太溪穴沿小腿内侧面推至阴谷穴，或按揉涌泉穴。阳虚阴盛治以温阳之法。如阳虚而致五更泄泻，可摩揉关元穴，擦肾俞、命门。若阴阳两虚，则应阴阳双补。由于阴阳是相互依存的，故在治疗阴阳偏衰时，还应该注意“阴中求阳”　“阳中求阴”，即是在补阴的同时，辅以温阳；温阳的同时，适当配以滋阴。

（四）三因制宜

因人、因时、因地制宜，是指治疗疾病要根据季节、地区以及人体的体质、年龄、性别等不同来制定相应的治疗方法。特别要注意根据患者的性别、年龄、体质等不同特点来制定合适的治疗方法。如患者体质强、施术部位在腰臀部、四肢部病位深层的，手法刺激量宜大；患者体质弱、小儿患者、操作部位在头面、胸腹、病变部位轻微的，手法刺激量宜轻。

（五）治未病

从《内经》开始，“治未病”一直是中医防治疾病、养生康复的指导思想，为历代医家所推崇。

1. 未病先防　学术思想主要体现在中医保健推拿和自我导引按摩两个方面。前者是在中医理论指导下的预防保健性的推拿，与一般的肢体放松按摩有本质的区别。后者是在中医养生思想指导下，运用自我操作的传统导引或养生按摩方法，以达到强身健体、预防疾病的目的。

2. 将病先治　在预见到某些疾病将要发生，或有周期性发作规律的疾病将要发作，可在发病之前予以针对性的推拿干预预防其发病。

3. 既病防变　已经得病之后，除了针对性地及时治疗以外，还应预见到疾病可能发展转

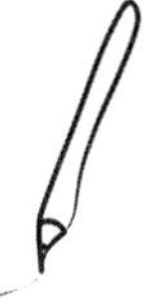

移的方向，积极采取预防性治疗措施，截断其传变途径，避免其加重恶化。

4. 瘥后防复 瘥后，是指疾病初愈到完全康复的一段时间。处于这一阶段的患者，炉烟虽熄，灰火尚存，正虚邪恋，阴阳未和。如果调养不当，往往导致阳病复起，或滋生新疾，称为复病。推拿治病，不应满足于减轻症状，而应致力于治疗引起疾病的原发因素，是预防瘥后复病的根本。

三、常用推拿手法及在护理中的应用

用手或肢体其他部位或手持器具，按各种特定的技巧动作，在体表做有规律、有节奏的操作，以达到治疗疾病和保健强身的方法称为手法。施术时一般以手操作较多，也可因需要而用除手以外的腕、肘、膝、足等部位进行操作，甚至借助一定的工具，延伸手的功能，进行操作。因以手操作较多，故名手法。

手法要求持久、有力、均匀、柔和与深透，其中持久、有力、均匀、柔和是手段，而深透才是目的。持久：要求一种手法在正确操作的前提下持续一定的时间，才能保证达到一定的治疗作用。有力：要求每种手法操作要有一定的治疗作用。这个“力”是有技巧的力而不是蛮力。由于疾病的不同，体质、性别、年龄、治疗部位各异，手法的力度是不一样的。这种技巧的“力”，要靠实际操作，逐步积累摸索而成。“力”的适度直接影响治疗效果。均匀：要求手法在保持一定压力的情况下，手法操作的节奏、速率等能够保持均匀，不可忽快忽慢、时轻时重，只有保持良好的节奏，才能保证治疗力的充分作用。柔和：指手法作用在患者肢体时，虽然要求要保持一定的压力，但应在患者基本上感到舒适的情况下完成治疗。不可伤及局部皮肤、皮下组织甚至更深层组织。深透：手法操作时，只有掌握住持久、有力、均匀、柔和，才能保证深透。深透是指“力”达到所要治疗的部（穴）位，也就是古人所指的“适达病所”，过之与不及均不可取，“轻而不浮，重而不滞”更是精辟地概括了手法的要求。“轻”手法的操作应使手法的治疗力作用到所要治疗的深度，而不能浮在肌肤的表面：“重”手法的操作不可滞留在非治疗部位，而应达到所需治疗的层次。

手法在操作的过程中，尤其在穴位上操作时也应有类似针灸“得气”的感觉。除患者本身可出现麻、胀的感觉外，有时还可有舒服、酸痛的感觉。医者在手法操作中，也可感到舒顺、畅快，这就是常说的“手感”。手感出现与否，可直接影响治疗效果。古人对推拿手法的要求十分重视，如《医宗金鉴·正骨心法要旨》说：“法之所施，使患者不知其苦，方称为手法也。”要达到如此熟练精妙的程度必须刻苦练习，不断实践，乃至得心应手，做到“一旦临证，机触于外，巧生于内，手随心转，法从手出”。

（一）常用推拿手法

根据手法的动作形态，推拿手法可以分为以下几类。

1. 一指禅推法 用拇指螺纹面、指端或拇指桡侧偏峰着力，通过前臂的主动摆动来带动拇指或拇指指间关节做屈伸往返运动的手法，称为一指禅推法。一指禅推法是一指禅推拿流派的代表手法，可演化为偏峰推法、屈拇指推法和缠法三种。一指禅推法接触面小，刺激偏弱或中等，非以力取胜，而是讲究内功、内劲。

操作时拇指伸直，其余各指的关节自然屈曲呈空拳状，以拇指端或螺纹面着力于体表的特定部位或穴位上，以肘关节为支点，前臂做主动摆动，通过腕关节带动拇指的掌指关节或指间关节做连续的、节律的屈伸运动，使产生的功力持续地作用于治疗部位或穴位上。一指禅推法要求肩部自然放松，不可耸肩；肘关节屈曲下垂（不可高于腕关节）；腕关节放松。手法频率控制在120～160次/分。

一指禅推法具有开窍醒脑、舒筋活络、祛瘀消肿、调和营卫、健脾和胃及调节脏腑功能等作用。适用于全身各部位，尤以经络穴位为佳，即所谓循经络，推穴道。常用于治疗内、外、妇、伤各科的多种病证，如头痛、胃脘痛、面瘫、高血压、冠心病、近视、牙痛、便秘、腹泻、月经不调、痛经、颈椎病及关节酸痛等。

2. 㨰法 以小鱼际掌背侧或掌指关节部附着于体表一定的治疗部位上，运用腕关节屈伸、内外旋转连续往返运动的手法，称为㨰法。可分为小鱼际㨰法、掌指关节㨰法、小指掌指关节㨰法等。其以滚动之力作用于体表，刺激平和，安全舒适，易于被人接受，具有良好的调整作用。

操作时手背近小指侧部分或第 2 至第 5 掌指关节背侧部分贴附于一定的部位，利用腕关节的伸屈和前臂内外旋转的有节律的连续动作，来带动手背做往返的滚动。手法频率 120 ~ 160 次/分。

㨰法可舒筋活血、温通经络、滑利关节、散寒止痛。适用于身体肌肉较丰厚的部位，如肩背部、颈部、腰骶部、臀部、四肢部等。可用于颈椎病、肩关节周围炎、腰椎间盘突出症、各种运动损伤、运动后疲劳、偏瘫、截瘫等多种病症。也是常用的保健推拿手法之一。

3. 揉法 用手指螺纹面、掌根或手掌鱼际着力吸定于一定治疗部位或某一穴位上，做轻柔缓和的环旋运动，并带动该处的皮下组织一起揉动的方法，称为揉法。根据肢体操作部分的不同可分为指揉法和掌揉法。指揉法用指腹部（拇指或中指或食指、中指、无名指）贴附一定部位或穴位上，作轻缓旋揉的节律性动作。操作时腕部放松，摆动前臂，带动腕和掌指，揉动时需蓄力于指，吸定在操作部位。掌揉法是指用大鱼际或掌根着力贴附一定部位或穴位上作环旋摆动。

揉法接触面可大可小，刺激平和舒适。指揉法接触面小，力弱，适用于头面部；大鱼际揉法通过腕部的旋转、摆动，使大鱼际部产生揉压动作，适用于腹部、面部、颈项及四肢；掌根揉法面积大，力沉稳适中，多用于腰背、臀及躯干。

揉法温经理气、活血祛瘀、消肿止痛，用于胃脘痛、便秘、头痛、颈椎病、软组织损伤、骨折后康复、小儿斜颈等。

4. 摩法 用手掌掌面或示、中、环三指相并指面附着于穴位或治疗部位上，腕关节做主动环形有节律的按摩运动的手法，称为摩法。摩法分为指摩法和掌摩法两种，常配合揉法、推法应用。未达到满意的治疗效果，还可以用滑石粉、姜葱汁、松节油、按摩乳等作为辅助药物。

指摩法是用指面贴附一定的部位做有节律的环转动作，肘应微屈，腕部放松，以腕关节为中心，连动掌指来完成，动作宜轻缓柔和。掌摩法是用掌根部（或大、小鱼际）或全掌贴附一定的部位，通过连动前臂、腕关节作环旋运动，动作应和缓协调。操作时肘关节自然屈曲，腕关节放松，掌指自然伸直，动作要协调缓和，使被操作部位有明显环形抚摩的感觉。

摩法具有宽胸理气、和中健脾、消积导滞、调节胃肠功能及消瘀散结的作用。摩法刺激轻柔缓和，属于轻刺激手法，常用于头面、胸腹部操作，可治疗胃脘痛、胸胁胀满、消化不良、泄泻、便秘及外伤肿痛等。

5. 擦法 是用手掌、鱼际等部位紧贴体表一定的治疗部位，做直线来回摩擦，使产生的热能渗透到深层组织的手法，称为擦法。根据治疗部位或临床治疗需要，可分为掌擦法、鱼际擦法和小鱼际擦法三种。擦法一般都是在治疗的最后应用，操作时可以配合使用具有润滑性质的药物，帮助润滑皮肤、透达热力，以提高疗效。一般而言，掌擦法适用于肩背、胸腹部；大鱼际擦法适用于四肢部；小鱼际擦法适用于肩背、脊椎两侧及腰骶部。运用擦法能使局部产生温热感，具有行气活血、温通经络、祛风散寒、祛瘀止痛、宽中理气及健脾和胃的作用。可用于治疗胃脘痛、消化不良、腰背酸痛、肢体麻木、风湿痹痛及软组织损伤等。

6. 推法 以指或掌、肘等部位着力于施术部位上，做单向直线推动，称推法，又称平推法。推法一般分为拇指平推法、掌平推法、拳平推法和肘平推法四种。施术时着力部要紧贴

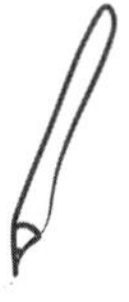

体表，推进的速度宜缓慢均匀，压力平稳适中，要单方向直线推进。

推法具有疏通经络、理筋散结、宽胸理气、活血止痛、缓解痉挛的作用。拇指平推法多用于头面部、颈部及肢体远端，用于治疗头痛、落枕、肌腱炎、腱鞘炎等。掌平推法适用于腰背、胸腹及四肢等，用于治疗腰背酸痛、四肢肌肉痉挛、麻木、胸腹胀痛等症；拳平推法刚劲有力，推进面较宽，刺激量较强，能深透深层组织，适用于腰、背、臀及四肢肌肉丰厚处操作；肘平推法刺激性较强，多施于腰背两侧或臀部，可用于治疗风湿痹痛、腰肌劳损等病症。

7. 搓法 用双手掌面夹住一侧肢体，做动作协调的交替搓动或往返搓动的手法，称为搓法。以双手夹搓形如搓绳而得名。《厘正按摩要术》曰："搓以转之，谓双手相合，而交转以相搓也。或两指合搓，或两手合搓，各及运动之妙，是以摩法生出者。"操作时搓动要快，移动要慢，用力均匀，不能夹搓太紧，以免造成手法呆滞。

搓法具有行气活血、疏筋松肌、调和气血、疏肝理气、松动关节等作用，适用于胁肋、四肢部位操作。常用于胸胁痛、肢体酸痛、关节活动不利及胸胁屏伤、肝郁气滞等。常作为治疗后的辅助手法或上肢操作的结束手法。

8. 抹法 用单手或双手螺纹面或掌面紧贴皮肤，做上下、左右、弧形、曲线或任意往返推动的手法，称为抹法。抹法可分为指抹法和掌抹法两种。操作时手指螺纹面或掌面要紧贴于施术部位的皮肤，用力要适中、均匀、动作要缓和、灵活，做到轻而不浮、重而不滞。抹法轻柔舒适，适用于头面、颈项、胸背、手足部的操作。

抹法具有舒筋活络、安神醒脑、开窍明目、行气活血的作用，主要用于感冒、头痛、眩晕、耳鸣、失眠、面瘫、肋间神经痛及肢体酸痛等。

9. 抖法 用双手握住患者的上肢或下肢远端，用力作连续的小幅度的上下颤动。操作时两前臂同时施力，做连续的上下抖动，使抖动所产生的抖动波似波浪一样由肢体的远端传递到近端，被抖动的肢体产生舒适感。抖动时幅度要小，频率要快，上肢约250次/分，下肢约100次/分。

抖法具有疏通经络、通利关节、行气活血、松解粘连的作用。临床上常与搓法配合，作为治疗的结束手法。用于肩关节周围炎、颈椎病及疲劳性四肢酸痛等。

10. 振法 以掌或指附着于体表部位，施以高频率的快速震颤动作的方法，称为振法，也称震颤法。一般认为振法频率较高，而颤法频率稍低，但在操作时很难区别。振法有掌振法和指振法两种。用手指着力称指振法，用手掌着力称掌振法。

以手掌面按压在体表的一定部位或经络穴位上，掌、臂肌肉强力的静止性用力，做有意识的连续不断的快速震颤，使深部组织有震动感和温热感。本法一般常用单手操作，也可双手同时操作，适用于全身各部位和穴位。具有祛瘀消积、和中理气、消食导滞、调节肠胃功能等作用。

11. 按法 以指或掌按压体表称为按法，分为指按法和掌按法两种。用拇指端或指腹按压体表，称指按法。用单掌或双掌，也可用双掌重叠按压体表，称掌按法。按法常与揉法相结合，组成按揉复合手法。按法操作时着力部位要紧贴体表，不可移动，用力要由轻而重，不可用暴力猛然按压。

按法具有刺激强而舒适的特点，易被患者接受。指按法接触面积小，刺激较强，常在按后施以揉法，形成规律的按后予揉的连续手法操作。按法适用于腰背肌筋膜炎、颈椎病、肩周关节炎、腰椎间盘突出症、偏瘫等多种病症。

12. 点法 以指端或关节突起部点压施术部位或穴位的手法，称点法。点法主要包括指点法（拇指端点法、屈拇指点法、屈示指点法）和肘点法。

点压取穴要准，用力要稳。操作时垂直向下点压，压力由轻到重逐渐增加，用力平稳持续，掌握轻－重－轻的原则，使刺激充分达到深部组织，从而获得手法治疗所特有的“得气”效果。点压结束时常辅以揉法，以缓解点压不适感。

点法具有较明显的舒筋活络、解痉止痛作用，对各种疼痛性疾病有较好的治疗作用。

13. 拿法 拇指螺纹面与其余手指指面相对用力，提捏或揉捏肌肤或肢体，称为拿法。根据拇指与相对用力的手指多少，可分为五指拿法、四指拿法、三指拿法和二指拿法四种。操作时，用劲要由轻而重，不可突然用力，动作要缓和而有连贯性。

拿法具有舒筋通络、解表发汗、活血行气、开窍醒神、镇静止痛的作用，常用于颈项部及四肢部位。临床常配合其他手法适用于颈项、肩部和四肢等部位。用于颈椎病、肩周围关节炎、肢体麻木等。

14. 捏法 用拇指与其他手指相对用力，在施术部位做对称性的挤捏肌肤手法，称为捏法。根据拇指与相对用力的手指多少，可分为五指捏法、三指捏法和二指捏法三种，操作时相对用力，挤压动作时要循序移动，均匀而又节律性。

本法具有疏松肌筋、健脾和胃、消食导滞、疏通经络、行气活血等作用。适用于头部、颈项部、四肢及背脊，常用于消化系统、妇科等慢性疾患的治疗及小儿保健等。

15. 捻法 用拇、示指相对捏持治疗部位，适度用力，进行快速的捏揉捻搓动作，称为捻法。

本法具有理筋通络、消肿止痛、滑利关节等作用，主要适用于四肢小关节部位的操作，或作为辅助治疗手法。用于治疗指间关节扭伤、类风湿性关节炎、四肢小关节肿胀疼痛、屈伸不利、屈指肌腱腱鞘炎等。

16. 拨法 又称“指拨法”“拨络法”。以指、肘等部位深按于治疗部位，进行单方向或来回拨动的手法，称为拨法。拨法可分为拇指拨法、屈拇指拨法、三指拨法和肘拨法四种。

本法具有舒筋通络、消瘀散结、解痉止痛、松解粘连等作用。一般多适用于华佗夹脊穴、肩胛骨内侧缘、肱二头肌长头肌腱及短头肌腱、腋后的肩贞穴、第三腰椎横突、腰肌侧缘、环跳、曲池等穴位或部位。用于治疗落枕、颈椎病、肩周炎、腰背筋膜炎、第三腰椎横突综合征、腰椎间盘突出症、梨状肌损伤综合征等软组织损伤引起的肌肉痉挛、疼痛。

17. 拍法 用虚掌拍打体表一定的治疗部位，称拍法。操作时手指自然并拢，掌指关节微屈，平稳而有节奏的拍打患部。

拍法具有舒筋通络、行气活血、宽胸理气的作用。用于肩背、腰臀及下肢部。对风湿酸痛、腰背筋膜劳损、腰椎间盘突出症及局部感觉迟钝或肌肉痉挛等症，常用本法配合其他手法治疗。

18. 击法 用拳背或掌根、掌侧小鱼际、指尖及桑枝棒等击打体表施术部位，称为击法。击法可分为拳击法、掌击法、侧击法、指击法和棒击法五种。

击法具有宣通气血、舒筋通络、活血止痛的作用。用于治疗肢体疼痛、麻木不仁、风湿痹痛、疲劳酸痛等。

19. 叩法 以小指的小指侧或空拳的底部击打体表一定部位的手法，称为叩法。

叩法具有舒筋活络、行气活血的作用。适用于头颈肩部及四肢部，用于治疗头痛头晕、颈项强痛、四肢酸痛等。

20. 弹法 以一手指的指腹紧压某一手指的指甲，用手指连续弹击施术部位的手法，称为弹法。

弹法具有舒筋通络、活血止痛、祛风散寒的作用。适用于全身各部，尤以头面、颈项部最为常用。用于治疗头痛、头晕、颈项强痛、关节酸痛及消除精神紧张等。

（二）推拿疗法在护理中的应用

1. 推拿疗法按人群分类在护理中的应用

（1）成人推拿　是指在中医理论指导下，在人体一定的部位或穴位上，运用各种手法和特定的肢体活动来防治疾病的一种治疗方法。适用于需要调节身体功能的广泛人群。成人推拿治疗的范围广泛，包含内科的呼吸、消化、心血管、神经系统、内分泌、免疫性疾病；伤科的四肢关节部、头颅部、颈项部、胸胁部、腰骶部疾病的治疗，以及周围神经卡压综合征、周围神经损伤、常见关节脱位、骨折后康复；妇科、五官科、急症等各个方面。成人推拿穴位以十四经穴为主。成人推拿需要拥有一定的力度才会有好的效果，常用的手法有一指禅推法、㨰法、拿法、摩法、擦法、揉法、捻法、抹法、拍法、抖法、振法、摇法、拔伸法、点按法、弹筋法等。成人的身体机能已经发育较为完善，推拿的时间可以较长，一般30～45分钟为宜。

（2）小儿推拿　是指在中医基础理论和相关临床知识指导下，根据小儿的生理病理特点，研究在其体表特定的穴位或部位施以手法，以防治疾病、助长益智的一种外治法。小儿推拿的主体是14周岁以下的儿童，以6岁以前效果最佳。小儿推拿主要治疗范围是以小儿内科疾病为主，如发烧、咳嗽、消化不良、腹泻、便秘、遗尿、惊吓等。小儿尚在发育中，推拿穴位除了包含十四经穴、经外奇穴、阿是穴之外，还有相当部分的穴位用的是小儿特有的穴位，例如端正、精宁等。小儿脏腑娇嫩、形气未充、肌肤柔弱，因此操作手法与成人不同。推拿动作要轻柔，并且适当的缓慢，适达病所为止。常用手法有推法、揉法、按法、摩法、掐法、捏法、运法等。施术时，适当配合使用一些润滑剂，如蛋清、麻油、滑石粉等，既能防止皮肤破损，又可增强疗效。一般手法以大拇指朝内，其余四指朝外，手掌分开成八字形，沿着直线慢慢地向下推。动作的顺序一般从肩颈部从上往下走。小儿的胸部主要是用掌心和掌根做向外推拨法，而到腹部时要紧贴着皮肤做顺时针推揉法然后再做逆时针推揉法，再从两肋边从外向内做“画葫芦”。遇到小穴位用指揉法，要用指腹来揉，遇到大面积的穴位要用掌心和掌根来揉，而四肢是顺经脉方向来揉和轻搓。由于小儿的皮肤较为娇嫩，所以推拿的时间不宜太长，一般以15～20分钟为宜。

此外，小儿捏脊疗法是小儿推拿术的重要组成部分。它是用双手沿背部督脉和两侧膀胱经，自下而上边捏边连续不断地向上推移的一种手法，为儿科常用手法。因该法治疗小儿疳积有特效，故又称为捏积法。捏积具有疏通经络、调整阴阳、促进气血运行、改善脏腑功能以及增强机体抗病能力等作用。

捏脊的具体操作方法有两种：一种是用拇指指腹与食指、中指指腹对合，挟持肌肤，拇指在后，食指、中指在前。然后食指、中指向后捻动，拇指向前推动，边捏边向项枕部推移。另一种是手握空拳，拇指指腹与屈曲的食指桡侧部对合，挟持肌肤，拇指在前，食指在后。然后拇指向后捻动，食指向前推动，边捏边向项枕部推移。上述两种方法可根据术者的习惯和使用方便而选用。

两手沿脊柱两旁，由下而上连续地挟提肌肤，边捏边向前推进，自尾骶部开始，一直捏到项枕部为止（一般捏到大椎穴，也可延至风府穴）。重复3～5遍后，再按揉肾俞穴2～3次。每天或隔天捏脊1次，6次为一个疗程。慢性疾病在一个疗程后可休息1周，再进行第二个疗程。施术时患者的体位以俯卧位或半俯卧位为宜，务使卧平、卧正，以背部平坦松弛为目的。施术时可根据脏腑辨证，在相应的背俞穴部位上用力挟提，以加强针对性治疗作用。如厌食提大肠俞、胃俞、脾俞；呕吐提胃俞、肝俞、膈俞；腹泻提大肠俞、脾俞、三焦俞；便秘提大肠俞、胃俞、肝俞等。捏脊过程中忌食生冷油腻及不易消化食物。脊柱部皮肤破损，或患有疖肿、皮肤病者，不宜施用本法。伴有高热、心脏病或有出血倾向者慎用。

（3）自我推拿　是指通过用自己的双手按摩自身经络腧穴或其他体表部位以强身防病的推拿方法，又称自我按摩。自我推拿有多种形式，并可配合气功和肢体运动一起进行。

头面部按摩：①直推前额。②分推前额、刮揉眼眶。③揉太阳、攒竹、风池穴。④揉睛

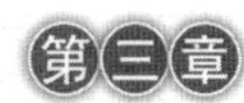

明穴、揉四白穴、揉擦迎香穴。⑤搓手浴面：先将两手搓热，然后掌心紧贴前额，用力向下擦至下颌，连续10～20次。⑥揉耳搓耳揪耳垂。⑦鸣天鼓：以两掌心按耳，用食指重叠于中指上，置于头枕骨穴，突然食指向下滑，弹敲风池穴10～20次。⑧梳头栉发：两手十指弯曲，从前至后做梳头的动作，重复操作10～20次。⑨叩齿搅舌咽津：叩齿即口唇轻闭，首先上下门牙齿叩击9次，然后左侧上下牙齿叩击9次，右侧上下齿叩击9次，最后上下门齿再叩击9次；搅舌即用舌头贴着上下牙床、牙龈、牙面来回搅动，顺时针9次，逆时针9次，左右各18次，古代养生家称之为“赤龙搅海”。

项背部按摩：①拿揉斜方肌、肩井穴：以一手的掌根和四指指腹相对，拿捏对侧的斜方肌、肩井穴附近。拿揉20～30次，再换另一侧。②拿捏项部：以一手的掌根和四指指腹相对，拿捏项背的两侧10～20次。③指揉颈后五条线：以一手的食指、中指、无名指，按揉项部的棘突线、棘突旁线和颈部的侧方。逐条线放松可以找到酸胀的压痛点，可用指腹部弹拨痛点，重点弹拨肌肉结节、条索处。④点揉项背部风池穴、肩井穴、天髎穴、肩外俞。⑤摇颈：缓慢地向前、向后做颈部屈伸，向左向右做颈部侧屈，也可向左－向前－向右－向后，做颈部环转运动，滑利颈部关节。速度一定要慢，既可起到牵拉关节囊、韧带的作用，又可避免新的损伤和头晕。

肩部按摩：①拿捏肩部：以一手拇指与其余四指相对，呈钳形捏拿对侧肩关节前、后、外侧的肌肉，以三角肌为主。②拨揉肩前、肩后：一手拇指与其余四指相对，四指轻扶对侧肩侧后方，拇指指腹及大鱼际施力于前侧肌肉；接着，其余四指指腹部施力于肩后侧肌肉，力度由轻到重。③点揉肩部穴位：肩前穴、肩髃穴、肩髎穴、臑俞穴。

胸部按摩：①摩胸：以右掌全掌摩揉左侧胸部，再以左掌全掌摩揉右侧胸部。每侧10～20次，使肌肤有微热感。②揉肋间：从锁骨下开始，以右手四指分别置于左胸上、下四个肋间隙。从胸骨边缘开始，逐渐指揉至腋下。速度宜慢，做3～5次。换左手指揉右侧肋间隙。③叩击胸部：左右手握空拳，以拳心叩击对侧胸部，左右手交替进行，共叩击20～30次。④分推胸部：用左手掌根和掌面自胸正中部着力，横向推按右侧胸部直至腋下，做20～50次；后换右手自胸正中部横向推按左侧胸部20～50次。从上胸部逐渐移至下胸部，直到肋弓。⑤直推胸腹：沿前正中胸骨，用全掌从上向下推动，可过脘腹部到脐部。左一次，右一次，左右手交替。也可从左侧锁骨到左侧肋弓直推左侧胸腹部，或从右侧锁骨到右侧肋弓直推右侧胸腹部。⑥搓摩胁肋，斜推少腹：左掌贴于左胁肋部，右掌贴于右胁肋部，环形摩动，使局部有温热感。然后左右掌同时从同侧的肋弓部推向腹股沟部。

腹部按摩：①双掌重叠，环形摩腹。②双掌重叠，轻柔揉腹。③重点点揉腹部穴位气海、关元、中脘、天枢、水道，以下手的食指、中指、无名指点揉穴位，上手压于下手指背上以加力。④重复摩腹或揉腹。

腰部按摩：①掌推摩腰骶：双目平视前方后微微闭合，双脚平放，与肩同宽或比肩略宽，呼吸调匀，全身放松。双手叉腰，虎口朝下，以双掌掌面环形摩动约30次。②拳背揉腰背：双手握拳，将拳头的背侧掌指关节分别放在腰椎两侧，适当用力从腰部往骶部揉按5～10分钟，方向由上到下，由中间到两边，力度由轻到重。③按揉点穴环转腰髋：双手叉腰，虎口向上，将拇指分别放在腰椎两侧。缓慢地用拇指指腹在腰部由上向下按揉，由中间到两边，力度由轻到重。在按揉的过程中体会拇指下的酸痛感。也可双拇指按压于酸痛点，环转身体，可加大拇指的刺激度。④重点弹拨肌肉结节，点揉肾俞、志室、大肠俞、腰眼。⑤叩击腰骶：全身放松，双手握拳，以拳背叩击腰骶部，由上到下，由中间到两边，力度由轻到重，左右交替，共20～30次。⑥掌推腰骶：从腰部往骶部作推擦动作30～50次。

臀部按摩：①点按环转：类似两手叉腰，将两手掌分置于两侧臀部，虎口朝上，拇指在后，四指在前。拇指分别放在骶椎两侧，用拇指指腹或指尖由后向前横行按揉臀部肌肉5～

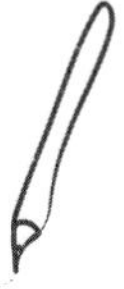

10 次。臀部按揉的顺序是由上到下，由后到前，力度由轻到重。也可拇指点按于酸胀疼痛处不动，前后左右环转自己的身体，使拇指指端下产生按揉作用。或用食指、中指、无名指并拢，以指腹点按拨揉臀部穴位。②重点点揉秩边穴、环跳穴、居髎穴。③叩击臀部：手握空拳，以拳背掌指关节骨节叩打臀部，特别是酸胀疼痛之处，并可叩打大腿两侧的胆经路线，如叩打风市穴。

上肢按摩：①拿捏上臂：用拇指与其余四指的掌面成钳形，捏拿对侧上肢的肱二头肌、肱三头肌。②点揉极泉穴：以一手大拇指指腹揉拨对侧腋窝的极泉穴或肱二头肌的内侧沟3～5次。③拿捏前臂：用拇指与其余四指掌面捏拿对侧前臂肌肉，先内侧后外侧。④按揉曲池穴、合谷穴，以局部酸胀为度。⑤握手掌、搓捻手指关节。

下肢按摩：①拿揉髌骨：下肢放松，以一手拇指螺纹面及食指屈成弓状，拿捏或揉按髌骨。②摇踝关节：正坐搁腿，一手抓踝上，一手抓脚，作旋转动作10～30次。③擦涌泉：用一手小鱼际紧贴足心，用力擦，擦热为度。左右交替进行。

自我推拿应在医生指导下，在掌握了常用穴位的取穴方法及基本推拿手法的基础上实施。

2. 推拿疗法按疾病分类在护理中的应用

（1）头痛

①取穴：印堂、头维、太阳、鱼腰、百会、风池、风府、天柱等穴。

②手法：一指禅推拿、揉法、按法、拿法。

③操作：患者坐位，用一指禅推法从印堂向上沿前额发际至头维、太阳，往返3～4遍，并配合按揉印堂、鱼腰、太阳、百会等穴；再用拿法从头顶至风池，往返4～5遍；最后用弹法从前发际至后发际及头两侧，往返2～3遍，时间约为5分钟。

（2）胃痛

①取穴：中脘、气海、足三里、天枢、梁丘、肝俞、脾俞、胃俞、内关、合谷及胁肋部穴位。

②手法：一指禅推拿、揉法、按法、拿法、搓法。

③操作：患者仰卧位，术者坐于患者右侧，先用一指禅推法、摩法在胃脘部治疗，使热量渗透于胃腑；然后按、揉中脘、气海、天枢等穴，同时配合按、揉足三里，治疗约10分钟。患者俯卧位，用一指禅推法，从背部脊柱两旁沿膀胱经顺序而下至三焦俞，往返4～5遍；然后用按、揉法治疗肝俞、脾俞、胃俞、三焦俞，治疗约5分钟。患者坐位，拿肩井，循臂肘而下4～5遍，在手三里、内关、合谷等穴做强刺激，然后再搓肩臂及两胁部，由上而下往返4～5遍，治疗5分钟。

（3）便秘

①取穴：中脘、天枢、大横、肝俞、脾俞、胃俞、大肠俞、上巨虚、下巨虚、足三里。

②手法：一指禅推法、摩法、按法、揉法。

③操作：患者仰卧位，术者坐于患者前方，用按法和揉法在中脘、天枢、大横穴位处治疗5～6遍，然后按顺时针方向摩腹10分钟；患者俯卧位，用一指禅推法沿脊柱两侧从肝俞由上而下进行往返治疗3～4遍；再用按、揉、摩法在肾俞、上巨虚、下巨虚、足三里等处治疗，往返3～4遍，治疗5分钟。

（4）失眠

①取穴：睛明、印堂、攒竹、率谷、太阳、迎香、风池、百会、安眠、神门、足三里。

②手法：一指禅推法、按法、推法、摩法、揉法。

③操作：患者仰卧位，术者坐于患者前方，用按法和揉法在睛明穴治疗5～6遍；再用一指禅推法从印堂向两侧沿眉弓至太阳穴往返5～6遍，并点按印堂、攒竹、率谷、太阳等穴。术者用指推法从印堂向下沿鼻两侧至迎香，再沿颧骨至耳后风池、安眠穴，往返2～3遍。术者用指推法从印堂沿眉弓向两侧推至太阳穴，往返2～3遍；再搓推脑后及颈项部两侧，点按

两侧风池穴，往返2~3遍；最后点按百会、神门、足三里穴，治疗约10分钟。患者仰卧位，术者按顺时针方向摩腹，并点按中脘、气海、关元穴，治疗约5分钟。

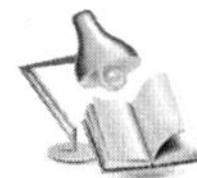

本节小结

1. 本节主要介绍推拿养生康复的作用、原则和常用推拿手法。
2. 了解推拿养生康复基本手法的操作，对护理工作的开展有帮助。

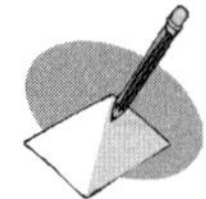

目标检测

一、选择题

A1 型题

1. 推拿养生康复的作用不包括（　　）
   A. 疏通经络、行气活血　　B. 活血祛瘀
   C. 舒筋缓急、滑利关节　　D. 调整脏腑
   E. 扶正祛邪
2. 推拿养生康复的原则是（　　）
   A. 治病求本、扶正祛邪、调整阴阳
   B. 调整阴阳、三因制宜、治未病
   C. 治病求本、三因制宜、治未病
   D. 治病求本、扶正祛邪、调整阴阳、三因制宜、治未病
   E. 扶正祛邪、调整阴阳、三因制宜
3. 手法要求持久、有力、均匀、柔和与深透，其中（　　）是目的
   A. 深透　B. 有力　C. 均匀　D. 柔和　E. 持久
4. 推拿的应用范围是（　　）
   A. 头面部　B. 胸腹部　C. 腰背部　D. 四肢关节　E. 以上各部
5. 㨰法的频率控制在每分钟（　　）
   A. 60~90次　B. 120~160次　C. 160~180次　D. 180~200次　E. 大于200次
6. 下列手法不属于运动关节类手法的是（　　）
   A. 摇法　B. 扳法　C. 拔伸法　D. 背法　E. 揉法
7. 下列手法最常用于上肢部的是（　　）
   A. 搓法　B. 抹法　C. 擦法　D. 摩法　E. 推法
8. 摆动类手法是指用指、掌、腕关节接触体表操作部位，通过（　　）的主动摆动，做协调的连续摆动的一类手法
   A. 肩关节　B. 上臂　C. 前臂　D. 腕关节　E. 掌指关节
9. （　　）适用于全身各部位，尤以经络穴位为佳，即所谓循经络，推穴道
   A. 摩法　B. 一指禅推法　C. 揉法
   D. 㨰法　E. 拿法
10. 以较高的频率进行节律性的轻重交替振抖运动，持续作用于人体，使受术部位产生振动、颤动或抖动等运动形式，称为（　　）
    A. 摆动类手法　B. 摩擦类手法　C. 振动类手法
    D. 挤压类手法　E. 叩击类手法

二、简答题

1. 简述推拿养生康复的作用。
2. 简述推拿养生康复的原则。
3. 简述一指禅推法的操作方法、作用特点和适用范围。
4. 简述㨰法的操作方法、作用特点和适用范围。
5. 简述摩法的操作方法、作用特点和适用范围。
6. 简述推法的操作方法、作用特点和适用范围。
7. 简述揉法的操作方法、作用特点和适用范围。
8. 简述拿法的操作方法、作用特点和适用范围。
9. 简述点法的操作方法、作用特点和适用范围。
10. 简述按法的操作方法、作用特点和适用范围。
11. 简述小儿推拿的操作方法、作用特定和使用范围。
12. 举例说明推拿疗法按疾病分类在护理中的应用。

第六节 传统功法养生康复

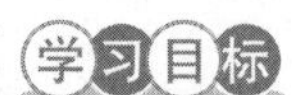

知识要求

1. 掌握 各功法的动作要领。
2. 熟悉 各功法的作用。
3. 了解 传统功法的健身原则。

传统功法是我国传统文化的重要组成部分，其历史悠久，流传甚广。传统功法在古代就已经包含在“导引”之内。《素问·异法方宜论》云：“其民食杂而不劳，故其病多痿厥寒热，其治宜导引按跷”。《庄子·刻意》篇曰：“吹呴呼吸，吐故纳新，熊经鸟申，为寿而已矣。此道引之士，养形之人，彭祖寿考者之所好也”。导引，又被称作“道引”，是指肢体通过屈伸俯仰，呼吸吐纳以及活动关节，达到防病保健的一种方法。道教依据古人提出的“流水不腐，户枢不蠹”的道理，认为人体也应该适当的运动，通过运动，可以促进消化功能和血液循环，并使关节通利，从而达到延年祛病的目的。

我国古代人民一贯重视体育锻炼。早在远古时期，人们就通过舞蹈的形式来舒展筋骨，祛邪除病。《吕氏春秋·古乐》曾记载：“昔陶唐之始，阴多滞伏而湛积，水道壅塞，不行其原，民气郁阏而滞着，筋骨瑟缩不达，故作为舞以宣导之。”汉代名医华佗所提倡的“五禽戏”是我国最有代表性的运动疗法。唐宋时期形成的“八段锦”对后世影响也较大，这些功法的姿态矫健优美引人入胜，其在康复、医疗作用方面也被日益重视，并为人类健康做出了贡献。

一、传统功法的主要内容

我国传统功法的内容及形式多种多样，常用的有操术、拳术和械术等。操术包括五禽戏、八段锦、易筋经、体功等。拳术包括舒缓柔和的太极拳、刚健有力的少林拳、动作简练的形意拳等。械术主要包括刀、剑、枪、棍等。本章将重点介绍简便灵活、老少皆宜的传统功法——操术和拳术，如五禽戏、六字诀、八段锦、太极拳、易筋经等。传统功法具有刚柔相济、内外兼修、动静结合的特点。动则有利于气血通调，强筋壮骨利关节；静则收心纳意、育正气。在传统功法中动以养形，静以养神，动中有静，静中有动。所谓“动中有静”，就是在运动的过程中要保持精神的宁静，全神贯注。“静中有动”就是要保持呼吸流动顺畅。传统功法强调通过调呼吸，达到气行推动血行；练意识，达到养神，以意领气；并通过形体和筋骨关节的运动，使得周身经脉通畅，达到营养整个机体的作用。只有通过动静相结合，才会使意、气、体三者配合紧密，达到内养气血脏腑，外壮皮肉筋骨。

二、传统功法的基本理论和原则

（一）传统功法的基本理论

传统功法是以中医理论为基础，通过传统体育运动的功法功理，探讨治疗疾病的原理。传统功法理论，包括脏腑精气理论、阴阳五行理论以及经络气血理论等，这些传统理论与现代科学中的理论模型相类似，从不同的角度对人体生命现象、生理病理以及自然宇宙的形成等方面进行了描述。本章侧重介绍了传统功法的操作和运用，对于脏腑的协调统一、气血精津的运行以及动静的结合尤其要注意。传统健身功法须遵循着调节脏腑功能、疏通精气、形神共养、动静相宜的原则，如此才能达到外练筋骨，内练精气，从而使整个机体得到全面锻炼，达到提高健康，祛病延年的目的。

1. 调和脏腑 人体是一个有机的整体，脏腑之间在生理上是互相协调、互相促进的，在病理上则是互相影响、互相关联的。当某一脏腑发生病变时，通常会累及到其他脏腑，并使其功能失常。传统功法尤为重视脏腑间的统一协调，传统功法通过动静结合，形神共养，进行身体锻炼，达到内养精气，外练筋骨，调理脏腑阴阳，使脏腑功能趋于调和。

（1）阴阳五行调和脏腑 传统功法以阴阳五行作指导，以脏腑经络为基础，通过肢体活动促使脏腑功能的调和。

①阴阳平衡调和脏腑：传统医学认为，人体脏腑阴阳的正常协调关系遭到破坏从而导致疾病的产生，即脏腑功能紊乱。刘河间云：“殊不知一阴一阳之谓道，偏阴偏阳之谓疾。阴阳以平为和，而偏为疾。”养生的目的在于调节脏腑阴阳的偏盛偏衰，使其趋于平衡，恢复到正常状态。也就是在脏腑学说的基础之上“谨察阴阳所在而调之，以平为期”。“以平为期”就是补其不足，损其有余，使脏腑阴阳恢复到平衡状态。

②五行学说调和脏腑：五行学说是通过五行的相生相克规律来概括人体的五脏生理功能。后世医家根据这个理论制定了“滋水涵木”“培土制水”“培土生金”“抑木扶土”等法。传统功法也经常用五行学说来指导各种锻炼。传统功法一般都有明确的健身目的，即某一个动作可以选择性地作用在某脏腑上。比如八段锦，它是将形体的活动同呼吸运动相结合的一种运动方式，通过躯体的俯仰、伸展，肢体的屈伸动作，伴随着呼吸来加强脏腑的功能性锻炼。每一式都有其重点，即将重点作用在某一脏腑上。如八段锦中的“双手托天”式，即将双手上举，伸展躯体，此式对调理三焦有一定的作用。因肺在上焦，有宣发肃降的能力；脾在中焦，有清升浊降之效；肾属下焦，主纳气藏精，肺、脾、肾三者相结合，则气机运转。两手上举，手、足三阳三阴经络得到舒展，从头到足、足到胸、胸至手、手至头形成环状，伴随着呼吸运动，三焦气机得到通畅，并对五脏也起到了一定的按摩调节作用。像“摇头摆尾去心火”“调理脾胃需单举”等，都是通过不同的动作达到锻炼的效果。健身运动把五行生克乘侮作为功法选择的一个依据，除了有针对性地选择健身防病的动作外，也可运用五行学说理论，防止疾病传变。比如肝有病时，需知肝传脾，预培脾土，增强脾胃的生理功能，防止肝病传变及脾，运动时，可选择一些锻炼脾胃的动作进行练习，这也体现了中医“治未病”的思想。

（2）脏腑调和，注重脾肾 肾为先天之本，脾为后天之本。脾肾可调节脏腑阴阳平衡，

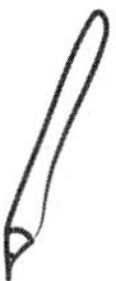

脾胃在人体生命活动占据着重要的地位。因此，传统功法在调和脏腑时，尤其重视脾肾的调理。《寿世保元·饮食篇》记载：“养生之道，不欲食后便卧，及终日稳坐，皆能凝结气血，久即损寿。”说明运动不单单能使肢体矫健，对脾胃的消化、气血的荣卫以及人体的健康都有一定的裨益。如五禽戏中的鹿戏就是依靠腰、胯的旋转去带动手臂的旋转，并且意守尾闾，此作用有益肾强腰之效，且对肾脏疾病也有一定的防治作用。现代医学认为肾和垂体、下丘脑、免疫系统等关系密切，肾脏功能失常会导致其功能出现紊乱，影响机体其他方面的功能，引起脏器病理改变并且出现早衰的现象。如肾气得到调补，则可以调和其他脏腑的阴阳，使系统功能达到协调统一。同理，脾胃的生理功能与多个系统广泛联系，脾胃失常会引起多个系统功能的失调，因此，脾胃的调理也可使整个机体得到调整。

2. 精气流通 精气是生命活动的基本物质，得精则生，失精则衰。生命本源来自于精气的升降出入。《素问·六微旨大论》曰：“出入废则神机化灭，升降息则气立孤危。故非出入，则无以生、长、壮、老、已；非升降，则无以生、长、化、收、藏。是以升降出入，无器不有。”这说明，人之生命，无非是精气的升降出入而已。精气、血脉的流通是人体五脏功能正常的表现。精气血脉发生瘀滞，可产生疾病，影响人体健康。《吕氏春秋》载：“流水不腐，户枢不蠹，动也。形气亦然，形不动则精不流，精不流则气郁。郁处头则为肿为风，处耳则为挶为聋，处目则为挶为盲，处鼻则为鼽为窒，处腹则为张为疛，处足则为痿为蹷。”这说明人的生命是需要运动的，只有通过运动才会使精气流行通畅，运行无阻碍。因此，传统功法对于精气的流通有着推动及协调作用，对于精气的瘀滞有着一定的防治作用。

3. 形神共养

传统功法所遵循的一个重要原则就是形神共养。形体是人类生命活动的一个基础。历代医家都十分重视形体的保健及康复，张景岳云：“形伤则神气为之消”“善养生者，可不先养此形以为神明之宅；善治病者，可不先治此形以为兴复之基乎”。传统功法以活动四肢，形体锻炼为主，通过对筋骨的锻炼，由外至内，使得身体阴阳达到平衡，起到调整脏腑的作用。同时，传统功法对形体的保养也尤为注重，以练形作为其要务。生命在于运动，四肢的活动，可使体内气血运行通畅，精气充沛，神识内守，形神达到和谐统一。临床上，疾病复杂多变，病人体质存在差异，并非单一的动形或者调神静息所能及，必须动静相结合，形与神兼顾，才会更有利于养生健身。

4. 动静结合

（1）动静关系　自然界物质运动存在着两种不同形式，即动与静，《思问录》中记载：“太极动而生阳，动之动也；静而生阴，动之静也。”“静者静动，非不动也”，说明动静是两个不可分割的矛盾统一体，在绝对的运动中包含着相对的静止，在相对的静止中又蕴含着绝对的运动，并以此作为基础，形成动与静相对的动态平衡。人体生理功能以及病理过程，是动和静相结合的具体表现。动静，必须有机的相结合，才会使人体的健康得到维持。《增演易筋洗髓·内功图说》云：“人身阴阳也。阴阳，动静也，动静合一，气血和畅，百病不生，乃得尽其天年。”

（2）形动和神静互相结合　传统功法提到的动静，多指形体的动和静以及心神的动和静。形体的动和静强调形体的运动，只有通过运动才能使精气畅通，气血运行达到调和，气机升降才会有序，只有这样才能起到强身健体，祛病延年的目的。心神的动静则是强调心神安静内守，情绪平和稳定。心主神明，为一身之主宰，统帅五脏六腑，称“心为五脏六腑之大主”。守神，即为静养心神，得神则生，失神则死；病则神弱，健则神守。《医述·医学溯源》云：“欲延生者，心神宜恬静而无躁扰”。这说明人可以养神，保持神志的清静，“神守则身强”。这样不仅有利于预防疾病的发生，也有利于疾病的恢复。

传统功法强调心神是宜静的，而形体则是宜动的。实质上，心神宜静与形体宜动是紧密联系，不可分割的，只有动静兼修、动静结合——肢体运动与调神养心相结合，形与神共养，才符合生命的运动规律，才能保持住身心的健康，达到强身和防病之功。

（二）传统功法的养生康复原则

在练习各种传统功法时，必须遵循其基本的操作性要求以及应用原则。理解并且掌握练功的要领，是学会和掌握传统功法的重要因素之一，同时也是影响练功效果的因素之一。对练功要领和应用原则掌握不熟，容易产生不良的反应和偏差，故遵循健身原则十分重要。

1. 因时制宜、因人而异 因时制宜：我国的传统功法因流派、功法以及练功的作用特点各不相同，所以在练习过程中，要遵循因时制宜，因人而异的原则。否则，不仅对身体无益，还会产生严重的副作用。练习传统功法时需顺应四时的变化，人与自然环境相协调，加强人适应自然的能力，使之达到健康的状态。春季因阳气升发，具有化生气血津液的作用，故运动时要选择具有一定运动量、能够舒筋活血的项目进行锻炼，比如太极拳、五禽戏等。但需注意的是不能进行剧烈的运动，尤其是情绪急躁，肝火旺盛的人，要以轻缓舒柔的健身功法为主。夏季因其气候较炎热，运动应该以练气为主，使身体内的阳气宣发于外，与阳盛的自然相适应。此时练功要防止过大的运动量，因为过多的出汗，容易消耗人体的津液引起中暑。在时间的选择上以晨起凉爽的时节为宜。秋季和冬季，因为阴气日盛，阳气逐渐衰退，选择的功法应以收气敛神，益肾固精的为主。秋季选择静功为主，配合一些有一定运动量的功法。而冬季以动功为主，通过运化人体阳气来抵抗外界的寒凉之气，此时练功要避开阴寒之邪，不能在风、雾、雪天锻炼。因时制宜同时要注意一天的晨昏昼夜的变化。早晨可适当增强一定的运动量，以通利关节，运布阳气，室外锻炼为佳；日中则以吐纳练息为宜；晚饭后不可做剧烈的运动，应该以吐纳，养神，固精为主，或者按揉腹部，以健脾胃，利消化。

因人而异：进行传统功法锻炼时，要依据人的体质强弱、禀赋差异、年龄的大小以及是否身患有疾病等，有选择有针对性地进行锻炼，称之因人而异。肥胖之人多属痰湿体质，体胖懒动，稍劳易疲，怕热，锻炼多以练神形为主。形瘦之人多见于阴虚体质，肝火亢盛，情绪易躁，锻炼时以练意为主。青年人因其身体旺盛，锻炼时可以选择较大运动量以练形为主的功法。中年人由于机体渐衰，锻炼应以激发潜在功能、调和阴阳、提高脏腑功能的运动功法为主。老年人因其气血虚衰，此时锻炼应以运动量小、怡养精气神的功法为主，同时要注意气血的固护，并要养神敛精。脑力劳动者，应该以放松性的运动为佳，并适当的增加运动量，以此来使阴阳达到平衡，气血经络得以畅通；而体力劳动者的功法锻炼，则以调整强度的方法为主。

2. 自然松静，灵活准确 所谓自然，指法归于自然，也就是意念、呼吸和肢体的活动要符合生理的自然属性。以腹式呼吸为例，呼吸时不能勉强用力拉长呼吸，应该通过锻炼去逐步的加深。所以，在练功的过程中操作上要做到不忘、不助、不贪、不求。松和静不仅仅是传统功法的基本要求，也是最基本原则，是指神与形、心与身的放松。放松法包括内与外，外松一般表现的是消除身体肌肉的紧张；内松则是消除呼吸、意念等方面的紧张。一般来讲外松的掌握要比内松容易。所谓静，多指在练功的过程中要保持心境的宁静。此时的静是相对的，并不是绝对的。练功所提出的静，包含内环境的静，指思想的宁静和意念的集中，以及外环境的静，即悄然无声、万籁沉寂。练功时，要以内静为主，外静为辅。松和静是互相关联、互相促进的，放松可以使人静，而当人静时又有助于放松。只有做到真正人静时，才能得到完全的放松。

自然松静是练功过程中最基本的要领，正确的姿势动作有利于获得最佳的自然松静效果。不端正的姿势，不单会影响身体的放松和人静，同时也会使练功的效果欠佳，严重的会导致损伤以及出现偏差。要做到练功动作的准确姿势，并不是一板一眼的模仿，而是保证形式不走样的同时，做到勿僵、勿滞，举止灵活。因此练习时要结合练功的人自身的生理特点以及

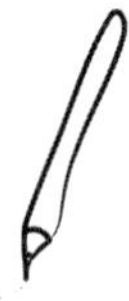

心理特点，因时、因地、因人制宜，灵活地去调整所练功法的难度和强度，才能够有效地提高动作姿势的准确性，并且使神形得到自然放松，反之就容易产生紧张和疲劳。

3. 持之以恒，循序渐进 传统功法要求锻炼者要有坚定的信心与毅力，要持之以恒，坚持不懈，因为这不仅仅是身体方面的锻炼，同时也是意志力的锻炼。初学的人，需要将一种功法练至娴熟，才可以深入进一步研习，不应朝三暮四。已经熟练地掌握各种锻炼方法的人，也应该在一定的稳定时期内，以练某种功法为主，同时可以辅以其他。持之以恒并不是刻板、不能变通，如果在锻炼的过程中产生了某些不良情况，也可减少锻炼量，或者及时更改训练的计划，甚至可以暂停锻炼，等待机体恢复到正常时再进行锻炼。

传统功法的锻炼，忌急于求成，应该是循序渐进，尤其是属于气功锻炼的功法，不是一朝一夕能够奏效的。过于急于求成，盲目地去增加运动量，或者是强行去吞气闭息，并过于静思凝神，很容易造成肢体的损伤，引发痼疾，即使日久练习，也会是一无所得。在功法的选择上，应该从简到繁，先易后难。

4. 练养相兼、着重“三调” 练养相兼的意思是指练功同休养和调养要并重，也就是练中有养，养中有练，这对体质较差的病患来说尤为重要。练，是指在练功的过程中合理的去选择练功方法、练功的强度以及练功的周期。养，一方面指经过练功身体所产生的功能状态的改善；另一方面指在传统功法的锻炼后，要进行身心调护，休养生息，不应该无休止地练功。此外，初次接触气功的人在练功后可能会产生疲劳，消耗能量，因此需要适当的增加一些营养物质，这也是养的另外一层含义。只有将练和养结合起来才能更好地调节神形，发挥传统功法的养生作用。

所谓“三调”，是指形、气、意的调节，是练习传统功法须注意的三大要素。调形，是指练功时肢体的运动、自我的按摩；调气，是呼吸的吐纳、鼻息的调整；调意，是安定心神、排除一切杂念。对于形的调节虽然传统功法种类很多，肢体的运动较复杂，但也存在着一定的规律。动作要领方面，可以用圆、灵、匀、柔、正来概括。圆，即运动圆活；灵，即动作轻虚灵活；匀，即动作均匀平和；柔，即动作柔和有力；正，即运动姿势端正稳定。在调气方面，主要指的是呼吸的吐纳，对于一些不强调呼吸的功法，可以让呼吸顺其自然；对呼吸有要求的功法，应按照要求采用相对应的呼吸方法。总体上，要求呼吸通畅顺达、柔和，升降相应，开合有序。调意方面，要求意念与运动要相互结合。练功时要聚气凝神，意守丹田，思想内收，神与体合。

“三调”相互间密切联系，无论练习哪种功法，都不应强调某一面而忽略另外方面。传统功法依靠着“三调”的整体性来发挥其效果的。姿势的正确与否和是否达到舒松自然，都为调意和调气提供了先决条件；自然松静的呼吸与意念，又有助于姿势得到舒畅。三者相融为一体，就构成了传统功法的主要内涵，也是其发挥养生作用的根基。

三、传统功法的注意事项

传统功法练习的时候要注意练功前后的准备，身心活动的整理，它们可以起到日常生活状态和传统功法练功状态过渡作用。

1. 练功前 练功前半个小时，要停止一系列的体育和文娱活动，做好准备练功的思想，抛开烦恼，安定情绪，衣宽合体，色柔料软，摘除帽、眼镜以及手表等物。练功前做一些准备活动，利于气血的运行。如感觉疲劳或有不适可稍事休息，或者进行自我按摩拍打。如局部出现明显的疼痛和不适等症状影响到练功，可以先采取一些治疗的措施，待症状缓解后再练功；过饥或过饱不易于练功，以免胃肠出现不适。练功前可以适量饮一些温开水，这样有助于气血的运行；练功前要保持愉快的情绪，大喜、大怒、过于兴奋或者烦恼都不宜于立即练功，否则会因心理与生理的不良反应，影响到“三调”；选择整洁、幽静的环境练功，避免在风口练功。

2. 练功后 练功结束后，要认真做好收功。功法的不同收功方式也不同。收功基本原则，就是无论意守于何处，最后都要把意转移到丹田，逐渐恢复到自然呼吸，再做一些自我的按摩保健，并慢慢地睁开双眼。练功后不能进行冷水浴。因为，练功时会有大量血液流向皮肤肌肉，受冷后，肌肉皮肤中的血管容易骤然收缩，使回心血流量增加，加重心脏负担。练功后，不能立即饮用冷水或者食用冷饮，以免引起胃肠血管突然收缩，导致肠胃紊乱，引起腹痛和腹泻。

四、常用的传统功法

（一）五禽戏

五禽戏，相传是依据《吕氏春秋》所说的“流水不腐，户枢不蠹，动也；形气亦然”的理论和《淮南子》中的五种动物的动作由东汉末年名医华佗及其弟子吴普创编而成。此功法以肢体的运动为主，吐纳呼吸和意念的配合为辅，模仿五种动物——虎、鹿、熊、猿、鸟的动作而编创的功法。

1. 功法

熊戏

（1）预备势　身体自然站立，两脚平行分开与肩同宽，两臂自然下垂，两眼平视前方，凝神定气。

（2）操作　重心右移，右腿屈膝，左脚收至右脚内侧，左足尖点地，左脚向左前方迈出一步，脚跟先着地，然后重心前移成左弓步，左肩向前下方下沉，身体随重心前移由右至左晃动两圈，重心再后移至右腿，收左脚踏实。提右脚，右脚尖点于左脚内侧，右脚向右前方跨一步，接行右式，方向相反。一左一右为1次，共做6次。

操作提示：练习时应将自己意想成熊，因熊行动笨拙，故要表现出其浑憨特性。此功法以缓慢沉稳为主，不宜过快。靠肩的晃动带动肩肘腕及髋、膝、踝甚至内脏等得到锻炼。同时肢体要尽量放松，呼吸要均匀柔和。

虎戏

（1）预备势　脚跟并拢成立正姿势，松静站立，两臂自然下垂，两眼平视前方。

（2）左式　①两腿屈膝下蹲，重心移至右腿，左脚虚步，脚掌点地靠于右脚内踝处，同时两手握拳提至腰两侧，拳心向上，眼看左前方。②左脚向左前方斜进一步，右脚随之跟进半步，重心坐于右腿，左脚掌虚步点地，同时两拳沿胸部上抬，拳心向后，抬至口前两拳相对翻转变掌向前按出，高与胸齐，掌心向前，两掌虎口相对，眼看左手。

（3）右式　①左脚向前迈出半步，右脚随之跟至左脚内踝处，重心坐于左腿，右脚掌虚步点地，两腿屈膝，同时两掌变拳撤至腰两侧，拳心向上，眼看右前方。②与左式相同，左右相反。

操作提示：本节功法练习时要注意收脚及出脚时要沉稳，推掌时要刚劲威猛但又不失弹性，寓柔于刚。

猿戏

（1）预备势　脚跟并拢成立正姿势，两臂自然下垂，两眼平视前方。

（2）左式　①两腿屈膝，左脚向前轻灵迈出，同时左手沿胸前至口相平处向前如取物样探出，将达终点时，手掌撮拢成钩手，手腕自然下垂。②右脚向前轻灵迈出，左脚随至右脚内踝处，脚掌虚步点地，同时右手沿胸前至口平处时向前如取物样探出，将达终点时，手掌撮拢成钩手，左手同时收至左肋下。③左脚向后退步，右脚随之退至左脚内踝处，脚掌虚步点地，同时左手沿胸前至口平处向前如取物样探出，最终成为钩手，右手同时收回至右肋下。

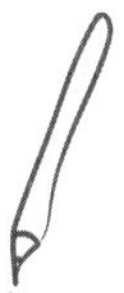

（3）右式　动作与左式相同，左右相反。

操作提示：本节功法主要锻炼的是一种灵巧性，模仿猴类的灵巧机敏。练习时手和脚的动作要轻灵，保持全身协调性。此功可反复练习。

鹿戏

（1）预备势　身体自然直立，两臂自然下垂，两眼平视前方。

（2）左式　①右腿屈膝，身体后坐，左腿前伸，左膝微屈，左脚虚踏；左手前伸，左臂微屈，左手掌心向右，右手置于左肘内侧，右手掌心向左。②两臂在身前同时逆时针方向旋转，左手绕环比右手大些，同时要注意腰胯、尾闾部的逆时针方向旋转。过渡到以腰胯、尾闾部的旋转带动两臂的旋转。

（3）右式　动作与左式相同，方向左右相反，绕环旋转方向亦有顺逆不同。

操作提示：本节的功法动作柔和舒缓，体现出鹿的柔顺温良。操作时要柔和缓慢，缓缓伸展至极处，使得脊柱充分的伸展和锻炼。

鸟戏

（1）预备势　两脚平行站立，两臂自然下垂，两眼平视前方。

（2）左式　①左脚向前迈进一步，右脚随之跟进半步，脚尖虚点地，同时两臂慢慢从身前抬起，掌心向上，与肩平时两臂向左右侧方平举，随之深吸气。②右脚前进与左脚相并，两臂自侧方下落，掌心向下，同时下蹲，两臂在膝下相交，掌心向上，随之深呼气。

（3）右式　同左式，左右相反。

操作提示：鸟戏主要模仿的是鸟类飞翔的动作，做的时候要表现出鸟类振翅凌云之势。练时注意放松肩臂、动作柔和，两臂和身体的动作相互协调，同时要与呼吸相配合。

2. 应用

锻炼五禽戏的时候要做到：全身放松，意守丹田，均匀呼吸，神形合一。进行熊戏锻炼时要将沉稳与轻灵相结合；练习虎戏时要表现出虎的威武勇猛之神态，柔中带刚，刚中带柔；练习猿戏的时候要模仿猿的灵活敏捷；鹿戏练习时要表现出其怡然静谧的姿态；鸟戏练习时要将鸟的凌云展翅之势体现出来，形神融为一体。

模仿动物不同的形态动作以及气势，结合意念活动，对强健脏腑，疏通经络，肢体关节的灵活有一定作用。五禽戏既可整套进行锻炼，也可分节选取合适的动作进行锻炼，既可以按次数练习，又可以不限次数进行锻炼，但应掌握一定的度。

（二）六字诀

六字诀是一种以吐纳为主要锻炼的导引功法，呼气吐字是其功法操作的核心内容，并且有六种变化，称作“六字诀养生法”。六字分别是呬（肺金）、嘘（肝木）、吹（肾水）、呵（心火）、呼（脾土）、嘻（三焦）。明代冷谦著有《修龄要旨》，其歌诀为：“春嘘明目木扶肝，夏至呵心火自闲，秋呬定收金肺润，肾吹惟要坎中安，三焦嘻却除烦热，四季长呼脾化餐，切忌出声闻口耳，其功尤胜保神丹。”

1. 功法　预备势：两脚平站与肩同宽，头正项直，百会朝天，内视小腹，轻合嘴唇，舌抵上颚，沉肩坠肘，两臂自然下垂，两腋虚空肘微屈，含胸拔背，松腰塌胯，两膝微屈，全身放松，头脑清空，呼吸自然平稳，切勿用力，应头空、静心、正身、松肉。每次练功的时候预备之势可以稍多站一会儿，待到自然松静，气血得以和顺的时候再开始练习。

嘘字功可平肝气。

发音：嘘（读 xū）。

口型：两唇微合，有横绷之力，舌尖向前并向内微缩，舌两边向中间微微卷起，牙齿露有微缝，向外吐气。

动作：吸气自然，呼气时足大趾轻轻点地。两手由带脉穴处起，手背相对向上提，经章门、期门上升入肺经之中府、云门，两臂如鸟张翼，手心向上向左右展开，两眼反观内照。两臂上升开始呼气并念“嘘”字，两眼随呼气之势尽力瞪圆。呼气后放松，恢复自然吸气，屈臂，两手经面前、胸腹前徐徐下落，垂于体侧。可做短暂的自然呼吸，稍事休息，再做第2次吐字。此动作做6次为1遍，然后调息，恢复预备势。

操作提示：“嘘”字音，属于牙音。发音吐气时嘴角后引，槽牙上下平对，稍留缝隙，牙与舌边亦有空隙。发声吐字时，气从牙、舌两边的空隙中呼出。采用自然呼吸，先呼后吸，并逐步调整成腹式呼吸。吸气的时候腹部隆起，横膈下降，气深入腹，肌肉放松，思想安静。呼气时吐字，提肛收腹敛臀，会阴上提，横膈上升，重心后移到足跟，读字时足趾轻点地，气吐尽胸腹空。

呵字功可补心气

发音：呵（读 he）。

口型：口半张，舌尖抵下腭，腮稍用力后拉，舌边靠下牙齿。

动作：吸气自然，呼气念呵字，足大趾轻轻点地。两手掌心向里自冲门穴处起，循脾经上提，至胸部膻中穴处，向外翻掌，掌心向上托至眼部。呼气尽吸气时，翻转手心向面，经面前，胸腹前，徐徐下落，垂于体侧。稍事休息，再重复做，共做6次，然后调息，恢复到预备势。

操作提示：“呵”字为舌音，发声吐气时，舌体上拱，舌边轻贴上槽牙，气从舌与上颚之间缓缓呼出。采用自然呼吸，先呼后吸，并逐步调整成腹式呼吸。吸气时腹部隆起，横膈下降，气深入腹，肌肉放松，思想安静。呼气时吐字，提肛收腹敛臀，会阴上提，横膈上升，重心后移到足跟，读字时足趾轻点地，气吐尽胸腹空。

呼字功可培脾气

发音：呼（读 hū）。

口型：撮口如管状，唇圆似筒，舌放平向上微卷，用力前伸，这个口型动作，能牵引冲脉上行之气喷出口外。

动作：吸气自然，呼气念呼字，足大趾轻点地。两手由冲门穴处起，向上提，至章门穴翻转手心向上，沉肩左手外旋上托至头顶，同时右手内旋下按至冲门穴。呼气尽吸气时，左臂内旋变为掌心向里，从面前下落，同时右臂回旋变掌心向里上穿，两手在胸前相叠，左手在外右手在里，两手内旋下按至腹前自然下垂于体侧。稍事休息，再以同样要领右手上托，左手下按做第2次呼字功。左右手交替，共做6次为1遍，然后调息，恢复到预备势。

操作提示：“呼”字为喉音，发声吐气时，舌两侧上卷，口唇撮圆，气从喉出后，在口腔形成一股气流，经撮圆的口唇呼出。呼吸操作同前。

呬字功可补肺气

发音：呬（读 sī）。

口型：两唇微向后收，上下齿相对，舌尖抵两齿缝内，由齿向外发音。

动作：吸气自然，两手由急脉穴处向上提，经过小腹，渐转掌心向上，抬至膻中穴时，两臂外旋翻转手心向外成立掌，指尖与喉平，然后左右展臂，宽胸推掌如同鸟张翼，同时开始呼气念呬，足大趾轻点地。呼气尽，随吸气之势两臂自然下落，恢复到预备势。

操作提示：“呬”字为齿音。发声吐气时，上下门牙对齐，留有狭缝，舌尖轻抵下齿，气从齿间呼出。呼吸操作要点同前。

吹字功可补肾气

发音：吹（读 chuī）。

口型：口微张，两嘴角稍向后引，舌微向上翘并微向后收。

动作：自然吸气，呼气时读吹字。两臂从体侧提起，两手经长强、肾俞向前划弧，沿肾经至俞府穴处，两臂撑圆如同抱球，两手指尖相对；然后，身体下蹲，两臂随之下落，呼气尽时两手落于膝盖上部。在呼气念字的同时，足五趾抓地，足心呈空，如行泥地，引肾经之气从足心上升。下蹲时身体要保持正直，下蹲的高度一直到不能提肛为止。呼气尽，随吸气之势慢慢站起，两臂自然垂于身体两侧。稍事休息后，恢复到预备势。

操作提示："吹"字为唇音。发声吐气时，舌体、嘴角后引，槽牙相对，两唇向两侧拉开收紧，气从喉出后，从舌的两边绕舌下，经唇间缓缓呼出。呼吸操作同上。

嘻字功可补三焦

发音：嘻（读 xī）。

口型：两唇微启稍向里扣，上下相对但不闭合，舌微伸而有缩意，舌尖向下。

动作：呼气时念嘻字，两手如捧物状，由耻骨处抬起，过腹至膻中穴处，两臂外旋翻转，手心向外，并向头部托举，两手心转向上，指尖相对。吸气时，两臂内旋，两手五指分开由头部循胆经路线而下，拇指经过风池穴，其余四指过侧面部，再经渊腋，以意送至足四趾端之窍阴穴。恢复到预备势。

操作提示："嘻"字为牙音。发声吐气时，舌尖要轻抵下齿，嘴角稍后引并上翘，牙齿上下轻咬合，呼气时使气从牙的空隙中经过。呼吸操作同上。

2. 应用

依据中医学辨证治疗理论，以五行相生为原则，进行六字诀全套练习，每个字吐纳 6 次，共三十六次称之小周天，早晚各练 3 遍。如某一脏器有病，相应的字诀可以加练 1 ~ 3 倍。但不可以只单练一个字，避免引起不适。六字诀功法的疗效一般以泻实为主，多适用于脏腑的实证。六字诀在临床上的范围为："呵"诀属心，多适用于心神的烦躁、口舌生疮以及热痛；"呼"诀属脾，治疗饮食成痰、泻痢肠鸣；"呬"诀属肺，治疗咳嗽痰涎、胸膈烦躁上焦火旺之证；"嘘"诀属肝，用于多泪等症；"吹"诀属肾，治疗耳鸣等症；"嘻"诀属三焦，有清利三焦火旺的作用。脏腑虚损之证，可以按照五行的生克规律，以泻为补。如肺气不足之人，可以增加"呵"的功法练习次数以补肺气，其原理就是通过火能克金，泻其克己的一方，达到助己扶己的作用。

（三）八段锦

"八段锦"是一套易学易练、动作简单的传统功法。"八段"，即练功动作共有八节；"锦"即"织锦"，有华美典雅的意思，取其珍贵之意。八段锦，最早见于宋朝洪迈编写的《夷坚志》中。其在我国的民间流传甚广，并且在实践中不断的加以修改和创新，又演变岳飞八段锦、自摩八段锦、床功八段锦等多种形式，并各有特长。在此重点介绍的是由国家体育总局健身气功管理中心收集并整编的"健身气功 · 八段锦"。

"八段锦"有使健骨柔筋、壮力养气、活血行气、调和脏腑的功能，男女老幼皆宜。现代研究证实，此套功法可以改善神经体液的调节功能、加强血液的循环，对神经、心血管、消化、呼吸以及运动器官有着良好的调节作用。动作要点如下文所述。

1. 动作

预备势

动作要点一：两脚并立；两臂自然垂于体侧；身体中正，目视前方。

动作要点二：随着松腰沉髋，身体重心移至右腿；左脚向左侧开步，脚尖朝前，约与肩同宽；目视前方。

动作要点三：两臂内旋，两掌分别向两侧摆起，约与髋同高，掌心向后；目视前方。

动作要点四：接前一动作。两腿膝关节稍屈；同时，两臂外旋，向前合抱于腹前呈圆弧形，与脐同高，掌心向内，两掌指间的距离约 10cm；目视前方。

第一式　两手托天理三焦

动作要点一：接上一式。两臂外旋微下落，两掌五指分开在腹前交叉，掌心向上；目视前方。

动作要点二：上动不停。两腿徐缓挺膝伸直；同时，两掌上托至胸前，随之两臂内旋向上托起，掌心向上；抬头，目视两掌。

动作要点三：上动不停。两臂继续上托，肘关节伸直；同时，下颏内收，动作略停；目视前方。

动作要点四：身体重心缓缓下降；两腿膝关节微屈；同时，十指慢慢分开，两臂分别向身体两侧下落，两掌捧于腹前，掌心向上；目视前方。

本式的托举、下落各为1遍，共做6遍。

操作提示：两掌上托要舒胸展体，略有停顿，保持抻拉。两掌下落，松腰沉髋，沉肩坠肘，松腕舒指，上体中正。

第二式　左右开弓似射雕

动作要点一：接上式。身体重心右移；左脚向左侧开步站立，两腿膝关节自然伸直；同时，两掌向上交叉于胸前，左掌在外，两掌心向内；目视前方。

动作要点二：上动不停。两腿徐缓屈膝半蹲成马步；同时，右掌屈指成“爪”，向右拉至肩前；左掌成八字掌，左臂内旋，向左侧推出，与肩同高，坐腕，掌心向左，犹如拉弓射箭之势；动作略停；目视左掌方向。

动作要点三：身体重心右移；同时，右手五指伸开成掌，向上、向右划弧，与肩同高，指尖朝上，掌心斜向前；左手指伸开成掌，掌心斜向后；目视右掌。

动作要点四：上动不停。重心继续右移；左脚回收成并步站立；同时，两掌分别由两侧下落，捧于腹前，指尖相对，掌心向上；目视前方。

动作要点五至动作要点八：同动作一至动作四，唯有左右相反。

本式一左一右为1遍，共做3遍。第3遍最后一动作时，身体重心继续左移；右脚回收成开步站立，与肩同宽，膝关节微屈；同时，两掌分别由两侧下落，捧于腹前，指尖相对，掌心向上；目视前方。

操作提示：侧拉之手五指要并拢屈紧，肩臂放平。八字掌侧撑需沉肩坠肘，屈腕，竖指，掌心涵空。年老或体弱者可自行调整马步的高度。

第三式　调理脾胃须单举

动作要点一：接上式。两腿徐缓挺膝伸直；同时，左掌上托，左臂外旋上穿经面前，随之臂内旋上举至头左上方，肘关节微屈，力达掌根，掌心向上，掌指向右；同时，右掌微上托，随之臂内旋下按至右髋旁，肘关节微屈，力达掌根，掌心向下，掌指向前，动作略停；目视前方。

动作要点二：松腰沉髋，身体重心缓缓下降；两腿膝关节微屈；同时，左臂屈肘外旋，左掌经面前下落于腹前，掌心向上；右臂外旋，右掌向上捧于腹前，两掌指尖相对，相距约10cm，掌心向上；目视前方。

动作要点三四：同动作一二，但左右相反。

本式一左一右为1遍，共做3遍。第3遍最后一动时，两腿膝关节微屈；同时，右臂屈肘，右掌下按于右髋旁，掌心向下，掌指向前；目视前方。

操作提示：力在掌根，上撑下按，舒胸展体，拔长腰脊。

第四式　五劳七伤往后瞧

动作要点一：接上式。两腿徐缓挺膝伸直；同时，两臂伸直，掌心向后，指尖向下，目视前方。然后上动不停。两臂充分外旋，掌心向外；头向左后转，动作略停；目视左斜后方。

动作要点二：松腰沉髋。身体重心缓缓下降；两腿膝关节微屈；同时，两臂内旋按于髋旁，掌心向下，指尖向前；目视前方。

动作要点三：同动作一，左右相反。

动作要点四：同动作二。

本式一左一右为1遍，共做3遍。第3遍最后一动时，两腿膝关节微屈；同时，两掌捧于腹前，指尖相对，掌心向上；目视前方。

操作提示：头向上顶，肩向下沉。转头不转体，旋臂，两肩后张。

第五式　摇头摆尾去心火

动作要点一：接上式。身体重心左移；右脚向右开步站立，两腿膝关节自然伸直；同时，两掌上托与胸同高时，两臂内旋，两掌继续上托至头上方，肘关节微屈，掌心向上，指尖相对；目视前方。

动作要点二：上动不停。两腿徐缓屈膝半蹲成马步；同时，两臂向两侧下落，两掌扶于膝关节上方，肘关节微屈，小指侧向前；目视前方。

动作要点三：身体重心向上稍升起，而后右移；上体先向右倾，随之俯身；目视右脚。

动作要点四：上动不停。身体重心左移；同时，上体由右向前、向左旋转；目视右脚。

动作要点五：身体重心右移，成马步；同时，头向后摇，上体立起，随之下颏微收；目视前方。

动作要点六至动作要点八：同动作三至动作五，左右相反。

本式一左一右为1遍，共做3遍。做完3遍后，身体重心左移，右脚回收成开步站立，与肩同宽；同时，两掌向外经两侧上举，掌心相对；目视前方。随后松腰沉髋，身体重心缓缓下降。两腿膝关节微屈；同时屈肘，两掌经面前下按至腹前，掌心向下，指尖相对；目视前方。

操作提示：马步下蹲要收髋敛臀，上体中正。摇转时，颈部与尾闾对拉伸长，好似两个轴在相对运转，速度应柔和缓慢，动作圆活连贯。年老或体弱者要注意动作幅度，不可强求。

第六式　两手攀足固肾腰

动作要点一：接上式。两腿挺膝伸直站立；同时，两掌指尖向前，两臂向前、向上举起，肘关节伸直，掌心向前；目视前方。

动作要点二：两臂外旋至掌心相对，屈肘，两掌下按于胸前，掌心向下，指尖相对；目视前方。

动作要点三：上动不停。两臂外旋，两掌心向上，随之两掌掌指顺腋下向后插；目视前方。

动作要点四：两掌心向内沿脊柱两侧向下摩运至臀部；随之上体前俯，两掌继续沿腿后向下摩运，经脚两侧置于脚面；抬头，动作略停；目视前下方。

本式一上一下为1遍，共做6遍。做完6遍后，上体立起；同时，两臂向前、向上举起，肘关节伸直，掌心向前；目视前方。随后松腰沉髋，身体重心缓缓下降；两腿膝关节微屈；同时，两掌向前下按至腹前，掌心向下，指尖向前；目视前方。

操作提示：反穿摩运要适当用力，至足背时松腰沉肩，两膝挺直，向上起身时手臂主动上举，带动上体立起。年老或体弱者可根据身体状况自行调整动作幅度，不可强求。

第七式　攒拳怒目增气力

接上式。身体重心右移，左脚向左开步；两腿徐缓屈膝半蹲成马步；同时，两掌握固，抱于腰侧，拳眼朝上；目视前方。

动作要点一：左拳缓慢用力向前冲出，与肩同高，拳眼朝上；瞪目，视左拳冲出方向。

动作要点二：左臂内旋，左拳变掌，虎口朝下；目视左掌。左臂外旋，肘关节微屈；同时，左掌向左缠绕，变掌心向上后握固；目视左拳。

动作要点三：屈肘，回收左拳至腰侧，拳眼朝上；目视前方。

动作要点四至动作要点六：同动作一至动作三，唯左右相反。

本式一左一右为1遍，共做3遍。做完3遍后，身体重心右移，左脚回收成并步站立；同时，两拳变掌，自然垂于体侧；目视前方。

操作提示：马步的高低可根据自己的腿部力量灵活掌握。冲拳时要怒目瞪眼，注视冲出之拳，同时脚趾抓地，拧腰顺肩，力达拳面；拳回收时要旋腕，五指用力抓握。

第八式　背后七颠百病消

动作要点一：接上式。两脚跟提起；头上顶，动作略停；目视前方。

动作要点二：两脚跟下落，轻震地面；目视前方。

本式一起一落为1遍，共做7遍。

操作提示：上提时脚趾要抓地，脚跟尽力抬起，两腿并拢，百会穴上顶，略有停顿，要掌握好平衡。脚跟下落时，咬牙，轻震地面，动作不要过急。

收势

动作要点一：接上式。两臂内旋，向两侧摆起，与髋同高，掌心向后；目视前方。

动作要点二：两臂屈肘，两掌相叠置于丹田处（男性左手在内，女性右手在内），目视前方。

动作要点三：两臂自然下落，两掌轻贴于腿外侧；目视前方。

2. 应用

八段锦不仅可强身健体，舒筋活络，对疾病也有一定的治疗作用。如有胸闷、急躁易怒、两胁胀痛、头晕耳鸣表现的肝郁气滞的病人可选择练习一、二式；脘腹胀痛，食少纳呆，恶心呕吐，消化不良等有脾虚气滞表现的，可练习二、三式。健康人可全套锻炼。

（四）太极拳

太极拳是我国武术的一种，是强身健体的著名养生导引功法之一。关于太极拳的起源和创始人，众说纷纭。1956年原国家体育运动委员会组织太极拳专家，以杨式太极拳作为动作素材，编成易记、易练、易学的“简化太极拳”套路，此套太极拳动作保持了杨式太极拳的风格，充分展现了太极拳动作的柔和、缓慢、自然、协调的特点。同时也体现出太极拳健身、养生、防病等特有功效。

1. 动作

第一组

（1）起势

①身体直立，两脚与肩同宽，脚尖向前；两臂自然下垂，两手放在大腿的外侧；意守丹田，双眼向前平视。

②两臂缓慢向前平举，两手抬高与肩平，并与肩同宽，手心向下。

③上体保持正直，两腿屈膝下蹲；同时两掌轻轻下按，两肘下垂与两膝相对；两眼平视前方；全脚着地。

（2）野马分鬃

①上体微向右转，身体重心移至右腿；同时右臂收到胸前平屈，手心向下，左手经体前向右下划弧放在右手下，手心向上，两手心相对成抱球状；左脚随即收到右脚内侧，脚尖点地；眼看右手。

②上体微向左转，左脚向左前方迈出，右脚跟后蹬，右腿自然伸直，成左弓步；同时上体向左转，左右手随转体慢慢分别向左上、右下分开，左手抬高与眼平。此时手心斜向上，肘微屈；右手落在右胯旁，肘也微屈，手心向下，指尖向前；眼看左手。

③上体慢慢后坐，身体重心移到右腿，左脚尖翘起，微向外撇大约45°～60°，随后脚掌慢慢踏实，左腿慢慢前弓，身体左转，身体重心再移至左腿；同时左手翻掌向下，左臂收在胸前平屈，右手向左上划弧放在左手下，两手心相对成抱球状；右脚随即收到左脚内侧，脚

尖点地；眼看左手。

④右腿向前方迈出，左腿自然伸直，成右弓步；同时上体右转，左右手随体分别慢慢向左下、右上分开，右手高与眼平，手心斜向上，微屈肘；左手落在左胯旁。肘微屈，手心向下，指尖向前；眼看右手。

⑤与③同解，左右相反。

⑥与④同解，左右相反。

（3）白鹤亮翅

①上体微向左转，左手翻掌向下，左臂平屈至胸前，右手向左上划弧，手心转向上，与左手成抱球状；眼看左手。

②右脚跟进半步，上体后坐，身体重心移至后腿，上体先向右转，面向右前方，眼看右手；然后左脚稍向前移，脚尖点地，成左虚步，同时上体再微向左转，面向前方，两手随转体慢慢向右上左下分开，右手上提停于额上，左手落于左胯前，手心向下，手指尖向前；目平看前方。

第二组

（4）左右搂膝拗步

①右手从体前下落，由下向后上方划弧至右肩外，手与耳同高，手心斜向上；左手由左下向上，向右下划弧至右胸前，手心斜向下；同时上体先微向左，再向右转；左脚收至右脚内侧，脚尖点地，眼看右手。

②上体左转，左脚向前稍偏左迈出成弓步；同时右手屈回由耳侧向前推出，与鼻尖平，左手向下由左膝前搂过落于左胯旁，指尖向前；目看右手手指。

③右腿缓慢屈膝，上体后坐，身体重心移至右腿，左脚尖翘起向外撇，随后脚掌慢慢踏实，左腿前弓，身体左转，身体重心移至左腿，右脚收到左脚内侧，脚尖点地；同时左手向外翻掌，由左后向上划弧至左肩外侧，肘微屈，手与耳同高，手心斜向上；右手随转体向上，向左下划弧落于左胸前，手心斜向下；目看左手。

④与②同解，左右相反。

⑤与③同解，左右相反。

⑥与②同解，左右相反。

（5）手挥琵琶　右脚跟前进半步，上体后坐，身体重心转到右腿上，上体半面向右转，左脚稍提起移向前，变成左虚步，脚跟着地，脚尖翘起，微屈膝部；同时左手由左下向上挑举，高度与鼻尖相平，掌心向右，微屈臂；右手收回放在左臂肘部里侧，掌心向左；眼看左手食指。

（6）左右倒卷肱

①上体右转，右手翻掌，手心向上，经腹前由下向后上方划弧平举，微屈臂，左手随即翻掌向上；双眼视线随之向右转体，先向右看，再转向前方看左手。

②右臂屈肘向前，右手从耳侧向前推出，手心向前，左臂屈肘后撤，手心向上，撤到左肋外侧；同时左腿轻轻提起向后，偏左退一步，脚尖先着地，然后全脚慢慢踏实，身体重心移至左腿上，成右虚步，右脚随即转体以脚掌为轴扭正；眼看右手。

③上体微向左转，同时左手随转体向后上方划弧平举，手心向上，右手随之翻掌，掌心向上；眼随转体先向左看，再转向前方看右手。

④与②同解，左右相反。

⑤与③同解，左右相反。

⑥与②同解。

⑦与③同解。

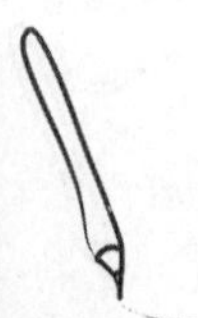

⑧与②同解，左右相反。

第三组

（7）左揽雀尾

①上体稍向右转，右手随转体向后上方划弧平举，手心向上，左手放松，手心向下；目视左手。

②身体继续向右转，左手自然下落，逐渐翻掌经腹前划弧到右肋前，手心向上，右臂屈肘，手心转向下，收到右胸前，两手相对成抱球状；同时身体重心落到右腿上，左脚收至右脚内侧，脚尖点地；眼看右手。

③上体稍向左转，左脚向左前方迈出，上体继续向左转，右腿自然蹬直，左腿屈膝，成左弓步；同时左臂向左前方掤出，左臂平屈成弓形，用前臂外侧和手背向前方推出，与肩平，手心向后；右手向右下落放于右胯旁，手心向下，指尖向前；眼看左前臂。

④身体稍向左转，左手随即前伸翻掌向下，右手翻掌向上，经腹前向上向前伸到前臂的下方；然后两手下捋，上体向右转，两手经腹前向后上方划弧，直至右手手心向上，与肩平齐，左臂平屈于胸前，手心向后；身体重心移至右腿；眼看右手。

⑤上体稍向左转，右臂屈肘折回，右手附于左手腕里侧距离约有5cm，上体继续向左转，双手同时向前慢慢挤出，左手心向后，右手心向前，左前臂要保持半圆；同时身体重心逐渐前移变成左弓步；眼看左手腕。

⑥左手翻掌，手心向下，右手经左腕上方向前、向右伸出，与左手齐，手心向下，两手左右分开，与肩同宽；随后右腿屈膝，上体慢慢后坐，身体重心移至右腿上，左脚尖翘起；同时两手屈肘回收到腹前，手心向前下方；眼向前平看。

⑦上一式不停，身体重心慢慢前移，同时两手向前、向上按出，掌心向前；左腿前弓成左弓步；眼平视前方。

（8）右揽雀尾

①上体向后坐并向右转，身体重心移到右腿，左脚尖向里扣；右手向右平行划弧到右侧，然后由右下经腹前向左上划弧到左肋前，手心向上；左臂平屈到胸前，左手掌向下与右手成抱球状；同时身体重心移到左腿上，右脚收到左脚内侧，脚尖点地；目视左手。

②与“左揽雀尾”③同解，左右相反。

③与“左揽雀尾”④同解，左右相反。

④与“左揽雀尾”⑤同解，左右相反。

⑤与“左揽雀尾”⑥同解，左右相反。

⑥与“左揽雀尾”⑦同解，左右相反。

第四组

（9）单鞭

①上体向后坐，身体重心逐渐移到左腿上，右脚尖向里扣；同时左转上体，两手左高右低，向左画弧形运转，直至左臂平举，伸到身体左侧，手心向左，右手经腹前运到左肋前，手心向后上方；目视左手。

②身体重心再逐渐移到右腿上，上体向右转，左脚向右脚靠拢，脚尖点地；同时右手向右上方划弧，手心由里转向外，到右侧上方时变成勾手，臂与肩同平；左手向下，经腹前向右上划弧停到右肩前，手心向里；目视左手。

③上体稍向左转，左脚向左前方迈出，右脚跟后蹬，成左弓步；身体重心移向左腿时，左掌随着上体的继续左转慢慢翻掌向前推出，手心向前，手指与眼相平，臂微屈；目视左手。

（10）云手

①身体重心移到右腿上，身体逐渐向右转，左脚尖向里扣；左手经腹前部向右上划弧到

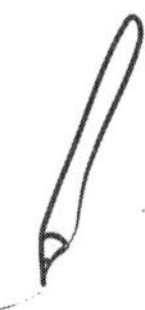

右肩前，手心斜向后，同时右手变掌，手心向右前；目视左手。

②上体缓慢向左转，身体重心随之左移；左手由脸前向左侧运转，手心逐渐转向左方；右手由右下经腹前向左上划弧到左肩前，手心斜向后；同时右脚靠近左脚，成小开步，两脚距离 10～20cm；目视右手。

③上体接着向右转，同时左手经腹前向右上划弧到右肩前，手心斜向后；右手向右侧运转，手心翻转向右；随之左腿向左横跨一步；目视左手。

④与②同解。

⑤与③同解。

⑥与②同解，云手左右各 3 次。

（11）单鞭

①上体向右转，右手随之向右运转，到右侧上方时变成勾手；左手经腹前向右上划弧到右肩前，手心向内；身体重心落在右腿上，左脚尖点地；目视左手。

②上体稍向左转，左脚向左前侧迈出，右脚跟后蹬，成左弓步；身体重心移向左腿的同时，上体继续左转，左掌慢慢翻转向前推出，成“单鞭”式。

第五组

（12）高探马

①右脚跟进半步，身体重心后移到右腿；右手由勾手变成掌，两手心翻转向上，两肘稍屈；身体微向右转，左脚跟逐渐离地；目视左前方。

②上体稍微向左转，面向前方；右掌经右耳旁向前推出，手心向前，手指与眼同高；左手收至左侧腰前，手心向上；同时左脚微向前移，脚尖点地，成左虚步；目视右手。

（13）右蹬脚

①左手的手心向上，前伸到右手腕背面，两手相互交叉，随即向两侧分开并向下划弧，手心斜向下；同时左脚提起向左前侧迈步，脚尖外撇；身体重心前移，右腿自然蹬直，成左弓步；目视前方。

②两手由外圈向里划弧，两手交叉合抱于胸前，右手在外，两手手心向后；同时右脚向左脚靠拢，脚尖点地；眼睛平看右前方。

③两臂左右划弧分开平举，肘部稍屈，两手手心向外；同时右腿屈膝提起，右脚向右前方缓慢蹬出；目视右手。

（14）双峰贯耳

①右腿收回，屈膝平举，左手由后向上、向前下落到体前，两手心均翻转向上，两手同时向下划弧，分落在右膝盖两侧；目视前方。

②右脚向右前方落下，身体重心渐前移，成右弓步，面向右前方；同时两手下落，慢慢变拳，分别从两侧向上、向前划弧到面部前方，成钳形状，两拳相对，高度与耳齐，拳眼斜向内下，两拳中间距离约 10～20cm；目视右掌。

（15）转身左蹬脚

①左腿屈膝向后坐，身体重心移到左腿，上体向左转，右脚尖向里扣；同时两手由拳变掌，由上向左右划弧分开平举，手心向前；目视左手。

②身体重心再移到右腿，左脚收到右脚内侧，脚尖点地；同时两手由外圈向里圈划弧合抱于胸前，左手在外，手心均向后；眼睛平看左方。

③两臂左右划弧分开平举，肘部稍屈，手心均向外；同时左腿屈膝提起，左脚向左前方慢慢蹬出；目视左手。

第六组

（16）左下式独立

①左腿收回平屈，上体右转；右掌变成勾手，左掌向上、向右划弧下落，立于右肩前，掌心斜向后；目视右手。

②右腿缓慢屈膝下蹲，左腿由内向左偏后伸出，成左仆步；左手下落掌心向外，向左下顺左腿内侧向前穿出；目视左手。

③身体重心向前移，左脚跟为轴，脚尖向外撇，左腿前弓，右腿后蹬，右脚尖向里扣，上体微向左转并向前起身；同时左臂继续向前伸出立掌，掌心向右，右勾手下落，勾手尖向后；目视左手。

④右腿缓慢提起平屈，成左独立式；同时右勾手变成掌，并由后下方顺右腿外侧向前弧形摆出，屈臂立于右腿上方，肘与膝相对，手心向左；左手落于左胯旁，手心向下，指尖向前；目视右手。

（17）右下式独立

①右脚下落于左脚前，脚掌着地，然后以左脚前掌为轴，脚跟转动，身体随之左转；同时左手向后平举变成勾手，右掌随着转体向左侧划弧，立于左肩前，掌心斜向后；目视左手。

②与“左下式独立”②同解，左右相反。

③与“左下式独立”③同解，左右相反。

④与“左下式独立”④同解，左右相反。

第七组

（18）左右穿梭

①身体稍向左转，左脚向前落地，脚尖外撇，右脚跟离地，两腿屈膝成半坐盘式；同时两手在左胸前成抱球状，左上右下；然后右脚收到左脚的内侧，脚尖点地；眼睛看左前臂。

②身体向右转，右脚向右前方迈出，屈膝弓腿，成右弓步；同时右手由脸前向上举，并翻掌停在右额前，手心斜向上；左手先向左下再经体前向前推出，高度与鼻尖相平，手心向前；目视左手。

③身体重心稍向后移，右脚尖略向外撇，随即身体重心移至右腿，左脚跟进，停于右脚内侧，脚尖点地；同时两手在右胸前成抱球状，右上左下；眼睛看右前臂。

④与②同解，左右相反。

（19）海底针　右脚向前跟进半步，身体重心移到右腿，左脚微向前移，脚尖点地，成左虚步；同时身体微向右转，右手下落，经体前向后、向上提抽到肩，上耳旁，再随身体向左转，由右耳旁斜向前下方插出，掌心向左，指尖斜向下，同时，左手向前、向下划弧落于左胯旁，手心向下，指尖向前；目视前下方。

（20）闪通臂　上体微向右转，左脚向前迈出，屈膝弓腿成左弓步；同时右手由体前上提，屈臂上举，停于右额前上方，掌心翻转，斜向上，拇指朝下；左手上起，经胸前，向前推出，高度与鼻尖相平，手心向前；目视左手。

第八组

（21）转身搬拦捶

①上体向后坐，身体重心移到右腿上，左脚尖向里扣，身体向右后转，然后身体重心再移到左腿上；同时，右手随着转体向右、向下变拳，经腹前，划弧到左肋旁，拳心向下；左掌上举至头前，拳心斜向上；目视前方。

②向右转体，右拳经胸前，向前翻转，撇出，拳心向上；左手下落到左胯旁，掌心向下，指尖向前；同时右脚收回后，切勿停顿或脚尖点地，即向前迈出，脚尖外撇；目视右拳。

③身体重心移到右腿上，左脚向前迈一步；左手上起，经左侧，向前上划弧拦出，掌心

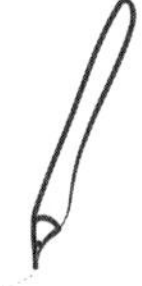

向前下方；同时右拳，向右划弧收到右腰旁，拳心向上；目视左手。

④左腿前弓成左弓步，同时右拳向前打出，拳眼向上，高度与胸相平，左手附于右前臂里侧；目视右拳。

（22）如封似闭

①左手由右腕向前伸出，右手由拳变掌，两手心逐渐翻转，向上并慢慢分开回收；与此同时身体向后坐，左脚尖翘起，身体重心移到右腿；目视前方。

②两手在胸前翻掌，向下经腹前，再向上、向前推出，腕部同肩相平，手心向前；左腿屈膝前弓，成左弓步；目视前方。

（23）十字手

①微屈右膝向后坐，身体重心移到右腿，左脚尖向里扣，向右转体；右手随着转体动作向右平摆划弧，与左手成两臂侧平举，掌心向前，肘部稍屈；与此同时，右脚尖随着转体，向外撇，成右侧弓步；目视右手。

②重心再缓慢移到左腿，右脚尖向里扣，随即向左收回，两脚与肩同宽，两腿逐渐蹬直，成开立步；与此同时，两手向下，经腹前，向上划弧，交叉合抱于胸前，两臂撑圆，腕抬高同肩平，右手在外，成十字手，手心向后；目视前方。

（24）收势　两手向外翻掌，手心向下，两臂缓慢下落，停于身体两侧；目视前方（结束）。

2. 应用

简化太极拳因其动作轻柔缓慢，简便易学，被广泛流传，如能坚持练习，可使脏腑调和，气机调畅，阴阳平衡，身体强壮，具有良好保健作用。本功法主要适合中老年人以及高龄老人练习，特别适合冠心病、高血压病等慢性疾病的保健。此外，进行太极拳锻炼，要注意以下要领：①动作要柔和连贯，劲力要均匀。②呼与吸相配合，集中意念，以意导动。③锻炼时保持体位，用身体带动臂，自如舒展。④动作要协调，刚中有柔，柔中有刚，刚柔并济。总之，太极拳要做到手、眼、头、脚的配合，动作要做到沉匀、连缓，姿势要柔和自如。对于每一式动作的图解以及掌握的要点，可以参考相关太极拳著作。

（五）易筋经

易筋经是我国古代流传下来，被广大人民群众所喜爱的一种健身功法。易筋经相传为达摩所创。本节介绍的易筋经，将科学性与普及性融于一体。动作连贯，注重拔骨伸筋，刚柔并济；在呼吸方面力求自然，动与息相融；以形导气，意随形动；易学易练，健身效果显著。

1. 功法

预备势

动作要点一：两脚并拢站立，两手自然垂于体侧；下颏微收，百会虚领，唇齿合拢，舌自然平贴于上腭；目视前方。

动作要点二：全身放松，身体中正，呼吸自然，目光内含，心平气和。

第一式　韦驮献杵第一式

动作要点一：左脚向左侧开半步，约与肩同宽，两膝微屈，成开立姿势；两手自然垂于体侧。

动作要点二：两臂自体侧向前抬至前平举，掌心相对，指尖向前。

动作要点三四：两臂屈肘，自然回收，指尖向斜前上方约30°，两掌合于胸前，掌根与膻中穴同高，虚腋；目视前下方。

操作提示：要求松肩虚腋。两掌合于胸前，应稍停片刻，以达气定神敛之功效。

第二式　韦驮献杵第二式

动作要点一：接上式。两肘抬起，两掌伸平，手指相对，掌心向下，掌臂约与肩呈水平。

动作要点二：两掌向前伸展，掌心向下，指尖向前。

动作要点三：两臂向左右分开至侧平举，掌心向下，指尖向外。

动作要点四：五指自然并拢，坐腕立掌；目视前下方。

操作提示：两掌外撑，力在掌根。坐腕立掌时，脚趾抓地。自然呼吸，气定神敛。

第三式　韦驮献杵第三式

动作要点一：接上式。松腕，同时两臂向前平举内收至胸前平屈，掌心向下，掌与胸相距约一拳；目视前下方。

动作要点二：两掌同时内旋，翻掌至耳垂下，掌心向上，虎口相对，两肘外展，约与肩平。

动作要点三：身体重心前移至前脚掌支撑，提踵；同时，两掌上托至头顶，掌心向上，展肩伸肘；微收下颏，舌抵上腭，咬紧牙关。

动作要点四：静立片刻。

操作提示：两掌上托时，前脚掌支撑，力达四肢，下沉上托，脊柱竖直，同时身体重心稍前移。年老体弱者可自行调整两脚提踵的高度。上托时，意想通过“天门”观注两掌，目视前下方，自然呼吸。

第四式　摘星换斗

左摘星换斗式

动作要点一：接上式。两脚跟缓缓落地；同时，两手握拳，拳心向外，两臂下落至侧上举；随后两拳缓缓伸开变掌，掌心斜向下，全身放松；目视前下方；身体左转；屈膝；同时，右臂上举经体前下摆至左髋关节外侧“摘星”，右掌自然张开；左臂经体侧下摆至体后，左手背轻贴命门；目视右掌。

动作要点二：直膝，身体转正；同时，右手经体前向额上摆至头顶右上方，松腕，肘微屈，掌心向下，手指向左，中指尖垂直于肩髃穴；左手背轻贴命门，意注命门；右臂上摆时眼随手走，定式后目视掌心；静立片刻，然后两臂向体侧自然伸展。

右摘星换斗式

右摘星换斗式与左摘星换斗式动作相同，方向相反。

操作提示：转身以腰带肩，以肩带臂；目视掌心，意注命门，自然呼吸；颈、肩病患者，动作幅度的大小可灵活掌握。

第五式　倒拽九牛尾式

右倒拽九牛尾式

动作要点一：接上式。双膝微屈，身体重心右移，左脚向左侧后方约45°撤步；右脚跟内转，右腿屈膝成右弓步；同时，左手内旋，向前、向下划弧后伸，小指到拇指逐个相握成拳，拳心向上；右手向前上方划弧，伸至与肩平时小指到拇指逐个相握成拳，拳心向上，稍高于肩；目视右拳。

动作要点二：身体重心后移，左膝微屈；腰稍右转，以腰带肩，以肩带臂；右臂外旋，左臂内旋，屈肘内收；目视右拳。

动作要点三：身体重心前移，屈膝成弓步；腰稍左转，以腰带肩，以肩带臂，两臂放松前后伸展；目视右拳。

重复动作二至动作三3遍。

动作要点四：身体重心前移至右脚，左脚收回，右脚尖转正，成开立姿势；同时，两臂自然垂于体侧；目视前下方。

左倒拽九牛尾式

左倒拽九牛尾式与右倒拽九牛尾式动作、次数相同，方向相反。

操作提示：以腰带肩，以肩带臂，力贯双膀。腹部放松，目视拳心。前后拉伸，松紧适宜，并与腰的旋转紧密配合。后退步时，注意掌握重心，身体平稳。

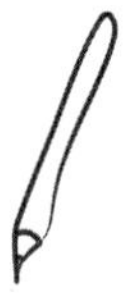

第六式　出爪亮翅式

动作要点一：接上式。身体重心移至左脚，右脚收回，成开立姿势；同时，右臂外旋，左臂内旋，摆至侧平举，两掌心向前，环抱至体前，随之两臂内收，两手变柳叶掌立于云门穴前，掌心相对，指尖向上；目视前下方。

动作要点二：展肩扩胸，然后松肩，两臂缓缓前伸，并逐渐转掌心向前，成荷叶掌，指尖向上；瞪目。

动作要点三：松腕，屈肘，收臂，立柳叶掌于云门穴；目视前下方。

重复动作二至动作三，3～7遍。

操作提示：出掌时身体正直，瞪眼怒目，同时两掌运用内劲前伸，先轻如推窗，后重如排山；收掌时如海水还潮。注意出掌时为荷叶掌，收掌于云门穴时为柳叶掌。

第七式　九鬼拔马刀式

右九鬼拔马刀式

动作要点一：接上式。躯干右转；同时，右手外旋，掌心向上；左手内旋，掌心向下；随后右手由胸前内收经右腋下后伸，掌心向外；同时，左手由胸前伸至前上方，掌心向外；躯干稍左转；同时，右手经体侧向前上摆至头前上方后屈肘，由后向左绕头半周，掌心掩耳；左手经体左侧下摆至左后，屈肘，手背贴于脊柱，掌心向后，指尖向上；头右转，右手中指按压耳廓，手掌扶按玉枕；目随右手动，定式后视左后方。

动作要点二：身体右转，展臂扩胸；目视右上方，动作稍停。

动作要点三：屈膝；同时，上体左转，右臂内收，含胸；左手沿脊柱尽量上推；目视右脚跟，动作稍停，重复二至三动作3遍。

动作要点四：直膝，身体转正；右手向上经头顶上方向下至侧平举，同时，左手经体侧向上至侧平举，两掌心向下；目视前下方。

左九鬼拔马刀式

左九鬼拔马刀式与右九鬼拔马刀式动作、次数相同，方向相反。

操作提示：动作对拔拉伸，尽量用力；身体自然弯曲转动，协调一致。扩胸展臂时自然吸气，松肩合臂时自然呼气。两臂内合、上抬时自然呼气，起身展臂时自然吸气。高血压、颈椎病患者和年老体弱者，头部转动的角度应小，且轻缓。

第八式　三盘落地式

左脚向左侧开步，两脚于肩同宽，脚尖向前；目视前下方。

动作要点一：屈膝下蹲；同时，沉肩、坠肘，两掌逐渐用力下按至约与环跳穴同高，两肘微屈，掌心向下，指尖向外；目视前下方；同时，口吐“嗨”音，音吐尽时，舌尖向前轻抵上下牙之间，终止吐音。

动作要点二：翻掌心向上，肘微屈，上托至侧平举；同时，缓缓起身直立；目视前方。

重复动作一至动作二，3遍。第1遍微蹲；第2遍半蹲；第3遍全蹲。

操作提示：下蹲时，松腰、裹臀，两掌如负重物；起身时，两掌如托千斤重物。下蹲依次加幅度。年老和体弱者下蹲深度可灵活掌握，年轻体健者可半蹲或全蹲。下蹲与起身时，上体始终保持正直，不应前俯或后仰。吐“嗨”音时，口微张，上唇着力压龈交穴，下唇松，不着力于承浆穴，音从喉部发出。瞪眼闭口时，舌抵上腭，身体中正安舒。

第九式　青龙探爪式

左青龙探爪式

动作要点一：接上式。左脚收回半步，约与肩同宽；两手握固，两臂屈肘内收至腰间，拳轮贴于章门穴，拳心向上；目视前下方；然后右拳变掌，右臂伸直，经下向右侧外展，略低于肩，掌心向上；目随手动。

动作要点二：右臂屈肘、屈腕，右掌变“龙爪”，指尖向左，经下颏向身体左侧水平伸出，目随手动；躯干随之向左转约 90°；目视右掌指所指方向。

动作要点三：“右爪”变掌，随之身体左前屈，掌心向下按至左脚外侧；目视下方；躯干由左前屈转至右前屈，并带动右手经左膝或左脚前划弧至右膝或右脚外侧，手臂外旋，掌心向前，握固；目随手动视下方。

动作要点四：上体抬起，直立；右拳随上体抬起收于章门穴，拳心向上；目视前下方。

右青龙探爪式

右青龙探爪式与左青龙探爪式动作相同，方向相反。

操作提示：①伸臂探“爪”，下按划弧，力注肩背，动作自然、协调，一气呵成；②目随“爪”走，意存“爪”心；③年老和体弱者前俯下按或划弧时，可根据自身状况调整幅度。

第十式　卧虎扑食式

左卧虎扑食式

动作要点一：接上式。右脚尖内扣约 45°，左脚收至右脚内侧成丁字步；同时，身体左转约 90°；两手握固于腰间章门穴不变；目随转体视左前方。

动作要点二：左脚向前迈一大步，成左弓步；同时，两拳提至肩部云门穴，并内旋变“虎爪”，向前扑按，如虎扑食，肘稍屈；目视前方。

动作要点三：躯干由腰到胸逐节屈伸，重心随之前后适度移动；同时，两手随躯干屈伸向下、向后、向上、向前绕环一周；随后上体下俯，两“爪”下按，十指着地；后腿屈膝，脚趾着地；前脚跟稍抬起；随后塌腰、挺胸、抬头、瞪目；动作稍停，目视前上方。

动作要点四：起身，双手握固收于腰间章门穴；身体重心后移，左脚尖内扣约 135°；身体重心左移；同时，身体右转 180°，右脚收至左脚内侧成丁字步。

右卧虎扑食式

右卧虎扑食式与左卧虎扑食式动作相同，方向相反。

操作提示：用躯干的涌动带动双手前扑绕环。抬头、瞪目时，力达指尖，腰背部成反弓形。年老体弱者可根据自身状况调整动作幅度。

第十一式　打躬式

动作要点一：接上式。起身，身体重心后移，随之身体转正；右脚尖内扣，脚尖向前，左脚收回，成开立姿势；同时，两手随身体左转放松，外旋，掌心向前，外展至侧平举后，两臂屈肘，两掌掩耳，十指扶按枕部，指尖相对，以两手食指弹拨中指击打枕部 7 次（鸣天鼓）；目视前下方。

动作要点二：身体前俯由头经颈椎、胸椎、腰椎、骶椎，由上向下逐节缓缓牵引前屈，两腿伸直；目视脚尖，停留片刻。

动作要点三：由骶椎至腰椎、胸椎、颈椎、头，由下向上依次缓缓逐节伸直后成直立；同时两掌掩耳。十指扶按枕部，指尖相对；目视前下方。

重复动作二至动作三，3 遍，逐渐加大身体前屈幅度，并稍停。第 1 遍前屈小于 90°，第 2 遍前屈约 90°，第 3 遍前屈大于 90°。

操作提示：体前屈时，直膝，两肘外展；体前屈时，脊柱自颈向前拔伸卷曲如勾；后展时，从尾椎向上逐节伸展；年老体弱者可据自身状况调整前屈幅度。

第十二式　掉尾式

接上式。起身直立后，两手猛然拔离开双耳（拔耳）。手臂自然前伸，十指交叉相握，掌心向内；屈肘，翻掌前伸，掌心向外；然后屈肘，转掌心向下内收于胸前；身体前屈塌腰、抬头，两手交叉缓缓下按；目视前方。年老和体弱者身体前屈，抬头，两掌缓缓下按可至

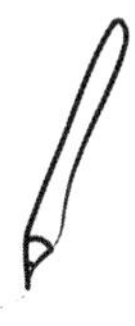

膝前。

动作要点一：头向左后转，同时，臀向左前扭动；目视尾闾。

动作要点二：两手交叉不动，放松还原至体前屈。

动作要点三：头向右后转，同时，臀向右前扭动；目视尾闾。

动作要点四：两手交叉不动，放松还原至体前屈。

重复动作一至动作四，3 遍。

操作提示：转头扭臀时，头与臀部做相向运动。

收势

动作要点一：接上式。两手松开，两臂外旋；上体缓缓直立；同时，两臂伸直外展成侧平举，掌心向上，随后两臂上举，肘微屈，掌心向下；目视前下方。

动作要点二：松肩，屈肘，两臂内收，两掌经头、面、胸前下引至腹部，掌心向下；目视前下方。

重复动作一至动作二，3 遍。

两臂放松还原，自然垂于体侧；左脚收回，并拢站立；舌抵上腭；目视前方。

2. 应用

易筋经是强身健体基本功法。此功法的练习，可激活人身气机，提高正气，不仅可以练气，还佐以练力，坚持练功可以使气力倍增，且此功法还有使经络疏通，气机运行，健身防病的作用。每天可练习 1～2 次。初练者先要熟练姿势，再配合呼吸、意念与姿势的锻炼，最后达到三调合一。可根据个人的体质和体力情况灵活掌握练功的运动量，逐渐增量，切勿操之过急。中老年人练此功时，不能向上提气，提足跟的动作也可以不做，避免引起血压骤然升高、头痛等。心脑血管病人练习功法时宜少用力多用意，每一式都应量力而行。

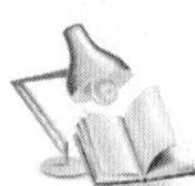

本节小结

1. 本节主要介绍传统功法的健身原则以及形式。

2. 熟悉各功法的作用；了解传统功法的健身原则，可以指导护理对象进行功法养生康复实践。

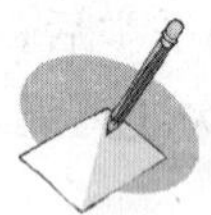

目标检测

选择题

A1 型题

1. 五禽戏是我国最有代表性的运动疗法，其创编者是（　　）

A. 张仲景　　B. 孙思邈　　C. 李时珍　　D. 朱丹溪　　E. 华佗

2. “养生之道，不欲食后便卧，及终日稳坐，皆能凝结气血，久即损寿。”出自（　　）

A.《老老恒言》　　B.《摄生消息论》

C.《寿世保元·饮食篇》　　D.《素问·上古天真论》

E.《寿世保元》

3. 生命本源来自于（　　）的升降出入

A. 精　　B. 血　　C. 津　　D. 液　　E. 神

X 型题

1. 五禽戏模仿的哪五种动物（　）

A. 熊　　B. 鸟　　C. 鹿　　D. 猿　　E. 虎

2. 传统功法具有什么特点（　　）

A. 刚柔相济　　B. 内外兼修　　C. 动静结合　　D. 调和阴阳　　E. 内养气血

3. 传统功法的基本理论包括（　　）

A. 调和脏腑　　B. 精气流通　　C. 因时制宜　　D. 形神共养　　E. 动静结合

第七节　自然养生康复

学习目标

知识要求

1. 掌握　各种自然养生康复法的概念、功效原理和适应证。
2. 熟悉　自然养生康复法的注意事项。
3. 了解　各种自然养生康复法的分类。

自然康复法是指在医学领域研究应用自然的物理和化学因子，如日光、气候、海水、矿泉水、治疗泥、树木及森林、花卉、景观等，以影响机体，促进疾病的痊愈和身心健康的一种方法。其中利用自然之物如矿泉、泥土、砂石的康复治疗作用，侧重于治病；利用天然环境如日光、空气、森林、海水、洞穴，侧重于疗养，适宜于老弱病残者。

应用自然界的力量治病的方法源于古希腊，自然养生康复的发展历史源远流长。东汉王充《论衡·谈天篇》有云："天地，含气之自然也"，《黄帝内经》提出："人以天地之气生，四时之法成"，说明人与自然息息相通，已认识到人的生存与自然环境的密切关系，人们借助自然界中具有治疗意义的天然之物，针对某些康复病证进行疗养，可以达到防病、治病和养病的目的。如明代医学家李时珍《本草纲目·水部》所言："人乃地产，资禀与山川之气相为流通，而美恶寿夭，亦相关涉。金石草木，尚随水土之性，而况万物之灵者乎"。

一、日光疗法

日光疗法，又称日光浴疗法。日光疗法是利用天然太阳光照射身体的一部分或全部，来防治疾病的一种方法。通过日光的照射，可以调节人体的机能，促进身心健康。利用阳光健身治病在我国自古以来就极为重视，并积累了丰富的经验。公元前 468 ~ 前 376 年成书的《墨经》已有关于光学性能，如光的直线行进、反射等描述，被认为是世界上最早的光学理论。《素问·四气调神大论篇》中有利用日光防病治病、进行养生的记载，记载有夏天要"夜卧早起，无厌于日"，冬天要"早卧晚起，必待日光"等。唐代著名医学家孙思邈在《千金要方·卷五》中写到："凡天和暖无风之时，令母将儿于日中嬉戏，数见风日，则血凝气刚，肌肉牢密，堪耐风寒，不致疾病。若常藏在帷帐之中，重衣温暖，譬犹阴地之草木，不见风日，软脆不堪风寒也"，指出日光能强身健魄，防病治病。清代医家赵学敏《本草纲目拾遗·卷二》中专门列了"太阳火"一节来论述日光浴疗法的作用，说能"除湿止寒，舒经络。痼冷以体曝之，则血和而病去"。故以天然之阳气补益人体阳气是日光疗法的根本机制。

（一）功效原理

日光有肉眼看不见的、具有温热作用的红外线，有起化学作用的紫外线及可见光线。紫外线能将皮肤中的 7 - 脱氢固醇变成维生素 D，可改善钙、磷代谢，防治佝偻病和骨软化症，促进各种结核灶钙化、骨折复位后的愈合及防止牙齿松动等。

（二）操作方法及分类

日光疗法的具体操作方法主要分背光浴、面光浴和全身日光浴三种。

1. 背光浴是指以阳光照晒患者背部的方法。患者体位或坐或卧位，以吸早晨日光之精为佳。

2. 面光浴患者仰面让日光照晒面部，或闭目或戴上墨镜，每次适度为限。

3. 全身日光浴即全身晒法，不时变换体位，以上下、左右通身依次吸收日光热气为法。日光疗法前需备好木椅、布单、卧垫、有色眼镜、草帽等。

（三）适应证

适用于阳气虚弱一类患者，尤其是肾阳不足、久病虚寒病症，如肾虚腰痛、头痛、健忘、眩晕、五迟五软、鸡胸、龟背等，也可用于面部痤疮。

（四）注意事项

1. 风湿病患者采用日光照射，宜在夏天中午时局部照射；伴有活动性肺结核、系统性红斑狼疮光过敏者、心力衰竭及发热性疾病时禁用日光浴疗法。

2. 不能在气温太低的时候进行日光浴。一年四季均可进行日光浴，一般以上午 8 ~ 10 时、下午 2 ~4 时进行较好，因此时紫外线较充足，且气温也较适宜。

3. 日光浴最好在饭后 30 分钟进行，不应空腹时进行；头部要注意遮挡，以免引起头晕、头痛；照射中或照射稍后，如有恶心、呕吐、眩晕、体温上升等症状时，应立即停止照射，之后要减少照射量，每次照射后要给以足够的水分作为预防。

4. 日光浴数日后，如发生全身不适、疲劳、失眠、食欲不振等，可能是日光的蓄积作用和刺激过强的反应，应暂停日光浴治疗。

5. 在进行日光浴治疗时，应遵照循序渐进的原则，照射量由小到大。如皮肤红肿，则为烧灼特征，应中止治疗。照射的时间要根据体质的好坏而定。虚弱者时间宜短些，强壮者、慢性病患者照射时间宜长些。

二、矿泉疗法

矿泉疗法是指应用一定温度、压力和不同成分的矿泉水，促进人体疾病痊愈和身心康复的方法。泉水有冷、热两种，冷泉常属饮用，热泉多用于入浴。由于沐浴的矿泉水多有一定的温度，故矿泉浴又称为温泉浴，古书中温泉为汤泉、沸泉。矿泉不同于井水和一般泉水，它是一种由地壳深层自然流出或钻孔涌出地表、含有一定量矿物质的地下水。与普通地下水相比，具有温度较高，含有较高浓度的化学成分和一定的气体等特点。

我国利用水和温泉进行医疗保健有悠久的历史。本疗法起始于远古时期，据称“神农尝百草之滋味，水泉之甘苦，令民知所避就……”。《黄帝内经》中有“行水渍之”，“摩之浴之”的治疗方法。北周庚信《温泉碑文》中记录了温泉治病的作用。东汉文学家张衡在其所著的《温泉赋》中提出：“有疾疠兮，温泉泊焉”，并认为温泉浴可以防衰老，助长寿。至唐代，如陈藏器《本草拾遗》中载述“温汤……下有硫黄，即令小热……主诸疮”，“诸风筋骨挛缩及肌皮顽痹，手足不遂、无眉发、疥癣诸疾，在皮肤骨节者，入浴”。明代李时珍《本草纲目》书中则以矿泉分为热泉、冷泉、甘泉、苦泉等，记载了饮用水和药用水达 43 种，描述了选择饮用水对机体健康的重要性，总结了应用矿泉水防治疾病的方法和经验。

我国矿泉资源非常丰富，仅以温泉来说，现已发现的多达 3000 多处，其中有文献记载的就有 972 处之多，较为著名的有陕西临潼华清池、陕西蓝田汤峪温泉、辽宁汤岗子泉等。由于本疗法简便易行，有一定的防病治病和保健功效，一直为人们所珍视。矿泉水性味甘平，多有补养之功。《本草纲目·水部》说：“盖水为万化之源，土为万物之母，饮资于水，食之于土。饮食者，人之命脉也，而营卫赖之。”人体脏腑气机的升降出入赖于水以濡润，则营卫和，阴阳调，故《本草纲目·水部》又提出“人赖水土以养生”，如饮用矿泉水“令人体润，毛发不白”，并以此养生、延年益智。

（一）功效原理

矿泉水对患者的自然养生康复治疗意义主要体现在两个方面：第一是化学作用，是由矿泉水本身的性味功效所决定的。如泉质气味甘平，“人饮之者，痼疾皆除”。外浴泉水，气味辛热，“其水温热若汤，能愈百病”。矿泉水所含的矿物质不同，对机体的影响亦异，且泉质“性从地变，质与物迁”，而具有不同的治疗意义。如“泉虽温而不离其母气，唯下有朱砂泉者气最正，廉可愈风湿之疾”（《本草纲目·水部》），说明水土不同，疗效各异，矿泉水中的阴阳离子、游离气体、微量元素及放射性物质，不断地刺激体表及体内的感受器官，改善中枢神经的调节功能。第二是物理作用，矿泉水的温度、水压、浮力等自然物理因子刺激人体，鼓动阳气，温经通络，流畅气血，怡神畅志，促进疾病的痊愈和身心的康复。物理作用可分为温度和机械作用。温度作用即温度对皮肤、心血管系统、呼吸、胃肠功能、免疫机制等有益刺激。机械作用即静水压、浮力及矿泉水中液体微粒运动对皮肤的按摩作用。这些综合作用促使大脑皮层逐渐形成正常的协调活动，抑制并逐渐代替紊乱机体的病理过程，从而使慢性疾病缓解或痊愈。

（二）矿泉的种类

我国古代关于矿泉浴健身防病的文献记载很多，对矿泉的分类也做过很多探索。李时珍在《本草纲目》中对我国600多处矿泉做了记载和分类，记述其不同作用。他将当时的矿泉分为硫黄泉、朱砂泉、雄黄泉、矾石泉、砒石泉等。现代的矿泉分类方法目前尚不完全一致，一般做以下分类。

1. 温度分类法

冷泉：水温在25℃以下，手浸有寒凉感，具有滋阴清热的作用。

微温泉：水温在26～33℃，手浸有温感，具有安神镇静、镇痛等作用。微温泉对兴奋性神经症及脑出血后遗症引起的瘫痪等有一定疗效。

温泉：水温在34～37℃手浸有温暖感，具有镇心安神，疏通经络，温经散寒的作用。温泉适用于坐骨神经痛、复发性神经根炎、脑血管意外后遗症、神经衰弱、精神分裂症、慢性类风湿关节炎、腰肌劳损、肩关节周围炎、高血压病、动脉炎、静脉炎、冠心病、动脉硬化症、内分泌功能障碍、支气管哮喘、支气管炎、糖尿病、胃及十二指肠溃疡等。

热泉：水温在38～42℃，手浸有热感，具有温通经络、活血化瘀、杀虫解毒的作用。热泉常用于慢性风湿病、肌肉劳损、各种神经炎、皮肤病、褥疮、下肢溃疡、湿疹、牛皮癣、皮肤瘙痒症、慢性附件炎、慢性盆腔炎、不孕症、慢性前列腺炎、慢性附睾炎等。

2. 化学成分分类法

单纯泉：指水温在25℃以上，水中游离二氧化碳和固体成分含量在每升1000mg以下的泉水。这种泉水主要靠热产生医疗作用。温水有镇痛和加快物质代谢的作用，对精神和神经系统疾患有一定疗效。如广东从化温泉、陕西临潼华清池、云南安宁温泉等均属此类。

碳酸泉：一般是指含游离二氧化碳每升在1000mg以上，含固体成分每升不足1000mg的地热水。此水无色、透明且味道爽口，具有调理气血、降血压、强心的作用，作为饮水使用能健脾除湿。

碳酸土类泉：指水中含有二氧化碳和团体成分的总量在每升1000mg以上的泉水。其主要阴离子成分是碳酸根离子，阳离子是钙、镁离子，具有清热杀毒、活血化瘀的作用。

碱泉：指水中含碳酸氢钠每升1000mg以上，水无色透明，味道良好。泉水有类似肥皂的

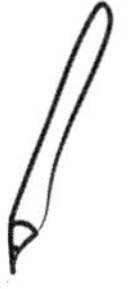

作用，可使皮脂乳化，使皮肤显得光滑。且浴后体温易放散，有清凉感，故常有人称其为“冷水浴”。

食盐泉：是指地热水中含食盐量每升在1000mg以上的泉水，依含盐量多少可分为弱盐泉、食盐泉、强盐泉。浴后温暖感很强，这是由于钠、钙、镁等的氯化物附着在皮肤上形成一个保温层，可阻止体温放散。食盐刺激皮肤，活血化瘀，可增进体表气血运行，增强脾胃运行。食盐泉常用于神经痛、慢性风湿病等疾病的治疗。

硫黄泉：水中主要含硫化氢，具有活血化瘀、祛痰止咳、杀虫解毒的作用，常用于脑血管意外后遗症、冠心病、动脉硬化症、高血压病、咳喘、疥、癣等皮肤病的治疗。注意不可饮用。

铁泉：地热水中含有重碳酸低铁，当此水与空气接触即可产生氧化铁，发生红色沉淀物，使水呈红色。地热水中的铁，多是以离子形式存在的，饮用后易于吸收利用。吸收后的铁可供血红蛋白和呼吸酶利用，也可储存起来备用。

明矾泉：泉水中主要含硫酸铝的铝离子和硫酸离子。该泉水对皮肤和黏膜有消炎作用，对溃疡和湿疹有疗效。除做浴用之外，也可作为吸入或含漱使用。

酸性泉：是指水中含有多量矿酸。特别注意浴用时一般只能浸泡1～3分钟。因其刺激性强，在腋窝等处易发生溃疡。用此水洗浴可使血液中白细胞数、吞噬细胞数增加，并有增强血液杀菌的作用。

放射性泉：水中含镭、氡在3.5ME以上时称为放射性泉。放射性泉有刺激作用，特别对细胞分裂旺盛的组织起控制作用。此外，对贫血和骨疾患也有疗效，并且有增加白细胞的作用。

（三）操作方法

矿泉疗法在康复治疗应用上有外浴、内饮、含漱和喷雾吸入四种方法。

1. 矿泉浴法

（1）浸浴法　全身浸浴法是矿泉浴中最常用的沐浴法。浴者可静静地仰卧于浴盆或浴池中，水面不要超过乳头水平，可配合浴中训练或浴中按摩。全身浸浴是实施肢体活动自我训练的好方法，康复疗效显著，可分为低温浴、微温浴、温浴和高温浴四种。

①半身浸浴法：淋浴时下半身浸泡在矿泉水中，水面平脐或腰，上身用大毛巾覆盖以免着凉，可视病情采用冷浴、温浴、热浴，加水下按摩。该法具有强壮、振奋阳气和镇静安神的功效。

②局部浸浴法：将人体某一部分浸泡在矿泉中，如坐浴、足浴、手臂浴等。根据局部病变情况，分别选用冷、温、热或冷热交替的方法，每次15～20分钟。局部浸浴对治疗机体某一局部病变，有良好的舒筋活络、缓解疼痛效果。

（2）其他矿泉浴　具有清洁皮肤、强壮体质作用，但不如浸浴疗效更好。

①淋浴：利用淋浴设施，用矿泉水分冷、热或冷热交替淋浴。淋浴适于体质弱者，锻炼皮肤、强壮体质。

②喷浴：属传统水渍方法中的淋射法，现代多用特制水管（水压适中）喷射患者特定部位。舒筋活血者多选用温泉水，消肿止血者等多用冷泉水。

③肠浴：是用泉水灌肠，以治疗肠道疾病的方法。

2. 矿泉饮法　饮用泉水进行养生康复的方法称矿泉饮法。泉质是养生康复的关键，以醴泉、井泉水、乳穴泉水为上品。如《本草纲目·水部》指出：“常饮醴泉，可除痼疾（久病）。”“温泉……主治筋骨挛缩，及肌皮顽痹，手足不遂，无眉发，脱落以及各种疥癣等症……即可烹茶，洗浴亦好”，可见泉水内服能治疗多种疾病。具体应用时，李时珍《本草纲目·水部》则主张：“治病以新汲水为好。”饮用优质泉水素有养生妙药之称，故嵇康《养生论》主张“润以醴泉”，以此养生长寿。凡有此种功效者，民间则称“长寿泉”。饮用的泉水大多性味甘平无毒副作用，饮之甘美爽口，故人们称之为清泉、甘泉。

（1）冷饮法　医者根据患者体重、病情处方，一般饮用100～300ml新汲优质冷泉水较为适度。若肠胃疾病，可选用优质井泉水，以消肠胃积邪。

（2）温饮法　多用于脾胃虚寒者，方法是将冷泉水加温，饮用适量。

（3）煮食法　用优质泉水作日常饮水、泡茶和康复食疗用水，或煎中药用水，多有滋补强壮作用。

3. 含漱疗法　取温热泉水盛入杯中漱口，每天3次，每次含漱2～3分钟，漱后吐出。

4. 喷雾吸入疗法　用一般喷雾器，患者张口对准喷射出的雾状泉水气流，嘴离喷出口约10～15cm，做深呼吸。每天1～3次，或每隔2～3小时1次，每次吸入10～15分钟。呼吸困难者，每次5分钟，10～15次为1个疗程。

（四）适应证

矿泉疗法的适应证较为广泛，有文献记载的多达百余种疾病。矿泉疗法主要用于呼吸系统、消化系统、心血管系统、外科、皮肤科和妇科疾病的治疗。除严重心脏病，心动过速，极度虚弱，急性炎症期，恶性肿瘤，结核活动期，妇人妊娠、月经期、子宫出血等，严重急性消化道出血，重症高血压，严重水肿，慢性肾炎，各种原因引起的明显水肿，肝硬化合并腹水，各种热性病，严重呕吐者等，可根据病情需要选择应用。

（五）注意事项

1. 矿泉疗法是一项复杂的治疗方法，如选择矿泉、浴疗时间和温度，饮食疗法的饮水量等，都要因人、因病而异，切不可把矿泉疗法看成一般的洗澡和饮水而草率行事，应事前经医生作全面检查，针对不同的情况选择矿泉和具体疗法。

2. 施用矿泉浴疗和饮疗初期（3～5天内），往往会在全身或局部出现一过性（一般数天）健康状态低下或疾病加重的现象，称为矿泉反应。矿泉反应的全身症状主要有疲劳、不快感、睡眠不良、精神不安、心悸、眩晕、沉默、头昏、头痛以及偶尔发热、吐泻、皮疹、上呼吸道感染、哮喘发作等；局部症状主要有局部病灶疼痛加剧、活动受限、局部肿胀、局部发热等。矿泉反应强度和具体症状因泉质、泉温、体质不同而异。如选用硫化氢泉、硫酸盐泉和进行温热浴时易出现；风湿性疾病、慢性湿疹等体质过敏者也易出现。反应症状轻微时，可服用或注射肾上腺皮质激素和维生素C；反应稍重可暂停几天矿泉治疗；如反应重或持续时间较长，则不属矿泉反应，而是不适宜此法而使病情恶化的指征，须及时停止施用矿泉疗法。

3. 到矿泉疗法（养）地后，先适当休息几天，再开始浴疗。

4. 空腹入浴易引起虚脱、眩晕及恶心，故浴疗前要进食，但不宜过饱。

5. 入浴前要消除恐惧心理，并排解大小便。

6. 用棉球塞住外耳道，以防浴水进入耳道引起中耳炎。

7. 遇下列情况应暂停治疗：一是暴怒后及彻夜失眠后；二是体温超过37℃；三是月经前1～2天及月经后3天内；四是恶心、过劳、心悸。

8. 年老或心血管疾病患者，应先进行部分浴（1/2浴、3/4浴），再作全身浴。因为突然将全身浸入浴池，会使心脏负担陡然加重，或血压急剧升高，容易发生意外。

9. 应注意控制浴温及入浴时间，宜从较低温到较高温，从较短时到较长时。

10. 入浴中如出现恶心、心慌、头晕等现象，应缓慢出浴，静卧休息片刻。入浴时，心前区应露出水面，以免出现心慌、胸闷等不适感。体弱者不宜进行冷水淋浴。

11. 选择矿泉浴法的温度宜从较低温到较高温。

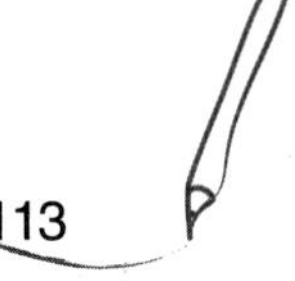

三、沙浴疗法

沙浴疗法是将身体的局部或大部浸埋在热沙之中，利用热沙的温度和机械作用来治疗疾病的一种方法，海滨和江河流域地区均可使用本法。唐代著名医学家孙思邈在《千金要方》中对沙浴疗法作了详细介绍，另外一位著名医学家陈藏器也在《本草拾遗》中说明了沙浴疗法的具体步骤。由此可见，沙浴在当时非常普及，已经成为群众健身防病的生活常识。沙浴流传到气候干旱的少数民族地区，立即受到当地人民的喜爱。维吾尔族人利用当地沙漠的自然条件进行沙浴疗法，历千年而不衰。《本草纲目·石部》载有："风湿顽痹不仁，筋骨挛缩，冷风瘫痪，血脉断绝。六月取河沙，烈日曝令极热，伏坐其中，冷即易之，取热彻通汗，随病用药，切忌风冷劳役。"沙浴疗法方便经济，简单易行，且疗效较好，故一直为民间所乐用。据科学家研究，沙里含有二氧化矽、三氧化二铁、三氧化二铝、氧化钙、氧化镁和钠盐、镁盐等，治疗用的干沙有疏松、吸附性能强、热容量大、传热性能好和吸湿能力强等特点。沙浴通过温热和机械的综合作用，能增强机体的代谢过程，促进排汗，同时也使血液循环和呼吸功能加强，促进骨组织的生长。

（一）功效原理

沙疗的治病医学原理在于：由于沙疗地区气候干热，高温的砂粒通过压力向人体组织的深部传导，加快血流量，促进血液循环，从而扩张末梢血管，调整全身的生理反应，进而激活与恢复神经功能，改善患病部位的新陈代谢，活跃网状内皮系统功能，调节机体的整体平衡，以此达到治病的效果。故沙浴疗法具有促进血液循环、加快新陈代谢、增进皮肤健康等多种功效。

西医学还认为，沙含有原磁铁矿微粒，患者在接受沙疗的同时，也接受着一定的磁疗。据有关部门检测，新疆的沙漠中，蕴藏着含量很高的磁铁矿。加之气候干热、高温和充足的红外线，使灼热的细沙集磁疗、理疗、放疗、光疗、推拿与按摩等综合疗效于一体，被患病康复的人誉为有神奇的疗效。

（二）操作方法及分类

在进行沙浴疗法之前，要先准备沙，一般选择直径为0.25mm的沙粒最好。选好之后，要过筛晾干或晒干，清理干净，然后加热沙子。沙子的加热方法有天然加热法和人工加热法两种。天然加热法宜在天气炎热、日光充足的夏天进行，在干燥平坦的土地上或石板上或木板上铺上布单，将选好的沙子平摊在布单上，放在阳光下暴晒，当沙子的温度达到40～45℃时，即可用于治疗。人工加热的方法很多，少量的可用柴草点火烘熏加热，或用大铁锅炒沙加热。用量较大时，可用土坑加热，冬天有暖气的房间，也可在暖气片上加热。

按沙浴部位分类，沙疗有全身浴法、局部浴和沙袋敷法三种。

1. 全身沙浴疗法 患者卧在热沙上，身上再覆5～10cm厚的热沙，头、颈、胸露在外面，腹部沙应薄一些，外生殖器用白布遮盖，头部及心前区冷敷，最后用布单将剑突以下部位盖起来。初次进行全身沙浴时，沙的温度不宜太高，一般以40～47℃为宜，以后逐渐增至50～55℃，但最高不超过55℃。治疗时间第一次也不宜过久，一般以10～15分钟为宜，以后逐渐增至30～40分钟。治疗结束后，用37℃的温水冲洗，卧床休息30分钟。隔日治疗1次，或连治2天休息1天。全身沙浴法适用于全身多关节肿痛的寒性痹证。

2. 局部沙浴疗法

（1）四肢局部沙浴　将上肢或下肢放入热沙上，再用热沙覆盖，最后用棉被或毛毯盖好保温。治疗结束后，用37℃的温水冲洗。每日或隔日治疗1次，每次2小时，30次为1个疗程。

（2）腰部沙浴　患者仰卧位，腰部放在热沙上，再依次将油布、床单、棉被、布单裹在患者身上。治疗温度为50～60℃，每次治疗时间为30～40分钟，每日治疗1次。治疗结束后，用37～40℃温水冲洗，15～20次为1个疗程。

（3）沙袋敷法　将沙加热至55～60℃，装入沙袋中，将口扎好，覆盖在身体患处，每日2～4次，每次5～10分钟。沙袋用粗棉布或厚毛料缝合而成，缝线要稠密而结实，以免热沙流出烫伤皮肤。

按沙浴环境分类，沙疗有自然沙浴疗法和人工沙浴疗法两种。

1. 自然沙浴疗法　是指在室外的自然的环境中，利用各种天然的沙滩进行浴疗的方法。

（1）沙滩的选择　主要是海滨沙滩和绿化较好的沙漠沙地。我国适宜沙浴的海滨沙滩资源丰富，几乎所有的沿海旅游胜地均可进行沙浴治疗，比较著名的有北戴河、黄金海岸、青岛、北海等。此外，大江大河的岸边、温泉地带的沙滩亦可开展沙浴疗法。无论哪种沙地均应要求沙质纯净、不含泥土、颗粒均匀、自然环境优美怡人。

（2）浴前准备　行浴前先做几分钟空气浴或日光浴，戴好墨镜及草帽，以防太阳辐射对眼睛与头部造成损害。行浴时，每个人占有的沙滩面积不应小于4m×6m。

（3）行浴时间　选择光照时间较长、阳光充足的时节行浴，以夏季最为理想。每日行浴时间应安排在上午10时至下午4时之间。

2. 人工沙浴疗法　是指对沙子进行人工筛选与处理，并在室内特定的容器中或治疗床上所进行的沙浴疗法。此疗法的特点是不受环境、气候条件限制，任何季节均可进行。

（1）选沙　用筛子对自然沙进行筛选，去除尘土、石块等杂质，将选好的沙子洗净、晾干备用。

（2）加热　将选好的沙子放入大铁锅中搅拌加热，加热后的沙子自然冷却到所需温度，也可加入凉沙拌匀到所需温度。

（三）适应证

沙浴疗法适用于疲劳、肢体酸困、慢性腰腿痛、坐骨神经痛、脉管炎、慢性消化道疾病、肩周炎、软组织损伤、风寒湿痹证、寒湿腰痛、四肢麻木不仁等病证。

（四）注意事项

1. 本法只适用于寒痹患者，热痹者、体质极度虚弱者慎用。
2. 沙子的温度要适中。温度过高，超过患者耐受程度，会出现头晕、恶心、出汗多、心慌等；温度过低，疗效不佳。
3. 治疗的时间要适当，时间过长也容易出现上述反应；时间较短，疗效较差。
4. 当出现头晕、恶心等上述反应时，应降低沙子的温度，或缩短治疗时间，或暂停治疗。在温暖清爽的地方，安静地休息30～40分钟上述反应会逐渐消失。
5. 沙浴一般会出汗，故治疗后要适当休息，饮一些果汁、糖盐水或白开水。注意不要在治疗后立即用凉水冲洗并谨防休息时受凉。

四、泥浴疗法

泥浴法是指将有矿物质、有机物、微量元素等的泥类，经过加温后，敷于身体，或在泥浆里浸泡以达到健身祛病的养生保健法，属于温热疗法。具有治疗和保健价值的泥类有淤泥、腐殖泥、煤泥、黏土泥、矿泉泥、火山泥等，最常用的是淤泥和矿泉泥。各种泥土的气味、功效以及使用方法不同，对疾病的康复治疗效果也不同。

（一）功效原理

治疗泥中富含微量元素、胶体物质、有机物质等，有良好的黏附性和可塑性，其导热性

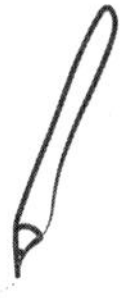

低、散热慢、保温时间长。泥浴时在温热、化学、机械刺激的综合作用下，能促进人体的血液循环，增强新陈代谢，调节神经系统的兴奋和抑制过程，并具有良好的消炎、消肿、镇静、止痛和提高免疫功能等作用。根据中医学五行康复原理，脾配五行属土，故凡脾所主疾病，医用泥疗多有效。他脏之疾，亦可通过脏腑五行关系而产生疗效。

（二）操作方法及分类

泥浴包括浸浴和泥包裹两种方法。浸浴又分为全身、半身、局部浸浴，根据需要使用。一般从37℃开始，逐渐达到治疗所需温度，时间10～20分钟，每日1次或隔日1次，疗程据病情而定，浸浴后用水冲洗干净，稍作休息后离开。泥包裹多用于局部治疗，取4～6cm厚垫泥，白布包裹，置于患处，泥温46～52℃，时间15～20分钟，每日一次，15次为1个疗程。

（三）适应证

泥浴疗法适用于各种关节痛、风湿性关节炎、痛风、外伤后遗症及某些神经系统疾病。

（四）注意事项

1. 泥浴前要充分休息，切勿空腹或酒醉后进行。
2. 入浴前应该进行必要的体检，如测体温、脉搏、血压、体重等，有心脏病史的患者要考虑行心脏检查。
3. 泥浴过程中可以用冷毛巾敷住头部，如果出现头晕、恶心、大汗等身体不适症状，应立即停止泥浴，请医护人员帮助检查。
4. 泥浴当天应该避免剧烈运动和强烈的日光浴。
5. 破损的皮肤在治疗过程中有刺痛感属正常现象。
6. 出浴后注意休息，补充水、糖分及盐分，适当进食高蛋白质、高热量食物，如蛋、肉、水果等。

五、海水浴

海水浴是指利用海水的温度、化学成分对人体特殊的影响，促进疾病痊愈和身心康复，从而达到养生长寿的目的。

海水浴的同时也可接受日光浴，还可兼做海砂浴。李时珍在《本草纲目》中记载的碧海水浴是取海水加热到一定温度，放入盆池中进行沐浴以治疗各种皮肤病的方法。

（一）功效原理

海水的温度和它对机体的静水压力、浮力和海浪的冲击作用，都能直接影响人体的产热和散热过程，激发酶促反应，促进物质代谢和能量交换，提高人体对环境温度变化的适应能力，并能显著地引起循环、呼吸、神经、骨骼、肌肉、内分泌代谢及血液成分的变化。海水中富含大量无机盐类及多种微量元素，如氯化钠、氯化钙、硫酸镁、碳酸钙、碳酸镁、氡、铀、镭等微量元素。这些化学成分对人体有多方面的作用和影响。经常进行海水浴可增强体质、锻炼身体。

（二）操作方法及分类

1. 全身浸浴法 适用于健康人及无禁忌证的人员。

2. 半身浸浴法 将人体腰部以下或膝关节以下浸泡在海水里，适用于体弱者。

3. 浅水坐浴法 坐在海边浅水，用海水冲洗，按摩身体各部，适用于老年人及体弱者。

在开始进行海水浴时，时间宜短，每次15～20分钟。最长不超过30分钟。每日1次，或隔日1次，以不觉疲劳为宜。

（三）适应证

海水浴适用于神经衰弱、慢性支气管炎、早期高血压病、慢性关节炎、腰腿痛、术后恢

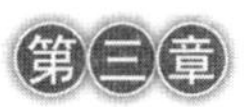

复及营养型肥胖症、胃肠功能障碍等病证。

（四）注意事项

1. 在进行海水浴之前，应做全面体格检查，严格掌握海水浴的适应证和禁忌证，对海水有过敏史者禁用。

2. 空腹或饱餐后不宜进行海水浴，以餐后1～1.5小时为好。

3. 入浴前做好准备活动，如体表多汗，擦干后再入浴。

4. 在海水浴休息时，要用遮阳伞等防晒用具，防止强光长时间暴晒人体，发生日光性皮炎或烫伤。

5. 在进行海水浴时要具有安全设施。

6. 身体过度虚弱、2级以上高血压病、脑血管意外、心脏病、肝炎、妇女月经不调、癔症、癫痫及各种精神病患者，禁止应用海水浴。

六、森林浴

森林浴是指在森林公园、森林疗养院地或人造森林中较多地裸露身体，尽情地呼吸，利用森林中洁净的空气和特有的芳香物质，以增进健康和防治疾病的一种方法。

（一）功效原理

森林浴的主要作用有：①空气的洁净作用。森林中树木的枝干、叶片大量吸附尘粒，能使空气中的飘尘减少50%以上。每10000m^2阔叶林每日可制造出36万升的氧气，可供1000多人呼吸氧气需要。树叶还能大量吸收、处理二氧化碳、氟化氢、氮气等有害气体。②消除噪音。繁茂的树叶可以减弱、消除声波，能消除或改善由于长期生活在噪声环境中所产生的中枢神经和自主神经功能紊乱的各种病症。③森林中特有的芳香类物质作用。森林植物的叶、干花等散发的一种称为芬多精的挥发性物质，可以杀死空气中的细菌、微生物及防止害虫、杂草等外来生物侵害树林，也可减少病原菌。④负离子对人体的生理效应。大森林中还含有大量的负离子，人体吸收的负离子，通过肺通气和肺换气，进入血液循环，输送到全身各部位的组织细胞中，可有效地促进新陈代谢，恒定血压，使大脑皮质的功能得到改善，调节中枢神经系统的兴奋和抑制性，提高机体免疫能力，间接治疗高血压病、神经衰弱、心脏病、呼吸系统疾病等。

（二）操作方法及分类

森林浴可使用多种自然因素作用于人体而发挥效应，方法简单，容易掌握。根据地理环境和森林状况灵活应用，可取得防治疾病的效果。

进行森林浴最理想的时间是5～10月的夏、秋季节。在这个时间，太阳辐射强，树木的光合作用好，且森林中的气温、温度也适宜。每日的行浴时间，以阳光灿烂的白天最为理想，一般以上午10时为宜。

行浴时，要求穿宽松衣服，先在林中散步10分钟左右，做深长舒缓的呼吸运动以增加肺活量。而后在机体适应的情况下，逐渐脱去外衣，最大的裸露面积是穿短衣、短裤。因林中见不到太阳，故不宜全裸。行浴方式，既可采用卧于床榻或躺椅上的静式森林浴，也可采用做一般体育活动式森林浴。

1. 山区森林浴是在海拔1000～2000m的山地森林中洗浴。山地气候的特点是风大气温低，大气温度、大气压与氧分压降低，对人体刺激性较大，生理反应也十分明显。

2. 平原森林浴即在海拔500m以下的平原或丘陵地带的森林中洗浴。平原林区的气候特点是风力小，气温凉爽，空气中含氧丰富，且湿润宜人，对人体作用比较缓和，故适用范围非常广泛。

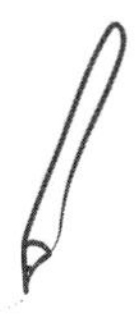

无论是山区森林还是平原森林，第一次行浴时间为20分钟，其中裸体状态的时间不宜超过10分钟，半裸以后每次增加5~10分钟。随着时间的推移，逐步达到每次60~90分钟，每日1~2次，一个月为1个疗程。

（三）适应证

森林浴适用于瘥后诸症、慢性宿疾，如咳喘、胸痹、消渴、心痛、眩晕等，尤以肺痨为宜。亦用于神经情志疾患等。

（四）注意事项

1. 最好选择一大片森林，森林越开阔，空气的质量就越高。
2. 在森林中步行至少3小时以上，直到身体微微出汗，毛孔扩张，才能到达健身效果。
3. 在森林中多做深呼吸，尽量将体内废气排出。
4. 衣着以吸汗、透气材质为佳，穿得太厚或太薄都容易感冒。
5. 因森林中树叶的覆盖，太阳辐射不易达到地面。因此，长期进行森林浴者，应穿插日光浴。因森林中的花粉比较多，对花粉过敏者不宜进行森林浴。

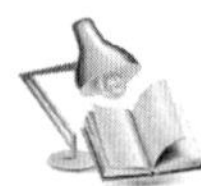

本节小结

本节主要介绍自然康复法的概念，各种自然养生康复法的功效原理、操作方法及分类、适应证和注意事项。学习本章应重点掌握各种自然养生康复法的概念、功效原理和适应证。

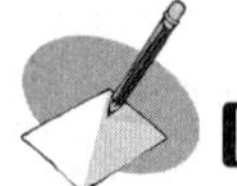

目标检测

一、选择题

A1型题

1. 日光有肉眼看不见的、具（　　）的红外线，有起化学作用的紫外线及可见光线。
   A. 物理作用　B. 化学作用　C. 温热作用　D. 调节作用　E. 机械作用
2. 日光浴最好在饭后（　　）进行，不应空腹时进行；头部要注意遮挡，以免引起头晕、头痛；照射中或照射稍后，如有恶心、呕吐、眩晕、体温上升等症状时，应立即停止照射，以后要减少照射量，每次照射后要给以足够的水分作为预防。
   A. 15分钟　B. 20分钟　C. 25分钟　D. 30分钟　E. 35分钟
3. 慢性风湿病、肌肉劳损、各种神经炎、皮肤病、褥疮、下肢溃疡、湿疹、牛皮癣、皮肤瘙痒症、慢性附件炎、慢性盆腔炎、不孕症、慢性前列腺炎、慢性附睾炎等疾病适用于矿泉疗法中的（　　）。
   A. 热泉　B. 温泉　C. 微温泉　D. 冷泉　E. 冰泉
4. 初次进行全身砂浴时，砂的温度不宜太高，一般以40~47℃为宜，以后逐渐增至50~55℃，但最高不超过（　　）。
   A. 55℃　B. 56℃　C. 57℃　D. 58℃　E. 59℃
5. 根据中医学五行康复原理，（　　）配五行属土，故凡（　　）所主疾病，医用泥疗者多有其效。
   A. 肝　B. 心　C. 脾　D. 肺　E. 肾
6. （　　）人群禁止应用海水浴。
   A. 身体过度虚弱、2级以上高血压病　B. 脑血管意外、心脏病、肝炎

C. 妇女月经不调　　　　　　　　　　　D. 癔症、癫痫及各种精神病患者

E. 以上都是

7. 进行森林浴最理想的时间是（　　）月的夏、秋季节。在这个时间，太阳辐射强，树木的光合作用好，且森林中的气温、温度也十分适宜人体的生理要求。

A. 4～7　B. 4～8　C. 5～9　D. 5～10　E. 6～10

8. 森林浴适用于瘥后诸症、慢性宿疾，如咳喘、胸痹、消渴、心痛、眩晕等，尤以（　　）为宜。

A. 消渴　B. 肺痨　C. 胸痹　D. 咳喘　E. 眩晕

9. 海水浴中（　　）法将人体腰部以下或膝关节以下浸泡在海水里，适用于体弱者沐浴。

A. 全身浸浴　B. 半身浸浴　C. 浅水坐浴　D. 全身坐浴　E. 半身坐浴

10. 治疗泥中富含微量元素、胶体物质、有机物质等，有良好的黏附性和可塑性，其（　　）。

A. 导热性低、散热慢、保温时间长

B. 导热性高、散热慢、保温时间短

C. 导热性低、散热快、保温时间长

D. 导热性高、散热快、保温时间短

E. 导热性低、散热快、保温时间短

二、简答题

1. 简述自然康复法的定义和常用的自然康复法的种类。
2. 简述日光疗法的概念、功效原理和适应证。
3. 简述矿泉疗法的概念、功效原理和适应证。
4. 简述砂浴疗法的概念、功效原理和适应证。
5. 简述泥浴疗法的概念、功效原理和适应证。
6. 简述海水浴疗法的概念、功效原理和适应证。
7. 简述森林浴疗法的概念、功效原理和适应证。

第八节　娱乐养生康复

学习目标

知识要求

1. 掌握　音乐疗法、歌咏疗法的作用及具体方法应用。
2. 熟悉　了解舞蹈疗法、琴棋书画疗法的作用及具体方法应用。

技能要求

学会应用音乐处方、歌咏疗法针对相关病证进行养生保健及康复治疗。

娱乐养生康复法，就是选择性地利用具有娱乐性质的活动，通过对人体形、神的影响，发挥养生保健和康复医疗作用的方法。

娱乐养生康复方法内容丰富多彩，诸如音乐歌舞、琴棋书画、风筝钓鱼、戏剧游戏等，均有怡心志、畅神明、练形体、通气血之功效，古往今来，已成为人们喜闻乐见的养生康复方法。

娱乐养生康复法与调摄情志法不尽相同。前者畅娱神情，练形宜体，亦即形神兼顾；后

者偏重于摄养精神，调节情志。而且，娱乐活动是生活中不可缺少的内容，根据人们喜好、性格等具体情况，有选择地安排有关项目即可达到养生康复目的。其特点是把身心调摄及康复医疗置于人们的日常生活活动中，充分发挥人们自身的主观能动性和自我调节能力。

一、音乐疗法

音乐疗法是让人通过欣赏音乐，以达到养生保健，促进身心康复的方法。早在二千多年前，《乐记》就有关于音乐能增进健康的记载。北宋王安石在《临川先生文集·礼乐论》曰："礼者，天下之中经；乐者，天下之中和；礼乐者，先王所以养人之神，正人气而归正性也"。古人把"乐"看得和"礼"同等重要。20 世纪 40 年代以来，音乐逐渐成为一种医疗手段，在一些疾病的康复医疗中收到了独特的效果，如调节情志、减轻疼痛、增进智力、催眠等。

音乐的养生康复作用，主要由曲调的节奏、旋律、响度以及和声等因素决定，其中又以节奏、旋律最为关键。音乐对人体的作用有心理和生理两方面。

心理方面音乐通过艺术感染力影响人们的情绪和行为，以情导理，调摄情志。如节奏鲜明的音乐能使人振奋，旋律柔和优美的音乐能使人轻松愉快和平静，深沉哀愁的音乐能使人抑郁忧愁。中医学认为，人与自然万物同处于世界的五行结构之中。"天有五音，人有五脏；天有六律，人有六腑……此人与天地相应也"。由此提出"五脏相音"学说，宫、商、角、徵、羽五音，分别与脾、肺、肝、心、肾五脏相应。古人认为不同的音阶有着不同的作用，如闻其宫声，使人温良而宽大；闻其商声，使人方廉而好义；闻其角声，使人恻隐而仁爱；闻其徵声，使人乐养而好施；闻其羽声，使人恭俭而好礼。

生理方面，音乐是一定频度的声波振动，它作用于人体，使各器官节奏协调一致，这种协调一致是利于身心健康的。音乐还可通过听器官和听神经影响机体肌肉、血液循环以及脏器活动。总之，音乐能控制和增进人体各脏器系统的正常活动，进而调摄情志，协调脏腑功能，促进气血正常运行，以达到身心康复的目的。

目前，我国在众多康复医院和疗养院中开展了音乐疗法，主要是针对人的心理特征及患者病证等具体情况，根据娱乐康复的原则，选择与其相应的音乐曲目，开列音乐处方，以促使人们的身心健康与康复。现介绍一些常用的音乐处方，以供临床选用。

（一）调节情志方

本类处方是根据情志相胜理论，通过施用不同曲目，以情制情，帮助人们调摄情绪、养生保健和康复医疗。具体又可分为四种：

1. 开郁方 本方乐曲节奏明快，旋律流畅，曲调欢乐，优美动听，具有开畅胸怀、舒解郁闷之功效，如《流水》《阳关三叠》《桃叶歌》《黄莺吟》，唢呐独奏《百鸟朝凤》，笛子独奏《百鸟行》《荫中鸟》，笙独奏《孔雀开屏》《穿帘燕》《柳底莺》，高胡独奏《鸟投林》，打击乐曲合奏《八哥洗澡》以及《步步高》《喜洋洋》《莫愁啊，莫愁》《金水河》《假日的海滩》等。这些乐曲可用于调畅人们的抑郁情绪，使之精神、心理趋于常态，并用于情志郁结所致的各种病证。

2. 安神方 本方乐曲节奏缓慢，旋律柔绵婉转，曲调低吟悠然，清幽和谐，具有安神宁心，镇静除烦之功效，如《幽兰》《梅花三弄》，二胡独奏《病中吟》《空山鸟语》，古筝独奏《春江花月夜》《平沙落雁》以及《平湖秋月》《姑苏行》《雨打芭蕉》《烛影摇红》《江南好》等。这些乐曲可用于消除人们紧张焦虑、急躁易烦的情绪，并用于与情志焦躁烦恼有关的各种病证。

3. 激昂方 本方乐曲节奏鲜明有力，旋律高亢激昂，曲调雄壮或悲壮，具有激昂情绪、增强胆力、振奋勇气之功效，如《离骚》《满江红》《霹雳行》《国际歌》《松花江上》《义勇军进行曲》《黄河大合唱》《大刀进行曲》等。制怒方的乐曲这些乐曲可用于减轻人低沉消极、悲观失望的情绪，并用于与此有关的各种病证。

4. 制怒方 本方乐曲节奏缓慢，旋律低沉，曲调凄切悲凉，具有抑制狂躁、愤怒，减轻情绪亢奋之功效。如《小胡笳》《哀乐》《葬花》《天涯歌女》《汉宫秋月》《二泉映月》等。制怒方的乐曲可用于情志偏激易怒以及喜笑不休、狂躁证者。

（二）减轻疼痛方

音乐减轻疼痛古已有之，如金元医家张子和《儒门事亲》中记载，笛鼓应之，可以治人之忧而心痛者。

1. 止心绞痛方 若病人表现为抑郁寡欢，可选择轻松愉快、流畅动听的曲子（见“开郁方”）；若病人以焦虑烦躁为主，则选悠然缓慢、清丽婉转的乐曲（见“安神方”）。

2. 止头痛方 主要适用于情志所伤而致的头痛。如恼怒所致的头痛，可选旋律缓慢的E调乐曲，使人安定。还可以根据“悲胜怒”的原则，选择一些悲哀低沉的曲子（见“制怒方”）。若属人体阳气不振，气血不能上荣所致头痛，则选一些节奏鲜明，能振奋阳气的乐曲，如《秦王破阵乐》及激昂方等，令人热血沸腾，阳气振奋。

（三）增进智力方

《乐记》曰：“乐者，心之动也”。张景岳认为音乐“通神明”，妥善行之，自能增进智力。如儿童多听健康向上的音乐，能促进大脑发育；老人经常聆听幽雅的古今乐曲，能增强记忆、延迟大脑的老化；孕妇经常聆听优美动听的音乐，不仅可使胎儿大脑发育良好，而且可以消除孕妇怀孕期间的诸多不适感，并有助于顺利分娩，减少疼痛。下面介绍几类临床常用的增智音乐处方。

1. 小儿增智方 少年儿童时期采用音乐益智，可促使智窦早开，国内外的研究都证明了这一点。常用的乐曲有《小桃红》《娱乐升平》《细雨飞花》《鸟夜啼》《水仙操》《赛马》《快乐的罗索》《梦幻曲》《新疆之春》《小天鹅舞曲》《杜鹃圆舞曲》《春风杨柳》等。由中华医学音像出版社曾向社会出版发行了名为《春芽》的音乐磁盘，其中选录了60余首古典和现代的世界名曲，经少年儿童使用，反响很好。而且，这些乐曲还可用于弱智、智残、痴呆症的康复医疗。

2. 中老年增智方 本方的特点是选听幼时和年轻时熟悉或喜欢的乐曲，如民歌、历史歌曲等，边听边回忆。这可推迟中、老年人大脑记忆功能的衰退，唤起失去的记忆，尤其适合早期痴呆病人的康复。常用的乐曲如《康定情歌》《牧羊曲》《茉莉花》《浏阳河》《兰花花》《牧歌》《草原之夜》《绣荷包》《十送红军》《大刀进行曲》《生产大合唱》《八月桂花遍地开》《嘉陵江上》《南泥湾》《年轻的朋友来相会》《难忘今宵》等。

除了上述音乐处方外，通过不同配伍，音乐还可用于催眠、通便、降压等。上述处方，数量不多，只是举例而已，实际运用中可根据不同人的喜好及人群的实际情况，举一反三，灵活选用。

在开具音乐处方时，还应注意疗程、音量、医疗方式及医疗环境等有关事项。一般音乐处方的疗程是每日2~3次，每次30~90分钟，30日为一疗程。音量要适中，通常不超过60分贝。音乐疗法的方式分集体和个人两种，前者多采用多功能音疗机，用立体声耳机收听；后者可根据个人喜好、具体情况予以实施，因人、因时制宜。医疗环境应雅静舒适，没有噪音干扰。在条件许可的情况下，可配以相应的灯光、色彩、花卉等，以增强效果。音乐疗法开始时，可先由医务人员介绍选听乐曲的有关背景知识作语言诱导，以便于人们进入“乐境”。

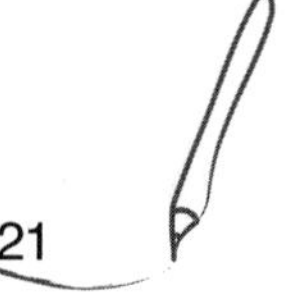

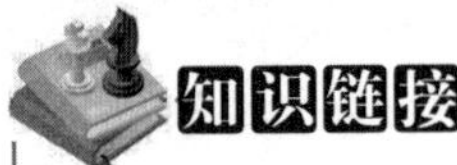

知识链接

古代的五音六律

"五音"：中国古人把音乐按音调高低分为五等，即"宫、商、角、徵、羽"。声音按照高低排列，由低到高，开成五声音阶，相当于现代的首调唱名：1. 2. 3. 5. 6。这就是我们通常所说的"五音。"后来加上变宫、变徵（4. 和 7.），就形成了和现代完全相同的七声音阶。明末之前，五音一直是中国音乐的基本音。

"六律"："律"，是测量声音高低所用的方法，是用来调节、规范声音高低的。古代用竹管作为标准声音，后来竹管的数目和长度也有了一定比例，于是形成了十二律。十二律中，奇数的六律为阳律，称为"六律"；偶数的六律则为阴律，称为"六吕"。

二、歌咏疗法

歌咏疗法，即通过唱歌和吟咏，以促进身心健康的养生康复方法。

歌唱是音乐与文学的综合，即是将诗歌配上音乐，通过吟唱表达来激发人们感情的一种娱乐形式。它是音乐和文学的综合体，具有很强的解郁、畅情作用。古今中外，歌唱这种娱乐活动都深受人们喜爱。《乐论·乐象》篇说："歌，咏其声也……本乎心，然后乐气从之"。吟咏，专指念诵诗歌，它其实也是唱歌的一种，因为诵诗也是有音调、旋律、节奏的，朗诵诗歌即是"唱诗"。而优美的散文或散文诗，在语言形式上也含有类似诗歌的韵律，因而也可以通过朗诵获得美感和快乐。

歌唱和吟咏对健康的促进作用，是通过以下两方面的机制来实现的。

（一）调节情志

歌唱或吟咏，首先要求进入音乐作品的意境之中，这样就可以进入一种精神上的自我诱导状态，容易产生类似于催眠状态的效果。因此，对音乐作品的选取非常重要。格调高雅，意境悠远，思想性、艺术性俱佳的诗歌，给人以青春、活力、和谐与激情，吟诵之余，回味无穷，不但给人以美的享受，唤起人们对生活的热爱、对美的追求，学会用理性的、艺术的眼光看待世界，忘记一切世俗杂念，还能调动积极向上的健康情趣，并借此抒发情感，排遣烦恼，释放内心的压抑。自古诗坛便有杜甫诗能除病的传说。南宋胡仔的《苕溪渔隐》中说："盖其辞意典雅，读之者悦然，不觉疴之去体也"，这说明艺术作品的意境改变了歌唱者、吟咏者的精神面貌，使人进入了一个有益于身心的和谐境界。

对于患有疾病的人来说，疾病过程中的恐惧与沮丧情绪，会导致体内免疫系统功能下降，加速病情恶化。而歌咏可以怡养性情，改善情绪，除却忧郁和悲伤，增强患者抗病信心和勇气，精神情绪的振作则又可以提高机体抗病能力。因此，凡伤病、残疾之后情绪抑郁、消极者以及与这种不良情绪有关的各种病证，均可采用歌咏调畅情志，所谓"长歌以抒怀也"。

（二）调息聚气

古人认为，歌咏与气功有相似之处，如气功要求调心、调形、调气；而歌咏同样需要集中注意力和想象力，以便进入意境，同时须调节身体姿势，以得发声。除此之外，歌咏更讲究调息运气，调气而发出声音，像传统演唱中强调气沉丹田。要唱好一首歌、朗诵好一首诗词，歌咏时就必须注重呼吸吐纳，气息的掌握，音量高低的调节，感情的投入，呼吸肌及其他肩背部肌肉的协同运动，这是一项全身心的运动，是对内脏器官的全方位按摩。

经常练习歌咏的人，会自觉地练习并运用腹式呼吸。腹式呼吸锻炼的是丹田之气，真气藏于丹田，歌咏锻炼了真气，真气又能使歌咏发声产生最佳共鸣效果，两者相辅相成，形成良性循环。声情并茂的演唱和抑扬顿挫地吟诵，长期训练，可改善人的呼吸功能，这对呼吸道疾病患者尤为有助。如对于以咳嗽咯痰、气流不畅为主要症状的慢性支气管炎、支气管哮喘等慢性病患者，经常唱歌或吟诵，一方面有助于练习腹式呼吸，另一方面可畅通气道，有助于痰涎的排出，对缓解症状、改善肺功能都有较好的帮助。在实际运用中，歌咏时，要有意识地逐步加深呼吸，拉长音调（一般为 15～25 秒），这样效果较好，但老年人要注意避免过度憋气。相比之下，歌咏疗法更适合小儿哮喘。

此外，歌咏的调息作用，加上调节情志的功效，可使得人体内气机升降有序，开合有度，则更易于产生疏肝理气、畅通气血的健康效应。

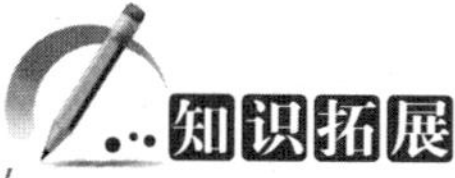

歌咏疗法可改善 COPD 患者的肺功能

歌咏疗法的发音过程其实就是缓慢呼气过程，其发音的长短是通过控制声门及口腔的开放度来调节。拉长音调，缓慢吐气，声门及口腔的开放度减小，其对气流的阻力会加大，这种加大的气流阻力可以向下传导至肺泡，提高肺脏小气道内压力，从而避免在呼气时小气道的过早塌陷闭塞，有助于肺泡内残余的气体排出，从而减少肺泡残气量，并可在下一轮吸气时，提高肺活量和肺泡通气量，改善肺功能。所以在社区康复中，可以建议 COPD 患者（包括吸烟人群）多采用传统戏曲的歌咏疗法。

三、舞蹈疗法

舞蹈疗法是通过参加舞蹈活动，促进身心健康的方法。舞蹈疗法，源远流长。据史书记载，我国大禹治水时代，人们就利用“大舞”以愈病。金元张子和《儒门事亲》亦载：“治人之忧而心痛者”，则以“杂舞治之”。人们进行舞蹈疗法，或在旁观赏，或亲身参加，以达到形神并调。

舞蹈的养生康复作用及其应用主要有二：一是娱情畅志，用于情志病证，如情绪忧郁、悲伤、烦恼者，或弱智、痴呆、神经衰弱者，可不必追求形体美和技巧性的舞蹈艺术，而只求悦心畅怀，摆脱不良情绪的困扰；二是舒筋活血，用于形体病证，诸如筋骨拘挛、关节屈伸不利、偏瘫、痿证、痹证、五软、伤筋的康复期以及肥胖症、骨质疏松症和废用综合征均可采用舞蹈疗法，以改善运动功能障碍，恢复肢体、关节的运动功能。

所选舞蹈一般有民族舞蹈和流行舞蹈。民族舞蹈在我国有汉族的秧歌舞、龙舞、狮子舞、剑舞、扇舞、绸舞、腰鼓舞等，少数民族的新疆舞、蒙古舞、西藏舞、高山族“做田”舞、苗族“跳月”舞等。流行舞蹈则可根据人们兴趣爱好选择不同形式的交谊舞或体育舞蹈等。不同的舞蹈，其节奏和动作也有所不同，故应根据每一个人的具体情况及关节运动功能灵活选择舞蹈。

四、琴棋书画疗法

（一）琴棋疗法

琴棋疗法是指通过弹琴、弈棋，促进人们身心健康，达到养生康复目的的方法。

1. 弹琴　“弹琴”可以引申为所有乐器的演奏。通过演奏乐器而达到养生康复目的，称为“弹琴疗法”。

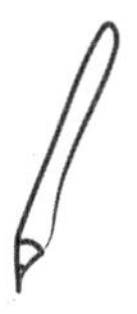

历史上有许多弹琴疗疾的例子，宋代大文学家欧阳修在《琴枕》中说："昨因患两手中指拘挛，医者言法，唯数运动以导其气之滞者，谓之弹琴可为。"可见弹琴对手指关节不利有裨益。西汉窦公，年幼双目失明，便开始学琴，并长年坚持做导引，结果活到180岁。嵇康在《养生论》中认为，窦公并没有服什么长寿药物，却能活到180岁，这完全是靠长年鼓琴的结果，并认为鼓琴是长寿的有效措施之一。

弹琴的养生康复原理，古人用二个极简的词作了概括，即"调神"和"练指"。此外，通过安定情志和手指运动可以更好地发挥大脑的功能。

（1）调气养神　弹琴时的专心致志和恬愉优美的音乐享受，使人心情舒畅，轻松愉快，有调气宁心、畅娱神情的作用。演奏者要平心静气，进入一种淡泊的境界，在生理学上，宁静能使大脑处于一种最安静、最有序的状态，进而使生理、心理节奏与大自然的节律相互融汇。长期处于这种良好的环境中，人的大脑就会变得聪明，对全身的协调作用也会加强。其次，"调神"使身体的内环境保持稳定和平衡，能加强抵御致病因素侵害的能力。调神时的心身运动，能对机体的组织器官起到自我按摩、疏通气血的保健作用；可以调节心肺及胃肠功能，防止动脉硬化，抵抗早衰，促进健康长寿。

古代对弹琴时入静和调神的要求尤为严格。明末虞山派的著名琴家徐上瀛在《山琴况》中指出：弹琴功夫，一在调气，一在练指；只有涵养较深，心胸开阔，情操高尚，处世淡泊，心志安宁，没有丝毫杂念的人，手指才有灵感与力量。道家对弹琴有"大音希声"之说，所谓"希声"，就是指内心宁静至极，完全化入自然，犹如进入了虚无缥渺的茫茫宇宙，此精神状态宛若超尘出世，只有在这样的状态下才能弹出绝佳的音乐之声。

（2）练指、运脑　一方面，弹琴时双手十指的协调活动，具有练习指间关节和掌指关节，使之灵活自如，帮助手指关节恢复活动功能的功效。因此，卒中后遗症、痿症、痹症、烧伤、伤筋等病证所致手指拘挛、屈指不利等，亦可通过弹琴以改善手指的功能障碍。

另一方面，弹琴时手指的协调活动对大脑的训练是综合性的。由于历史的局限，古人只认识到演奏乐器可以利手指，实际上音乐演奏是对人们视、听、触、运动觉能力的综合性训练过程。在这个过程中，手指的触觉、运动觉的反应要与视觉对乐谱各种符号及强弱等的把握相一致，而听觉则马上检验这三者的准确程度，这是一种多感官同时产生反应、相互配合、协调运动的过程，这个过程极为复杂、快速，其结果是对大脑的一种有效的综合性锻炼，因而专家们把弹琴形象地比喻为"大脑在长跑"。

此外，无论是民族乐器中的拉弦乐或弹拨乐、打击乐，还是西洋的各种乐器，左手的经常运用都非常突出。左手的经常运用和灵敏可以大大促进大脑右半球的发展，提高脑的储存与传递信息的能力，提高思维通路的运动速度和容量。而双手的运动对提高整个大脑皮质的兴奋性都极为有益，能促进两个大脑半球的能力发展，利于开发智力，延缓大脑功能衰退，预防痴呆的发生。

2. 弈棋　即通过弈棋达到养生康复目的的方法。

棋的种类很多，常见的有中国象棋、国际象棋、围棋、跳棋、军棋等。跳棋、军棋等棋类不需要复杂的心神活动，游戏作用大于思维活动，对儿童和青少年比较适宜；围棋、中国象棋及国际象棋等棋类，都需要很复杂和强烈的心神活动，思维活动大于游戏作用，是成年人喜欢的棋类。

弈棋的养生康复功效主要表现在以下几个方面。

（1）启智　棋类的作用首先在于开启智力。棋局的变化犹如战场，盘面的严谨构思及奥妙变化，必须经过大脑周密的思索才能应对。因此，弈棋可以用于正常儿童的智力开发，亦可作为先天智力迟钝和后天智力减退者的康复措施，尤其适用于小儿和老人。

（2）安神　弈棋之时，心神集中，意守棋局，杂念尽消，故棋类作为病后疗养时的运动

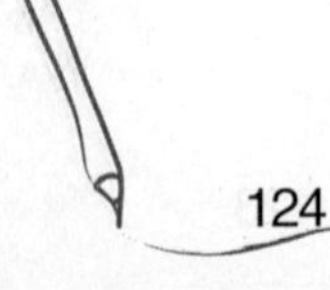

和养生长寿的手段，历来为医家所推崇，认为弈棋可使人“至老嗜欲不衰”，“善弈者长寿”。对疾病患者来说，弈棋是天然的“镇静剂”；对常人而言，弈棋则是怡情养性，修身治心的养生之法；此外，对于注意力分散、精力不易集中的人群，弈棋亦是很好的选择。

（3）养性　弈棋除了能启智、安神外，还能加强人的道德修养，即所谓的“养性”。弈棋者在棋盘上的修养称为“棋品”，棋品、人品，总是相互衬映的。棋品低下者，无人与之对阵；人品卑劣者，无人与之交友。棋艺高者，人品一般都好，这也是中国特有的“道德养生”理论的具体体现。

综上所述，弈棋不仅通过比赛的方式给人带来欢乐，对人的情绪具有良好的调节作用，而且还有益智健脑的功效，是一种高雅的养生康复方法，所以棋坛谚语称：弈棋养性，延年益寿。

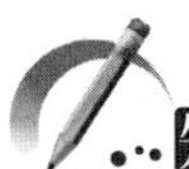

知识拓展

德国波恩市脑科学研究所的专家们研究证实，老人弹琴有明显的延缓大脑衰老之效。钢琴家、电子琴手、六弦琴手上了年纪后罹患老年痴呆者几乎绝无仅有。科学家发现，弹琴动作本身能促使60%以上的大脑皮层在积极活动，脑部的血液循环量比不弹琴时增加5%～15%。事实上，老年坚持弹琴者大多记忆力较强，神经类疾病较少，大脑延缓了衰老，长寿者自然就会较多。

（二）书画疗法

书画疗法是让人通过观看、习练书画，促进身心健康，达到养生康复目的的方法。练书画与练气功、太极拳的原理一样，作书画之前，先要排除杂念，然后调节呼吸，运气于指、腕、臂、腰，调动全身之力于笔端，故实际上已内蕴调心、调息、调形之义。其养生康复的作用及应用，主要有两个方面。

1. 调摄情志　观赏书画和习练书画都是自娱性很强的活动，能陶冶性情，寄托情怀，舒发郁气，怡情移性，愉心畅志，故凡情绪烦躁、愤怒、抑郁者，或七情为病者，均要择此而行。以下举不同字体的书法为例说明。

（1）楷书除烦　楷书有静气安神、消除烦恼和急躁情绪的作用，适用于性情急躁、易怒的人群。

（2）隶书恬静　隶书凝重稳健，清幽恬静，易使人产生沉稳安定的情绪，故常与楷书配合使用，以静制动。

（3）行草舒郁　行书、草书潇洒活泼，似行云流水，其竖笔如流星，横笔如挥云，点如高峰坠石，捺如千钧弩发，秉笔运书，自能使人情绪高昂，激情奔放，勇气倍增，胸怀舒畅，故对情志抑郁低沉之人尤为适宜。

2. 运动肢体　书画的过程亦是活动、锻炼肢体的过程。挥毫书画时，要求执笔时提肘悬腕，臂开足稳，不但要用指力与腕力，而且要用到臂力和腰力，集诸多之力于笔端，刚柔相济，蜿蜒盘旋，跃然纸上，这就使骨骼肌肉与关节得到良好的锻炼，而收到调畅气血、舒筋活络之效。挥毫时的运指、转腕、悬肘、牵臂等动作，对手腕、肘、臂等关节肌肉拘挛麻木、屈伸不利的病证，尤为有效。临床可用于肢体功能障碍的康复治疗，如卒中后遗症、痿证、痹证、烧伤、伤筋等。

另外，书画还能通过集中思维、巧运手指而达到激发灵感、增进智力的目的，弱智儿童、老年健忘、痴呆等可进行书画疗法。但是，书画的养生康复功能只能是潜移默化，不能立竿见影，需要持之以恒，锲而不舍。

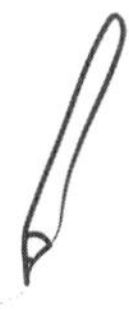

五、戏剧影视疗法

戏剧影视疗法是指人们通过观看戏剧影视作品或参加戏曲影视小短剧的表演，达到促进身心健康目的的养生康复方法。

戏剧影视与歌舞有不同之处，前者有角色，有情节，更容易感人肺腑，动人心灵。它既可使人捧腹大笑，又可使人悲哀涕泣；既可使人情绪激昂，又可使人心境恬愉，故长于调摄情志。

传统的戏曲和曲艺是演员通过舞台表演来获得娱乐效果，受时空条件的限制。现代的录音和电影、录像等现代电子音像制品，为戏曲和曲艺在养生康复方面的应用提供了极大的便利。如今影像艺术已成为当代最有影响的一门综合艺术，它集文学、戏剧、音乐、美术、摄影、舞蹈等艺术形式为一体，凭借动作、语言、音乐、旋律来抒发人们的各种感情，加上线条、光影、色彩、造型等空间显现，给人一种身临其境的真实感受，令人忘记自己的客观环境，产生愤怒、欢乐、思念、悲哀、惊恐等多种情感活动，给人以充分的娱乐，起到调节情绪的作用。

在我国戏曲和曲艺的种类繁多。越剧、昆剧、粤剧、黄梅戏的唱腔和表演柔和，剧情缠绵；京剧、秦腔的唱腔和表演刚劲，剧情雄壮，有阳刚之美。就剧情而言，喜剧，宜情绪悲忧者观赏；悲剧，易于引起悲伤情绪，对性格急躁易怒者有较好作用。就剧种而言，凡情绪抑郁、消沉的人，应选择轻松愉快，或热烈激昂的剧种作品，如滑稽戏、喜剧、相声、秦腔等；而烦躁、亢奋的人，则应选择恬静优雅的戏剧影视作品，如越剧、昆剧、黄梅戏等剧种作品。

戏剧、曲艺、影视艺术虽然有很强烈的艺术感染力和很好的调节情绪的效果，但是，人们在欣赏之际，切勿忘记适度这个原则，否则将会走向反面。当代疾病谱中新添的电视综合征，就是对“过度”者的惩罚。

六、风筝疗法

风筝疗法是通过放风筝这一娱乐活动，以促进身心健康的养生康复方法。宋《续博物志》认为放风筝“张口仰视，可以泄热”。清《燕京岁时记》又认为其“最能明目”，“牵一线而动全身”。

放风筝时，在宽阔的广场、郊野，沐浴着阳光，呼吸着新鲜空气，仰望蓝天，风筝翩翩，迎天顺气，凝神拉线，随风筝飘移而运动形体，能使人心旷神怡，气血和顺，而忧虑、烦恼自能置之度外。放风筝外练形体，内娱心志，故能“随风送病，百病皆去”。因此，颈椎病、视力减退（尤其是近视眼）、关节活动欠利、高血压、肥胖症、性情忧郁者均可采用本法。

放风筝，以春秋冬三季较为适宜。最好选风和日丽，天朗气清之时，每日一次，每次1～2小时，以微汗为度，不宜过累。

七、垂钓疗法

垂钓疗法是通过钓鱼活动，促进身心健康的养生康复方法。其养生康复作用及其应用，主要有二：

1. 怡情强身 野外垂钓，青山绿水，交相辉映，和风徐来，微波荡漾，环境之优美令人赏心悦目。鱼儿未上钩时，必凝神静气，严肃以待，一旦鱼儿上钩，那欢愉之情，油然而生。此时内无思虑之患，外无形疲之扰，有张有弛，其乐无穷，无疑是怡情爽神，遣怀畅志的好方法。所谓“湖边一站病邪除，养心养神胜药补”。李时珍亦认为垂钓可除“心脾燥热”。钓鱼对抑郁寡欢，烦躁易怒，神情损伤者以及失眠、高血压、慢性肝炎等人群有良好的养生康复作用。同时，钓鱼多半是野外活动，钓鱼者往往需要步行或骑车前往钓鱼地点，这本身就是一种体育锻炼，故有益于增强体质。

2. 增进智力 把竿垂钓，必须全神贯注，这就为集中注意力，增进智力提供了良好的条件。现代社会人们所承受的社会及家庭压力较大，容易疲劳，失去创造力，而钓鱼正可使人之思维得到积极休息，进而“积思生智”。故凡脑力疲劳，智力衰退者，都可酌情采用本法，只是要注意安全。

本节小结

1. 娱乐活动是全面康复的重要组成部分，也是人类生存的必要条件。丰富的娱乐活动在可以调节情绪、改善功能，提高患者的生活质量，是中医康复的重要手段。

2. 娱乐疗法要注意适应证的选择和把握，注意保证安全。

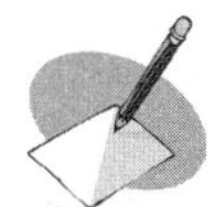

目标检测

一、选择题

A1 型题

冠心病心绞痛心情抑郁寡欢患者，可建议其欣赏下列哪种曲目（　　）

A. 《满江红》　B. 《葬花》　C. 《阳关三叠》

D. 《义勇军进行曲》　E. 《汉宫秋月》

X 型题

对于焦虑失眠的患者，可建议其欣赏下列哪种曲目（　　）

A. 《平沙落雁》　B. 《春江花月夜》　C. 《八哥洗澡》

D. 《平湖秋月》　E. 《松花江上》

二、简答题

1. 简要回答娱乐养生康复法与调摄情志养生康复法的区别与联系。

2. 简述琴棋疗法的养生康复作用。

三、论述题

对于 COPD 缓解期患者如何有针对性地应用娱乐养生康复方法？为什么？

第九节　物理养生康复

学习目标

知识要求

1. 掌握　常用物理养生康复疗法的作用和适应证。
2. 熟悉　其操作的注意事项。
3. 了解　物理养生康复疗法的禁忌证。

一、冷疗法

冷疗法是低温疗法当中的一种，是指利用低于体温与周围空气温度、但在0℃以上的物理因子（冷水、冰等）治疗疾病的方法。

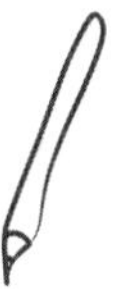

（一）作用

镇痛、解痉、止血、降低体温等。

（二）适应证

1. 疼痛和痉挛性疾病 如颈肩腰腿痛、落枕、残肢痛、偏头痛、偏瘫或截瘫后痉挛。

2. 软组织损伤 如运动损伤早期急救处理和恢复期的消肿止痛。

3. 内脏出血 如肺出血、消化道出血以及出血性脑卒中急性期头部冷敷等。

4. 烧烫伤的急救

5. 早期虫蛇咬伤的辅助治疗

6. 其他 高热、中暑病人物理降温；类风湿关节炎、神经性皮炎亚低温治疗；支气管哮喘、寒冷性荨麻疹脱敏治疗。

（三）禁忌证

1. 内科病 如高血压、心肺肾功能不全等。

2. 过敏

3. 局部感觉及血液循环障碍 动脉血栓、雷诺病、系统性红斑狼疮、血管炎、动脉硬化、皮肤感觉障碍等。

4. 其他 言语、认知功能障碍。老年人、婴幼儿、恶病质者慎用。

（四）注意事项

1. 注意掌握治疗时间，观察局部情况，防止过冷引起组织冻伤。

2. 非治疗部位注意保暖，观察全身反应。如出现寒战，可在非治疗部位进行温热治疗或停止治疗。

3. 对冷过敏，局部瘙痒、红肿疼痛、荨麻疹、关节痛、血压下降、虚脱时应停止治疗。

二、热疗法

以各种热源为媒介，将热直接传至机体达到治疗作用的方法，也称传导热疗法。常用的热源有石蜡、地蜡、泥、热空气、酒、砂、醋等。

（一）作用

1. 扩张血管、加强血液循环。

2. 加强组织代谢。

3. 降低感觉神经的兴奋性。

4. 降低骨骼肌、平滑肌和纤维结缔组织的张力。

5. 增强免疫功能。

（二）适应证

1. 软组织扭伤、挫伤、外伤性滑囊炎、腱鞘炎。

2. 颈椎病、腰椎间盘突出症、关节炎、关节强直、肌炎。

3. 神经炎和神经痛。

4. 术后、冻疮、冻伤后遗症、营养性溃疡、瘢痕、粘连、关节挛缩。

（三）禁忌证

1. 恶性肿瘤、活动性结核、出血性疾病、甲状腺功能亢进、心功能不全。

2. 急性传染病、感染性皮肤病。

3. 高热、温热感觉障碍、婴儿等。

4. 皮肤对热源过敏者。

（四）注意事项

1. 治疗前检查局部是否有感觉障碍。有感觉障碍者，治疗时温度不宜过热，以免发生烫伤。

2. 热空气治疗前应服适量盐开水，治疗后如出汗多，可多喝水。

3. 治疗完毕淋浴后应注意保暖，以防感冒。

4. 全身热疗时，可备冷毛巾敷于头部。

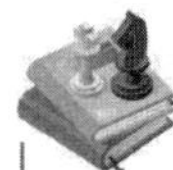

知识链接

石蜡疗法是常用的传导热疗法之一，是一种以加热后的石蜡作为媒介，来预防和治疗疾病的方法。石蜡疗法具有温热、止痛、加速组织修复、缓解痉挛、促进水肿消散和润滑皮肤瘢痕软化的作用。石蜡疗法常用于软组织扭挫伤恢复期、肌纤维组织炎、慢性关节炎、肩关节周围炎、术后外伤后浸润、粘连、增生、坐骨神经痛、皮肤护理等。

三、水疗法

以水为介质，利用其温度、静压、浮力及所含成分，以不同的方式作用于人体来防治疾病和促进康复的方法。

（一）作用

1. 解痉、镇痛、发汗、促进炎症消散。

2. 促进肢体功能恢复。

（二）适应证

1. 脊髓不全损伤、脑血管意外偏瘫、肩－手综合征、肌营养不良等。

2. 骨折后遗症、骨性关节炎、强直性脊柱炎等。

3. 早期动脉硬化、疲劳综合征、类风湿关节炎、慢性阻塞性肺疾患、肥胖、神经衰弱等。

4. 闭经、卵巢功能不全、慢性盆腔疾患等。

（三）禁忌证

重症动脉硬化（特别是脑血管硬化）、心力衰竭、高血压、活动性肺结核、肾功能代偿不全、恶性肿瘤、恶病质、身体极度虚弱和各种出血倾向等。

（四）注意事项

1. 治疗中应随时观察病人的反应，当出现头晕、心悸、面色苍白、呼吸困难等应立即停止治疗，帮助患者出浴，并进行必要的处理。

2. 进行全身浸浴或水下运动时，防止溺水。

3. 冷水浴时，温度由30℃逐渐降低，治疗时须进行摩擦或轻微运动，防止着凉。注意观察皮肤反应，出现发抖、口唇发绀时，应调节水温或停止治疗。

4. 患者如有发热、全身不适或遇月经期等应暂停治疗，空腹和饱食后不宜进行治疗。

5. 如有膀胱、直肠功能紊乱者应排空大、小便方可入浴。

6. 进行温热水浴时如出汗较多可饮用盐汽水。

四、电疗法

（一）直流电疗法

直流电是指电流方向不随时间改变而变化的电流。以直流电治疗疾病的方法称为直流电疗法。借助直流电将药物离子导入人体内以治疗疾病的方法称为直流电药物离子导入疗法。

1. 直流电疗法

（1）作用

①下行电流或以阳极为主的电极可催眠、镇痛和缓解痉挛；上行电流或以阴极为主的电极具有兴奋作用。

②调节自主神经和内脏神经。

③阴极具有消炎、软化瘢痕、松解粘连的作用。

（2）适应证

①三叉神经痛、坐骨神经痛、面神经麻痹、臂丛神经炎、肌无力、肌痉挛、偏头痛、神经衰弱等。

②慢性胃炎、胃肠痉挛、慢性结肠炎、高血压、关节炎和关节痛等。

③淋巴管炎、淋巴结炎、慢性乳腺炎、术后粘连、肌炎和肌痛等。

④功能性子宫出血和慢性附件炎等。

⑤结膜炎、角膜炎、视神经炎、眼肌麻痹、慢性下颌关节炎等。

（3）禁忌证　恶性肿瘤、高热、昏迷、活动性出血、心力衰竭、妊娠、急性化脓性炎症、急性湿疹、局部皮肤破损、金属异物、体内植入心脏起搏器者等。

（4）注意事项

①治疗前检查治疗部位皮肤是否清洁完整，感觉是否正常。如有破损，贴以胶布或以小块塑料薄膜覆盖。

②多次直流电治疗，由于电解产物的刺激，可出现局部瘙痒、皲裂及皮疹反应，嘱患者勿用手抓，注意保护局部，用热水清洗后，涂以轻松软膏。若发生直流电灼伤，无须特殊处理，注意预防感染，用2%甲紫涂患处。

③根据治疗部位选择适宜的电极，电极需用75%乙醇浸泡，以免交叉感染。衬垫要分开消毒，单独使用，以免离子竞争导入。

2. 直流电药物离子导入疗法

（1）作用

①具有直流电和导入药物离子的双重作用。

②药物离子导入体内后，直接作用到病变局部。

③病变局部形成高浓度离子堆，适用于浅表病灶的治疗。

（2）适应证　周围神经系统疾病、自主神经功能紊乱、高血压病、关节炎、慢性炎症浸润、慢性溃疡病、血栓性静脉炎、瘢痕、粘连、慢性盆腔炎等。

（3）禁忌证　对拟导入的药物过敏者，其余与直流电疗法相同。

（4）注意事项

①对可能发生过敏的药物应在治疗前进行过敏试验。

②配制导入液的溶剂一般多采用蒸馏水、无离子水、乙醇和葡萄糖等。

③配制的药液应放在玻璃瓶内保存，避光的药液放入棕色玻璃瓶内，瓶盖盖紧，保存一般不超过1周。

知识拓展

经颅直流电刺激（transcranial direct current stimulation，tDCS）是一种非侵入性的，利用恒定、低强度直流电（1～2 mA）调节大脑皮层神经元活动的技术。刺激方式包括阳极刺激、阴极刺激和伪刺激。阳极刺激能增强刺激部位神经元的兴奋性；阴极刺激则降低刺激部位神经元的兴奋性；伪刺激多作为一种对照刺激。研究发现，tDCS 对于脑卒中后肢体运动障碍、认知障碍、失语症、阿尔茨海默病、帕金森病及脊髓神经网络兴奋性的改变都有不同的治疗或调节作用。

（二）低频电疗法

应用 1kHz 以下的脉冲电流治疗疾病的方法称为低频电疗法或低频脉冲电疗法。常用的低频电疗法包括经皮神经电刺激疗法、神经肌肉电刺激疗法和功能性电刺激疗法。

1. 经皮神经电刺激疗法 通过皮肤将特定的低频脉冲电流输入人体，刺激神经达到镇痛、治疗疾病目的的方法。

（1）作用 镇痛；增加作用部位血液循环；改善缺血心肌血供；加速骨折愈合；加速慢性溃疡的愈合；缓解痉挛。

（2）适应证

①各种急慢性疼痛，如头痛、偏头痛、颈肩背腰腿痛、神经痛、关节痛、术后伤口痛、癌痛、幻肢痛等。

②骨折后骨连接不良、慢性溃疡等。

③中枢性瘫痪后感觉运动功能障碍等。

（3）禁忌证 安装有人工心脏起搏器者，颈动脉窦部位，妊娠妇女下腹部及腰骶部，认知障碍者。

2. 神经肌肉电刺激疗法 应用低频脉冲电流刺激神经或肌肉使其收缩，以恢复运动功能的方法，主要刺激失神经肌、痉挛肌和平滑肌，以及废用性肌萎缩。

（1）作用 延迟病变肌肉的收缩；抑制肌肉纤维化；改善动静脉和淋巴循环；防止肌肉痉挛。

（2）适应证 主要应用于下运动神经元损伤所致的肌肉萎缩和肌麻痹，病程在 3 个月内者可延缓肌肉萎缩。病程在 3 个月到 1 年者可预防肌肉纤维化。

（3）禁忌证 上运动神经元伤病引起的痉挛性瘫痪，安装有人工心脏起搏器者。

3. 功能性电刺激疗法 应用低频脉冲电流，按编定的程序以一定强度刺激已丧失功能或功能异常的器官或肢体，以产生的即时效应来代替、纠正这些器官或肢体功能的康复治疗方法。

（1）作用 是下运动神经元结构完整，上运动神经元病损所致中枢性瘫痪最有效的治疗手段，有助于皮层中兴奋痕迹的建立，持久性改善肢体的步态姿势。

（2）适应证

①中枢性瘫痪，如偏瘫、脑瘫、截瘫等。

②呼吸、排尿功能障碍、脊柱侧弯等。

③帕金森病、小脑病变引起的运动功能失调等。

（3）禁忌证 配有心脏起搏器者，肌萎缩性侧索硬化症、多发性硬化症病情恶化者，肢体挛缩畸形、骨折未愈合、下运动神经元损伤、意识不清者。对刺激反应不灵敏者应慎用。

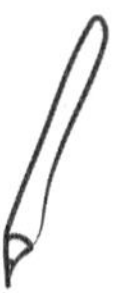

4. 低频电疗法注意事项

（1）根据疾病的性质、疾病的不同阶段恰当的选择低频电疗种类。

（2）治疗时衬垫可薄些，但要浸湿，才能和皮肤紧密接触，以防增加皮肤电阻，影响治疗效果。

（3）严禁治疗时电流直接通过心脏，心脏病患者采用电刺激疗法时应慎重。

（4）瘫痪肌肉在进行电刺激治疗时，应同时积极配合主动和被动训练及按摩治疗，以提高疗效。

（三）中频电疗法

采用1～100kHz频率的电流治疗疾病的方法称中频电疗法。常用的有等幅中频电疗法、干扰电疗法、正弦调制中频电疗法。

1. 等幅中频电疗法 应用频率为1000～5000Hz的等幅正弦电流治疗疾病的方法。因此电流处于音频段，又称为音频电疗法。

（1）作用

①有较明显的镇痛作用。

②改善局部血液循环，有明显的消炎、消肿作用。

③松解粘连和软化瘢痕。

（2）适应证　瘢痕、术后粘连、挛缩、炎症后浸润、注射后硬结、肩周炎、血栓性静脉炎、慢性盆腔炎、慢性咽喉炎、风湿性肌炎、关节炎、神经炎、神经痛等。

（3）禁忌证　急性感染性疾病、恶性肿瘤、出血性疾病、局部金属异物。心前区、孕妇腰腹部、带有心脏起搏器者。

2. 干扰电疗法 同时使用两路频率分别为4000Hz与4000±100Hz的中频正弦电流，交叉地输入人体，在交叉处发生干扰而“内生”0～100Hz的低频调制的脉冲中频电流，用于治疗疾病的一种电疗方法。

（1）作用

①良好的镇痛作用。

②促进局部血液循环且持续时间较长。

③对运动神经和骨骼肌有兴奋作用，可引起肌肉收缩。

④增加内脏平滑肌的张力、促进血液循环，改善内脏的功能。

⑤作用于颈或腰交感神经节，调节上下肢神经血管功能。

⑥加速骨折愈合。

（2）适应证　颈椎病、肩周炎、关节炎、肌纤维组织炎、术后肠粘连、肠麻痹、胃下垂、弛缓性便秘、尿潴留压迫性张力性尿失禁、失用性肌萎缩、妇科的慢性炎症等。

（3）禁忌证　急性感染性疾病、恶性肿瘤、出血性疾病、局部金属异物。心前区、孕妇腰腹部、带有心脏起搏器者。

3. 调制中频电疗法 采用低频电流调制的中频电流治疗疾病的方法，又称为脉冲中频电疗法。

（1）作用

①镇痛、锻炼骨骼肌、提高骨骼肌及平滑肌张力的作用。

②有神经节段反射及调节自主神经功能的作用。

③促进血液循环及淋巴回流，消炎作用，对非化脓性、非特异性炎症有效。

④松解粘连、软化瘢痕。

（2）适应证

①颈椎病、肩周炎、关节炎、肌肉劳损、扭挫伤、肌纤维组织炎、腱鞘炎、滑囊炎。

②血肿机化、注射后硬结、瘢痕增生、缺血性肌挛缩等。

③神经炎、神经痛。

④胃十二指肠溃疡、输尿管结石、弛缓性便秘、术后肠麻痹、尿潴留。

（3）禁忌证 急性感染性疾病、恶性肿瘤、出血性疾病、局部金属异物。心前区、孕妇腰腹部、带有心脏起搏器者。

（四）高频电疗法

采用 100kHz～300GHz 的高频电流治疗疾病的方法，称为高频电疗法。根据波长将高频电流分为长波、中波，短波、超短波、微波 5 个波段。近来临床上广泛应用的多为短波、超短波和微波疗法。

1. 作用 高频电疗法作用于人体时产生热效应和非热效应。

（1）热效应的治疗作用

①改善局部血液循环、消炎消肿。

②降低感觉神经兴奋性，镇痛。

③降低运动神经兴奋性，解痉。

（2）非热效应的治疗作用

①增强白细胞的吞噬功能，提高免疫机能。

②促进纤维结缔组织再生，加速组织愈合。

③促进神经纤维的再生。

④大功率超短波能使癌组织温度上升到 45℃以上，对其产生破坏作用。

2. 适应证

（1）用于感染和非感染性炎症，如疖、痈、乳腺炎、淋巴腺炎、肺炎、胆道炎、膀胱炎、盆腔炎、中耳炎、副鼻窦炎、齿槽周围脓肿等。

（2）神经炎、神经痛；肌肉、肌腱、筋膜、关节、韧带等损伤及炎症。

（3）脉冲短波、大功率超短波可用于皮肤癌、乳腺癌、恶性淋巴瘤、宫颈癌、膀胱癌、直肠癌等。

3. 禁忌证 高热、结核、出血性疾患、心功能不全、重症高血压、带心脏起搏器者、治疗部位感觉障碍者等。

4. 注意事项

（1）治疗时必须用木制床、椅，取下患者身上的金属物，包括手表。

（2）治疗前要检查皮肤有无破损，皮肤有无感觉障碍。有感觉障碍者不宜用温热量治疗。

（3）对睾丸、卵巢、骨髓、眼部等敏感部位治疗时应慎重，大剂量可使精子和卵子发育受抑制，晶状体变性混浊。

五、磁疗法

应用磁场作用于人体治疗疾病的方法称为磁疗法。

（一）作用

1. 具有较好的止痛作用，对中枢神经系统有抑制作用。
2. 有对慢性和急性炎症均有一定的消炎作用。
3. 对自主神经功能有调节作用，对早期高血压有降压作用。

（二）适应证

软组织损伤、血肿、神经炎、神经痛、关节炎、神经衰弱、高血压、颈椎病、肩周炎、面肌抽搐、乳腺小叶增生、颞颌关节炎、支气管炎、哮喘、视网膜炎、痛经等。

（三）禁忌证

高热、出血倾向、孕妇、心力衰竭、极度虚弱、皮肤溃疡等。

（四）注意事项

1. 眼部磁疗时，应采用小剂量，时间不宜过长。

2. 密切观察磁疗不良反应的出现。常见不良反应有头晕、恶心、嗜睡、失眠、心慌、心跳、治疗区皮肤瘙痒、皮疹、疱疹等。不良反应的发生率与磁场强度成正比，0.1T 以下的磁场很少发生不良反应。发生不良反应后，只要停止治疗，症状即可消失。

3. 对老年、体弱、小儿、急性病、头部病变者一般均以小剂量开始，逐渐加大剂量。

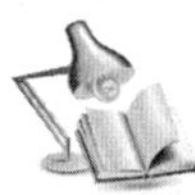

本节小结

1. 物理治疗是物理养生康复疗法的基本干预手段，广泛应用于疼痛、关节挛缩、痉挛等疾病和功能障碍。

2. 物理治疗要注意掌握其作用、适应证、禁忌证以及操作的注意事项。保证疗效，保证安全。

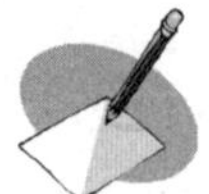

目标检测

选择题

A1 型题

1. 直流电疗法常用电压为（　　）

A. 20～40V　　B. 40～50V　　C. 50～80V
D. 80～100V　　E. 100～120V

2. 中频电疗法的频率为（　　）

A. 100～500Hz　　B. 500～1000Hz　　C. 1～100KHz
D. 100～500KHz　　E. 500～100MHz

3. 经皮神经电刺激疗法主要治疗（　　）

A. 中枢性瘫痪　　B. 周围性瘫痪　　C. 疼痛
D. 关节挛缩　　E. 关节炎症

4. 功能性电刺激疗法主要治疗（　　）

A. 中枢性瘫痪　　B. 周围性瘫痪　　C. 疼痛
D. 关节挛缩　　E. 关节炎症

A2 型题

1. 患者，女，55 岁，因左手前臂外伤就诊，X 线显示左手桡骨远端骨折。诊断左手桡骨远端闭合性骨折，经复位固定等处理后，患肢仍有肿胀、疼痛。除药物治疗外，可以选择的物理因子治疗有（　　）

A. 增加患侧肢体活动　　B. 减少患侧肢体活动
C. 患侧肢体肿胀处紫外线治疗　　D. 患侧肢体肿胀处按摩
E. 对患侧肢体进行磁疗

2. 患者，男，50 岁，左侧胫腓骨骨折 30 余天，已拆除石膏固定。查体可见左下肢肌肉

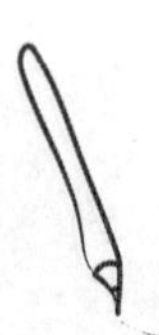

萎缩，膝关节全关节范围活动时伴有疼痛。X 线检查示骨折愈合，骨折线基本消失。拆除石膏固定前，患者未进行运动康复，下列可选择的最佳处理方法为（　　）

A. 水中步行训练　　B. 卧床休息　　C. 地面步行训练

D. 左下肢负重训练　　E. 正常活动

3. 患者，女，60 岁，糖尿病史 10 年，因双下肢疼痛、瘙痒就诊，查体可见双下肢远端呈暗红色，无皮肤破溃，双下肢远端触痛觉减退，肌力正常，踝反射减弱，病理征阴性，查血糖及糖化血红蛋白高于正常。除药物控制病情外，还可选择的处理有（　　）

A. 保护患肢，注意避免双下肢外伤　　B. 运用神经营养治疗

C. 避免双下肢烫伤　　D. 禁忌热敷等治疗

E. 以上均是

X 型题

1. 音频电疗法的治疗作用包括（　　）

A. 镇痛　　B. 消炎　　C. 分解粘连

D. 止血消肿　　E. 软化瘢痕

2. 常用的低频电疗法有（　　）

A. 经皮神经电刺激疗法　　B. 神经肌肉电刺激疗法

C. 功能性电刺激疗法　　D. 干扰电疗法

E. 等幅低频电疗法

3. 传导热治疗的传热介体包括（　　）

A. 石棉　　B. 地蜡　　C. 泥　　D. 石蜡　　E. 坎离砂

4. 下列属于石蜡特性的是（　　）

A. 无水　　B. 无色

C. 无臭　　D. 常温下易与氧化物发生反应

E. 呈中性反应

第四章　中医养生康复护理

第一节　起 居 养 生

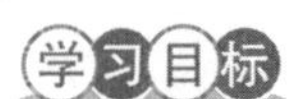

知识要求

1. 掌握　起居养生护理的原则、注意事项，以及各方面的护理措施。
2. 熟悉　中医养生康复学中起居护理的宜忌。

起居，主要指作息、举止等日常生活中的各个方面。起居包括起居规律、休闲活动、个人卫生等诸多方面。数千年来，我们人类为了更好地生存，在与自然界的斗争中，不断探索如何合理安排日常生活起居，并逐渐积累了一些有益于身体健康的生活起居方式。许多养生学家都非常重视合理起居的重要性，主张生活起居必须要有一定规律，如此才合乎机体的生理需要，以达到增进健康、防治疾病及延长寿命的目的。起居养生的内容包括起居规律、劳逸适度、科学睡眠、衣着相宜等方面。

一、起居规律

有规律的周期性变化是宇宙间的普遍现象。从天体的运动变迁，四时的季节交替，寒温易换，到人体的生命活动，都有内在规律。生命一刻也离不开有节奏的规律，如心跳、呼吸等生命活动。一旦失去节律，健康就会受到影响。

早在两千多年前，中医学认为人体的气血受日月、星辰、四时和八节等自然现象的影响而发生周期性的盛衰变化。现代兴起的“生物钟学说”“时间生物学”就是研究节律与健康长寿关系的新学科。科学家们做过大量研究和实验，结果证明，人体的重要生命指标、生化指数、物理参数、代谢水平，直至人的情绪都按照昼夜的规律，极有节奏地增减变化着。这种存在人体内的“生物钟”控制着人体的生理功能，使人体生命活动都按一定周期性的时间规律变化，并决定着人类寿命的长短。

昼夜节律既然与人体的生理活动和生活习性有着如此密切的联系，我们就应遵循这个节律去安排起居饮食和工作学习。有规律的生活促进了条件反射的形成和巩固，而一系列的条件反射又进一步促使人体的生理活动有张有弛，功能稳定，富有节律。

有规律的生活习惯是保证健康长寿的要诀之一。如何在日常生活中培养规律的生活习惯，最好的措施是主动安排合理的生活作息制度，做到每日定时起床，定时用餐，定时工作学习，定时锻炼，定时排便，定时洗澡，定时睡眠等。总之，生活安排得井井有条，使人生气勃勃，充满生活的乐趣，精神饱满地工作和学习，对人体健康长寿大有益处。

二、劳逸适度

劳和逸是一对矛盾的统一体，在日常生活中，必须有劳有逸，不能过劳，也不能过逸。

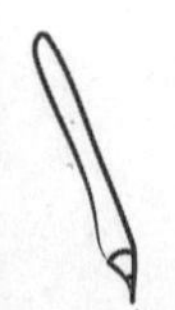

古人主张“中和”，即过度疲倦会损害人体，过度安逸亦可致病。

古代养生家大多十分强调适当劳动对健康的重要性。华佗指出：“人身益劳，劳则谷气消，血气流通。凡人能寡欲而时劳其身，运其手足。毋安作一处，则气血不滞”“人体欲得动摇，但不当使极耳”。孙思邈主张：“养性之道，常欲小劳”，“体欲劳于形，百病不能侵”。由此说明劳动是健康的源泉，经常合理的体力劳动和脑力劳动有利于通畅气血，活动筋骨，增强新陈代谢，健脑强神。通过一些有意义的劳动能陶冶情操，开阔胸怀，从而保持旺盛的精力和愉快的情绪，增强体质，防止疾病发生。

劳动是人生不可缺少的一个方面，但必须适度。尤其是老年人从事脑力劳动或体力劳动时，切勿过度疲倦。中医学认为，过度劳累常常是疾病发生的原因之一。如《内经》中所说：“久行伤筋，久视伤血，久立伤骨”等。若全身过度劳累，还会影响到内在脏器的功能，尤其是消化系统的功能，使肠胃的消化吸收能力减弱。现代生理学研究表明，如果机体长时间的劳动或运动，使机体供氧不足，会产生“负氧债”状态，即肌肉细胞的新陈代谢处于缺氧或无氧状态，大量酸性代谢产物堆积在肌肉组织中，从而出现肌肉无力、酸痛及运动迟缓等疲劳现象。

《千金翼方·养生大例》指出：“行住坐卧，言谈语笑，寝室造次之间，能行不妄失者，则可延年益寿矣”，由此可见，行、立、坐、卧等方面的劳逸适度是延年益寿的重要条件之一。要做到劳逸适度，就要学会多种形式的休息。休息可分为静式休息和文化式休息两大类。静式休息主要是指睡眠，另外还有“闭目养神”和“打盹”，对老年人尤为适宜。曹慈山在《老老恒言》中指出“坐而假寐，醒时弥觉神清气爽，较之就枕而卧，更为有益。”文化式休息主要是指文体活动，可根据不同人的爱好自行选择不同方式，如听音乐、看戏剧、下棋、散步、观景、赋诗、作画以及打太极拳等。总之，动静结合为宜，要达到既休息、又娱乐的目的。只有会休息的人才能更好地工作学习，做到精神饱满，生活充满乐趣。

三、科学睡眠

睡眠好坏，对身体健康有很大影响。睡眠是调整人体阴阳气血，振奋精神，保养精力不可缺少的生理活动，也是生命活动的自然现象，受人体生物钟的调节。睡眠可以保护大脑皮层细胞，使神经系统得到充分休息，免于衰竭和破坏。睡眠还可以降低代谢，减少消耗，促进损伤组织的修复，减轻疾病痛苦，促进人体细胞的生长。因此，睡眠是机体全面调整的过程，亦即阴阳动态平衡的调节过程。

在人的生命历程中，大约有1/3的时间是在睡眠中度过的，这个时间大大超过了我们用在其他任何活动上的时间，为其余2/3的活动提供了可靠的保证。因此，了解和掌握有关睡眠的科学知识和方法，对于健康、长寿有重要价值。

（一）卧具适宜

睡眠用的卧具包括床铺、枕头等。合理地选择适合自己的卧具，对健康至关重要。

1. 床铺 床铺硬度宜适中。床铺的硬度，以在木板床上铺垫约2cm的棉垫最佳，这样厚的棉垫能适应睡眠者的身体曲线，保持脊柱的正常生理弧度。过软的床如弹簧床、席梦思床等，睡久了可引起脊柱侧弯，尤其是小孩和青少年，正值生长发育时期，更不宜睡软床。否则，就可能影响脊柱及四肢关节、骨骼的正常发育，甚至造成弯腰驼背，影响健康和美观。对于腰肌劳损、腰椎间盘脱出等患者，也不应睡软床，以免加重病情。

在床铺的高低上，养生家也有讲究，主张床铺高度以略高于就寝者膝盖骨至地面高度为好，40～50cm为宜，这个高度便于上下床，对老年人尤为重要，因老年人年迈体衰，起卧不便，常常会影响正常睡眠。关于床的宽度，一般认为床铺面积宜宽大，使睡眠时可以自由转身活动，有利于筋骨舒展，消除疲劳，床铺长度最好比寝卧者长20～30cm。

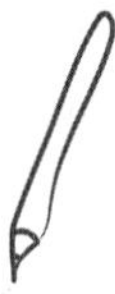

2. 枕头 枕头是睡眠时不可缺少的。合适的枕头与健康关系密切。选用枕头应考虑它的高度、软硬度及枕芯的内容物。

关于枕头的高度，有“长寿三寸，无忧四寸”的说法，一寸约为3cm，长寿枕约为9cm。确切地说，枕头高度以躺卧时头与躯干保持水平为宜，亦即仰卧时枕高一拳，侧卧时枕高一拳半，具体的尺寸因人而异。枕头过高，容易“落枕”，致使颈部疼痛，转动不灵活。枕头过低，会使头部充血，出现头晕发胀的感觉，或颜面浮肿。患高血压的病人，不可不用枕头，也不可用过低的枕头，以免头部充血，更易失眠。

枕的内容物与睡眠也有一定的关系。一般家庭的枕芯是谷壳、高粱壳或荞麦皮，也有根据养生或治病的需要，选用中药作枕芯的，即所谓“药枕”。

常用的具有养生保健作用的药枕。①菊花枕：菊花作为枕芯，具有疏风清热、清肝明目、降血压作用。宜用于夏秋季节或肝阳上亢，血压偏高者。②明目枕：将白菊花、绿豆皮、荞麦皮、桑叶和决明子等，适量装入枕中，对于目暗昏花，眼赤流泪者较为适宜。③茶叶枕：将饮用后的茶叶，晒干后收集起来，装枕并再加入少量茉莉花茶拌匀即可。适合于高血压、神经衰弱、头晕目眩、视物模糊、鼻炎、感冒头痛、暑热头痛等。④清暑枕：干绿豆皮装入枕。睡时枕用，有清心解暑，除烦之效，适宜于夏季天气炎热或心火偏盛者枕用。⑤高血压枕：决明子、菊花、夏枯草、桑叶各60g，装入枕中，配合内服降压药，降压作用能明显提高，并能缓解患者心理紧张状态。

此外，睡衣的选择上，宜宽大舒适，四肢能自由伸展，其质地要柔软。秋冬以棉布、绒布为佳，春夏以府绸、人造纤维或薄棉布等比较柔软的布料为宜。

（二）睡姿正确

睡姿，指的是睡眠的姿势。我国古代历来很重视睡姿。较为舒适的睡姿，有利于入睡，使睡眠质量提高，而且还能保持形体美，对健康有利。睡眠的姿势不当，不仅影响睡眠的效果，妨碍形体健美，而且有损健康。

侧卧位时，脊柱自然形成弓形，四肢容易自由变动，可放到不伸不屈的舒适位置，全身肌肉能得到充分放松，胸部受压最小，也不容易造成鼾声或咳呛。身体向右侧卧，微曲双腿，全身自然放松。一手屈肘放枕前，一手自然放在大腿上，这样心脏位置较高，有利于心脏排血，并减轻其负担；肝脏位于右侧最低，可获得较多的供血，有利于促进新陈代谢；胃通向十二指肠和小肠通向大肠的开口都向右侧，所以右侧卧位有利于食物在胃肠内运行。在长寿人群的调查中，许多长寿者都讲究睡眠姿势，一般是侧位，以右侧弓形卧位最多。如果左侧卧位，心脏易受压，影响心脏的血液循环。对脾胃虚弱者来说，饭后左卧，感到不舒服，影响消化功能。

（三）就寝宜定时

定时就寝是提高睡眠质量的重要因素。古人在长期的生活实践中逐渐形成了“日出而作，日落而息”的作息制度，并根据人与自然相统一的理论，对四时的就寝和起床时间作了相应的规定。春天，阳气升发，万物生机蓬勃，人们应晚卧早起，起床后宜在室外悠然自得，无拘无束地散步，以顺应春天生发之气；夏天，阳气旺盛，万物生长茂盛，人们也应晚睡早起，每天做一些必要的室外活动，以顺应夏天阳长之气；秋季，阴气渐盛，阳气渐收，万物结实成果，人们应早睡早起，以顺应秋天收敛之气；冬季，阴气盛极，万物闭藏，人们应早睡晚起，以避寒就温，顺应冬天潜藏之气。古人这种根据四时自然变化而制定的起卧时间，是符合人体生理变化规律的。在我国最适宜的睡眠时间是晚上9～10时，一般不要超过11时，早晨5～6时起床为好。早晨空气清新，到室外做些适当的体育活动，如散步、跑步、打太极拳等，会使人倍感精神愉快。只要坚持按时上床，按时起床，久之就会形成条件反射，养成良好的睡眠习惯，这样一到入睡时间，就会感到困乏欲睡，增强睡眠效果。

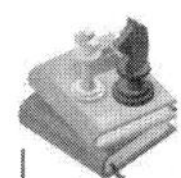

知识链接

胃不和，是指胃病和胃肠不适；卧不安就是睡眠障碍，表现有入睡困难、睡眠不深、易惊醒、醒后不易入睡、夜卧多梦、早醒、醒后感到疲乏或缺乏清醒感等。因脾胃居中焦，为气机升降之枢纽。若饮食不节，损伤肠胃，则聚湿成饮，酿热生痰，或宿食停滞，壅遏于中，浊气不降，上扰胸膈，心神不安而致失眠。

（四）睡时宜充足

睡眠是人类正常的生理现象。在睡眠的时候，人体各部位得以放松，特别是中枢神经系统能够充分地休息。因此，良好充足的睡眠会使人精神饱满，朝气蓬勃，高效率地工作；而睡眠不足或睡眠质量差，则使人得不到应有的休息，致使头昏脑涨，精神萎靡，工作效率降低，一般成年人需睡7～8小时。过去传统认为老年人睡眠只需要6～7小时即可，近来这种看法有所转变，主张老年人的睡眠时间应适当延长。我国古代养生家早就指出："少寐乃老人大患"。从现代生理学观点看，睡眠是人体维持正常生命活动的生物自休息过程；从动静观点看，睡眠是静的休息，它减少人体消耗，促进损伤组织的修复，加快细胞的生长，保护大脑皮层细胞使其免于衰竭和破坏。所以老年人更需要充足的睡眠，才能促进机体健康。

（五）睡眠宜忌

为了增进睡眠，保证睡眠的质量，我国古代养生学家总结出一些睡眠宜忌，如睡眠环境宜安静，睡觉之前必须清心宁志，保持安静，切忌忧虑、恼怒。如睡前与朋友高谈阔论，或者恼怒忧虑，常使气血逆乱或气血郁结，引起情绪烦躁不安，神不守舍，难于成寐，久之导致疾病。此外，睡前看书，特别是躺着看书，不仅容易引起或加深近视，又易使人浮想联翩，情绪激动，干扰正常的睡眠，所以睡前不宜看书，更不宜躺着看书。晚餐宜少不宜多，尤其不可饱食，"胃不和则卧不安"，即饱食之后就寝易导致饮食停滞，干扰睡眠。因为睡眠时，胃肠的消化机能减弱，晚餐再吃得过饱，或睡前吃零食，增加胃肠负担，使食物得不到充分消化，睡在床上，辗转反侧，难以入眠。晚上饮水也不宜过多，否则夜尿频，亦会影响睡眠。当然饿着肚子，饥肠辘辘，也不能使人安然入睡。总之，晚餐食物宜清淡，少油腻，易消化，量宜适中。睡前不宜吃刺激性和兴奋性食物，这类食物如辣味调料、浓茶、咖啡、巧克力等，因为其中都含有咖啡因，对中枢神经系统有兴奋作用，并且其利尿作用往往在夜里引起膀胱膨胀，导致噩梦，影响睡眠质量。喝酒、抽烟也都是不良习惯，既对睡眠不利，又易引起其他疾病。

临睡前用温水泡脚，有助于尽快入睡，保证睡眠质量。脚是人的"四根之一"（四根即耳根、鼻根、乳根、脚跟）。所谓根，就是人体经气的起源处。足踝以下有33个穴位，双脚共66个穴位，占全身穴位的1/6。这些穴位在临床上有重要的保健治疗意义。用热水泡脚能使血管扩张，血流速度加快，改善足部的皮肤和组织营养，降低肌张力，减少局部乳酸的聚集，能预防下肢酸痛的发生，从而消除疲劳。洗脚时先将开水倒入脚盆中，待水温降至适宜温度时，再把双脚慢慢放入，水量以齐踝部为度。同时用双手在脚面及脚心依次轻轻揉搓2～3分钟，待水温降低即可停止。

四、衣着相宜

衣着的功能主要是防寒防暑，保护机体不受外界物理、化学及生物性因素的侵袭，防止外伤疾病。同时也可以从一个侧面反映人的精神面貌。随着人们生活水平的提高，对衣装的要求越来越高，不仅要穿着舒适，款式新颖，更要求有益健康。

“春捂秋冻”是我国劳动人民总结的保健经验，就是说春天天气刚转暖，不要急于脱减衣服，而秋季气温刚转凉，也不要立即穿上厚厚的秋装，这对健康是有益的。但要注意，这种“捂”和“冻”是有一定限度的，若“捂”或“冻”得太过，超过了机体的承受能力，同样也会导致疾病。另外，在天气较热或活动以后，汗出较多，此时不宜马上脱去衣服。因为出汗后汗孔开张，骤然脱衣，易受风寒之邪侵袭而致病。

五、二便通畅

二便是人体新陈代谢，排除代谢废物的主要形式。二便的形成，与许多脏腑的功能活动有密切的关系，其正常与否，直接关系着人体的健康。一般而言，大便成形，不干不稀，每天一至两次，也有的两天一次，但排出通畅；小便畅通，白天三至五次，晚上一次左右。如果人体脏腑功能活动失常，则会使二便发生变化。如大便秘结，或便质稀薄，便中有脓血、黏液等，或小便排出不畅，甚至出现尿频尿急尿痛等症状。因此如何保持二便通畅是养生中必须注意的问题。

（一）大便通畅

现代研究认为，长期便秘可导致机体中毒衰老。食物残渣久滞肠道，并由肠道细菌发酵腐败，产生有害气体和毒物，例如：吲哚、硫化氢、氮、二氧化碳、甲烷、酚、氨等，这些毒物被肠壁吸收，进入血液，可造成人体自身中毒症状。这种自身中毒学说与中医所提倡的通便抗病防老的观点是一致的，可见保持大便通畅意义重大。欲使大便通畅，须注意以下几个方面。

1. 养成良好的排便习惯 生活起居有规律，定时作息，定时进餐，每天按时排便，形成良好的排便规律，这是保持大便通畅最基本的要求。如果强忍憋便或强力努挣，用力过度，都对身体有害，严重者可诱发某些疾病的发作。如患有高血压、脑动脉硬化、冠心病的老年人，若大便干燥，临厕时过于用力，使腹压增加，致血压升高，心脏负荷增大，有可能诱发中风、心肌梗死。

2. 合理调节饮食 大便是饮食物的最终代谢产物，故大便通畅与否和饮食的构成有很大的关系。习惯性便秘是老年时期的常见病，在城市老年人群中尤为多见。其形成一方面与老年人气血日渐虚弱，肠道蠕动能力减退有关，另一方面也与近年来膳食结构改变有很大的关系。早在《黄帝内经》中就已提出“五谷为养，五果为助，五菜为充，五畜为益”。实践证明，我国人民的传统饮食模式是以粗粮为主，以动物性食品为辅，配以蔬菜、水果，这是一种符合人体生理需要的膳食模式。我们应该坚持自己的传统饮食方式，做到饮食尽可能多样化，以五谷杂粮为主食，蔬菜、水果为副食，肉蛋类为补充，这样才能使膳食全面，营养平衡。五谷杂粮、蔬菜水果中含有大量的膳食纤维，能刺激肠蠕动，保持大便畅通。

3. 腹部按摩 通过腹部按摩，能起到疏通气血，增强胃肠功能，促进肠蠕动的作用，对于防治便秘有较好的效果。具体做法是：先将两手掌互相摩擦生热，把左手掌放在右手背上，右手掌放在上腹部心窝处，先由左向右旋转按摩 15 次，然后再由右向左旋转按摩 15 次，依上法在肚脐部、下腹部，分别左右各旋转按摩 15 次。做完上、中、下腹部的按摩之后，再从心窝部向下直推至耻骨联合处，可做 20 次左右。一般在晚上临睡觉前或早晨起床前进行按摩。按摩手法要轻，不可过于用力，做按摩前需排空小便，全身肌肉放松，排除杂念。过饥过饱时均不宜进行按摩。

4. 药物治疗 中医学认为，便秘形成的原因很多，有气虚推动无力引起者，有阴血不足、肠道失去润滑所致者，也有阳虚温运不行者，还有热结津伤便秘等。因此，治疗必须针对病因，结合病证的寒热虚实，分别采用不同的治疗方法。常用的药物有麻子仁丸，适用于热邪伤津，肠燥便秘；苁蓉通便口服液之类，对于阳虚，肠道失于温润的便秘的疗效较好。只有选择合适的治法，才能达到理想的效果。

（二）小便通畅

小便是水液代谢后排除废物的主要途径，与肺、脾、肾、膀胱等脏腑的关系极为密切。在整个水液代谢的过程中，肾气是新陈代谢的原动力，故有“肾主水”之称。水液代谢的好坏，反映了机体脏腑功能的正常与否，特别是肾气是否健旺。健康之人，应是小便通利，次数正常。若小便次数增多，或小便量发生改变，或排尿时出现不适等，均属于病理现象。因此保持小便通利是保证身体健康的重要环节。对此古代养生家都十分重视小便卫生，如苏东坡在《养生杂记》中说：“要长生，小便清；要长活，小便洁。”《老老恒言》中明确提出“小便惟取通利”的观点。保持小便清洁通利的具体方法有如下几点。

1. 注重肺脾肾的保养 如上所述，肺脾肾三脏在体内水液代谢过程中起着重要的作用，只有肺脾肾功能协调，三焦通畅，才能使体内水液代谢正常，膀胱气化有权，小便通利。因此，为保证小便通利，必须重视肺脾肾的保健。

2. 导引按摩

导引壮肾：晚上临睡前或早晨起床后，调匀呼吸，舌抵上腭，眼睛视头顶上方，随吸气，缓缓做收缩肛门动作，呼气时放松，连续做8～24次，待口中津液较多时，可将其咽下。这种方法可护养肾气，增强膀胱制约能力，防治尿频、尿失禁等症。

端坐摩腰：取端坐位，两手置于背后，上下推搓30～50次，上至背部，下至骶尾，以腰背部发热为佳，可在晚上就寝时和早晨起床时进行练习。此法有强腰壮肾之功，有助于通调水道。

仰卧摩腹：取仰卧位，调匀呼吸，将掌搓热，置于下腹部，先推摩下腹部两侧，再推下腹部中央，各作30次。动作要由轻渐重，力量要和缓均匀。做功时间早晚均可。此法有益气、增强膀胱功能的作用，并且对尿闭、排尿困难有一定防治作用。

3. 注意排尿宜忌 排尿是肾与膀胱气化功能的表现，是一种生理反应，因此有尿时要及时排出，不要憋尿，否则会损伤肾与膀胱之气，引起病变。应顺其自然，既不强忍不排，也不努力强排。

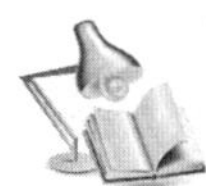

本节小结

本节主要介绍中医养生康复中起居护理的相关概念与内容。学习本节应重点掌握起居护理的方法，以及起居护理的禁忌。

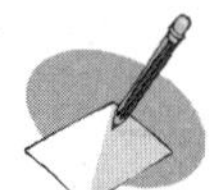

目标检测

选择题

A1型题

具有清心解暑，除烦之效，适宜于夏季天气炎热或心火偏盛者的枕芯宜选用（　　）

A. 干绿豆皮　　B. 棉花　　C. 木屑　　D. 蝉蜕　　E. 大豆

A2型题

男，52岁，大便秘结，三日不出，腹胀满，面红目赤，口干口臭，小便短赤，苔黄，脉滑数。从中医养生角度讲，应选择什么方剂（　　）

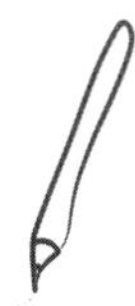

A. 温脾汤　　B. 黄芪汤　　C. 六磨汤　　D. 润肠丸　　E. 麻子仁丸

第二节　饮食护理

学习目标

知识要求

1. 掌握　饮食养生护理的原则、常用饮食的种类以及常用的食物类型。
2. 熟悉　中医养生康复学中饮食护理的宜忌。

“民以食为天”，饮食是维持人体生命活动的主要物质。具体说，人体生理活动所必需的营养物质都来源于饮食，故饮食与人类的健康密切相关。人活着不是为了“吃、喝”，但“吃、喝”确实是生存的基本条件。按照中国人的习惯，一天至少有三次饮食，因此合理科学地饮食是日常生活中养生的重要内容。

饮食入胃，通过脾化生成人体所需要的精气血津液供生命活动所用。《寿亲养老新书》说：“主身者神，养气者精，益精者气，资气者食。食者生民之大，活人之本也”。这明确指出了饮食是“精、气、神”等营养物质的基础，是身体健康的保证。由于食物有五味之别，食物对脏腑的营养作用也有所侧重。《素问·至真要大论》记有“五味入胃，各归所喜……久而增气，物化之常也”。食物对人体营养作用的选择性还表现在归经上，食物的归经不同其作用的脏腑、经络及部位也不同，如梨入肺经，粳米入脾、胃经，黑豆入肾经等。有针对性地选择适宜的饮食，对人体的营养作用更为明显。

一、饮食养生的原则

（一）全面膳食

全面膳食，就是要求在饮食内容上尽可能多样化，做到荤素食、主副食、正餐和零食之间的合理搭配。现代营养学认为，人体所需要的营养素主要包括蛋白质、脂肪、碳水化合物、维生素、矿物质、水和纤维素七大类物质。这几大类营养素分别存在于不同种类的食物中，如粮食类食物主要含有丰富的碳水化合物；蔬菜、水果中含有大量的维生素、矿物质和纤维素；鱼、肉、奶、蛋类则是蛋白质的良好来源。因此，为了满足机体的需要，维持身体健康，我们在日常膳食中，食谱要广泛，搭配要合理，即所谓的平衡膳食或全面膳食。

（二）饮食有节

饮食有节是指每天进食宜定时、定量，不偏食，不挑食。其核心内容是指进食的量和进食的时间。《吕氏春秋·季春纪》中的“食能以时，身必无灾，凡食之道，无饥无饱，是之谓五脏之葆”，指的就是这个意思。

1. 定量　饮食定量，主要强调饮食要有限度，不过饱过饥，尤其是不暴饮暴食，否则会使肠胃功能紊乱，导致疾病的产生。先贤对此早有告诫，如《黄帝内经》所说：“饮食自倍，肠胃乃伤”。西医学认为，人体对饮食物的消化、吸收和利用，主要靠正常的脾胃功能，若饮食过量，短时间内消化道内突然进入大量食物，势必加重胃肠负担，使食物不能及时被消化，进一步影响营养物质的吸收和输布，从而产生一系列疾病。相反，进食过少，则脾胃气血化生乏源，人体生命活动缺乏物质基础，日久会导致机体营养不良以及相应病变的发生。因此，进食有度是保证身体健康的重要条件。

2. 定时　定时是指进食宜有较为固定的时间，早在《尚书》中就有“食哉惟时”之论。

定时进食，可以使脾胃的功能活动有张有弛，从而保证食物能被更好地消化、吸收及利用。如果食无定时，日久则会使脾胃失调，运化能力减弱，而有损健康。传统的饮食是一日三餐，应按时进餐，养成良好的饮食习惯。

自古以来，就有“早饭宜好，午饭宜饱，晚饭宜少”之说。《备急千金要方·养性·道林养性》记有“一日之忌，暮无饱食”。晚上阳气渐弱，人体的活动量减少，脾胃的运化能力也随之下降，故不宜多食。如进食过饱，一者，易使饮食停滞，增加胃肠负担，引起消化不良，影响睡眠；二者，过多的营养不能被消耗，营养过剩而导致肥胖、心脑血管疾病、糖尿病等现代疾病。所以，晚饭进食要少一些，同时还要注意，不可食后即睡，宜适量活动之后方能就寝。孙思邈认为“饱食即卧，乃生百病”（《备急千金要方·养性·道林养性》）。

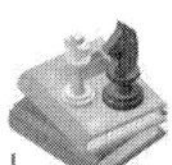

知识链接

阴虚，中医名词术语，是指由于阴液不足，不能滋润，不能制阳而引起的一系列病理变化及证候。临床可见低热、手足心热、午后潮热、盗汗、口燥咽干、心烦失眠、头晕耳鸣、舌红少苔，脉细数等症，治疗以滋阴为主。

阳虚，中医名词术语，是指阳气虚衰的病理现象。阳气有温暖肢体、脏腑的作用。阳虚则机体功能减退，容易出现虚寒的征象。阳虚主证为畏寒肢冷、面色苍白、大便溏薄、小便清长、脉沉微无力等。

（三）因人择食

不同的人，体质特点各异，要针对其身体特点予以相应的膳食。如阴虚内热者，宜用性质甘凉的食物，如大多数的蔬菜、瓜果，还有银耳、木耳、兔肉等；阳虚怕冷之人，则宜用性质偏甘温的食物，如鸡肉、羊肉之类。再如形体肥胖之人多痰湿，宜多吃清淡化痰的食品。

不同年龄阶段，生理状况不尽相同，饮食自然也不能千篇一律。如少年儿童，处于生长发育阶段，必须保证充足的营养供应，尤其是要有足够的蛋白质、维生素、无机盐，如鱼、肉、蛋等富含卵磷脂的食物，以利于大脑及身体各器官的发育与成熟。但应防出现另一极端，膳食中动物性食品过多，蔬菜水果偏少，长此以往，不可避免导致肥胖，对身体有百害而无一益。老年人脾胃功能差，消化吸收能力减退，宜食清淡、温热、熟软的食物。

不同体质：如阳虚之人，不宜多食生冷寒凉食物，宜多食温热性食物。阴虚之人，不宜多食温燥辛辣之品，宜多食甘润生津之品。

在性别方面，男性体力消耗多于女性，能量供应应大于女性。女性有经带胎产等特殊生理时期，在每个时期对饮食都有一定的要求。

另外，饮食养生还要考虑到季节气候特点，即所谓的因时而食。春季万物始动、阳气发越，此时要少吃肥腻、辛辣之物，以免助阳外泄，应多食清淡之蔬菜、豆类及豆制品；夏季炎热多雨，宜吃甘寒、清淡、少油的食品，如绿豆、西瓜、鸭肉等；秋季万物收敛，燥气袭人，宜吃滋润性质的食品，如乳类、蛋类等；冬季天寒地冻，万物伏藏，此时最宜吃温热御寒之品，如羊肉、狗肉、干姜等。

（四）勿犯禁忌

对于病人的饮食宜忌，《素问·宣明五气》就有“五味所禁”，《素问·五藏生成》也有“五味之所伤”等记载。五脏病变各有所忌：心病忌咸，肝病忌辛，脾病忌酸，肺病忌苦，肾病忌甘。张仲景在《金匮要略》中也指出：“所食之味，有与病相宜，有与身为害，若得宜则补体，害则成疾。”即相宜的食味能治病养病，不相宜的食味则反成祸害导致疾病，因

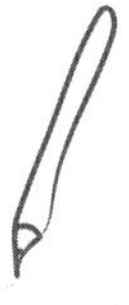

此，在饮食调摄过程中应注意饮食宜忌。

病证的饮食禁忌是根据病证的寒热虚实，结合食物的四气、五味、升降浮沉及归经等特性来确定的。如寒证宜用温热之品，忌用寒凉生冷之物；热证宜用寒凉之品，忌用温燥之物。虚证宜补，实证宜泻等，勿犯虚虚实实之戒。细而言之，如虚证患者忌用耗气伤津、腻滞难化的食物，其中阳虚病人不宜过食生冷瓜果等寒凉食物，阴虚患者则不宜食用辛辣刺激性食物。

饮食禁忌在运用过程中也要具体情况具体分析，如水肿忌盐，若长期忌盐有时也会引起体倦乏力，进而引起低钠血症，使疾病难以好转，故水肿轻症不宜绝对忌盐。再如小儿麻疹若忌食过度，也可致营养不良。清代叶桂提出："食人自适者，即胃喜为补。"因此，对饮食禁忌临床应灵活掌握。

二、食物种类及应用

（一）常用食物种类

1. 谷类及薯类 谷类包括米、面、杂粮，薯类包括马铃薯、甘薯、木薯等。本类食物是膳食中最为主要的部分，即主食。成人每人每天推荐摄入量为250～400g。

本类食物大部分味甘性平，少数偏凉或偏温，大多有健脾和胃，强壮益气之功。

薯类经常食用的是番薯和马铃薯。番薯性平，味甘，入脾、肾经，可补中和血，益气生津，宽肠通便，尚有减肥、防止动脉硬化、预防心血管疾病发生的作用，被誉为"健身长寿"食品。马铃薯味甘，性平，入胃、大肠经，有健脾和胃，益气调中，解毒消肿之功效，可防止动脉硬化、保护心肌。

谷类食物主要为人体提供碳水化合物、蛋白质、膳食纤维及B族维生素。其碳水化合物含量最高，且利用率高达92%，是人体热量最经济的来源。杂粮与粗制粮中的膳食纤维、无机盐、维生素等营养素较精细粮为高。在膳食中应适当增加杂粮和粗制粮的摄入，注意粗细搭配，以避免营养素的摄入不全。薯类含有丰富的淀粉、膳食纤维以及多种维生素和矿物质，对保持肠道正常功能，预防肥胖、糖尿病、高血压等慢性疾病有一定意义，膳食中应注意增加薯类的摄入。

2. 动物性食物 包括畜、禽、鱼、虾、乳、蛋。成人每人每天推荐摄入量为125～225g，其中畜禽肉类50～75g，鱼虾类50～100g，蛋类25～50g。

禽肉类性味甘平的较多，其次为甘温，还有甘淡的。甘平益气，甘温助阳，甘淡渗湿通利。鸡肉性味甘温，入脾、胃经，具有温中益气、补精添髓、滋养五脏等功能。鸭肉性味甘、咸、微寒，入脾、胃、肺、肾经，功可滋阴补血，利水消肿。但鸭肉性寒肥腻，多食滞气、滑肠，脾阳虚腹泻者忌用。

蛋类有鸡蛋、鸭蛋、鹅蛋、鹌鹑蛋等。鸡蛋有滋阴润燥，养心安神，养血安胎之功；鸭蛋味甘、咸，性凉，入肺、脾经，有清肺止咳、滋阴润燥之功；鹅蛋甘温，补中益气；鸽蛋味甘、咸，性平，可益气补肾，多用于补虚。

鱼虾类包括淡水鱼、淡水虾和海水鱼、海水虾。淡水鱼中有鳞鱼和鳝鱼性平或偏温，无鳞鱼性平或偏凉，大都有利尿消肿、安胎通乳、益气健脾、清热解毒及祛风利湿等作用。海鱼一般有和中开胃、养血滋阴、补心通脉等作用。

3. 豆类和奶类 豆类包括大豆及其他干豆，如绿豆、蚕豆、赤小豆等。豆制品的种类繁多，经常食用的有豆腐、豆浆、豆芽、豆腐干等。乳类主要是牛乳、羊乳等。成人每人每天推荐乳及乳类制品摄入量为300g，大豆类为30～50g。

大豆包括黄豆、黑豆、青豆等。大豆中最常食用的是黄豆。黄豆味甘，性平，入脾、大肠经，具有益气养血，健脾宽中，润燥消水之功效。黑豆味甘，性平，入心、肝、肾经，《本草纲目》中记载："黑豆入肾功多，故能治水、消胀、下气、制风热而活血解毒"。现代研究发现，黑豆还具有清热和止汗的作用。其他豆类包括蚕豆、豌豆、绿豆、芸豆、刀豆和赤豆等。

乳类最常饮用的是牛乳。牛乳性平，味甘，入心、脾、胃经，有补虚损，益脾胃，生津润肠的作用，适宜于老年人、婴幼儿及体虚者食用。羊乳味甘，性温，入肺、心、胃经，有补虚弱，润心肺，开胃等功能，更适宜于虚寒体质者及虚劳羸弱、消渴、反胃和呃逆者饮用。

豆类和乳类主要为人体提供蛋白质、脂肪、膳食纤维、矿物质、B族维生素。

豆类及其制品的营养成分，因品种和种类不同相差较大。大豆主要含蛋白质、脂肪、B族维生素、矿物质和膳食纤维等。大豆是重要的优质蛋白质来源，其蛋白质的含量可与肉类相媲美，有"植物肉"之称。其中以黑大豆为最好，其所含脂肪主要为不饱和脂肪酸和磷脂，不含胆固醇，是冠心病、高血脂、动脉硬化等心脑血管病患者之佳品。其他豆类碳水化合物含量比较高，为50%～60%，蛋白质的含量低于大豆，约为25%。

4. 蔬菜、水果类 成人每人每天推荐蔬菜的摄入量为300～500g，水果为200～400g。

蔬菜的种类很多，包括鲜豆、根茎、叶菜、花苔、茄果等。少数蔬菜性质温热，如韭菜、茴香、香菜、大蒜等，大多有温中散寒、开胃消食等作用。多数蔬菜性质寒凉，如苦瓜、茭白、芹菜、藕等，大多能清热除烦，通腑泄热，化痰止咳。

水果性偏凉者多，性偏热者少，也有部分水果性平。水果性寒凉者有西瓜、柑、香蕉、杨桃、柚、梨等，性温热者有荔枝、石榴、菠萝、桃子、李子等。

蔬菜水果类食物主要为人体提供膳食纤维、矿物质、维生素C、胡萝卜素、维生素K及有益健康的植物化学物质。其水分多、能量低，可保持肠道正常功能，对降低患肥胖、糖尿病、高血压等慢性疾病的风险有重要作用。但不同种类的水果所含的营养素区别较大，所以少量食用不同种类水果，可以摄入多种营养物质。不同体质的人，对水果的适应性有差异，所以应有选择的食用水果。

5. 纯能量食物 包括动植物油、淀粉、食用糖和酒类，主要作用是提供能量。动植物油还可提供维生素E和必需脂肪酸。每人每天烹调油摄入量不超过25～30g，食盐不超过6g。

（二）常用食物类型

1. 面点类 中国面点以历史悠久、制作精致、品类丰富、风味多样著称于世。春秋战国时期，已有五谷、九谷、百谷之称。随着加工技术的提高，油料、调味品和青铜炊具的使用，逐渐出现了油炸、蒸、烤、烙等面点形式。面点可作主食，也可作点心类零食。北方常食馒头、包子、饺子、面条、烙饼、煎饼等；南方更喜欢食烧麦、春卷、粽子、汤圆、包子等。面点不但能供给人体碳水化合物、膳食纤维、B族维生素等人体所需的各种营养素，而且还能调节人体的生理功能，此外，还可以通过色、香、味、形满足人体的心理需求，以达到愉悦精神之目的。一般而言，发酵的、蒸煮的食物比较容易被消化吸收，而未经发酵的、黏腻的、油炸的食物，则不易被消化，老年人、小儿及脾胃虚弱者应少食或忌食。

2. 粥饭类 粥类是用米谷类食物煮制而成，食粥在我国已有数千年的历史。《礼记》载有"食粥天下之达礼也"。《春秋·谷梁传》有"止器泣、饮干粥"的记载。粥有制作简单、食用方便及易于消化等特点。

煮粥最常用的是粳米、小米、糯米等，根据个人需求还可配合各种豆类、蔬菜、肉、干果、鲜果等。《老老恒言》中记载了100多种粥。唐代名医孙思邈的《千金翼方》、明朝医药学家李时珍的《本草纲目》也辑录了大量药粥验方。我国地域广阔，各地饮食风俗各异，粥类的品种更加丰富多彩。如根据煮粥所用的原料可分有米粥、豆粥、蔬菜粥、肉类粥、药粥等；根据口味分有原味粥、甜粥、咸粥等；根据功能分有补肾益脑的胡桃粥，化痰消食的萝卜粥，健脾利水的小豆粥、清热明目的菊花粥等。

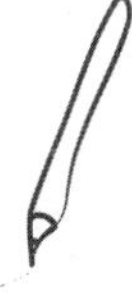

3. 汤羹类 汤羹不仅可以补充人体大量的水分，还可将人体必须的部分营养成分及防病治病的有效成分溶解在汤水中，以便被人体所吸收，达到调养人体、无病防病、有病治病、延年益寿等作用，对老幼妇孺、病后康复者更为有益。由于配料不同，汤羹的作用也各不相同。在使用过程中，可根据体质、季节、地域、习俗、病况等不同进行灵活运用。如夏季清热祛暑可用绿豆汤；冬季或血虚有寒者当用当归生姜羊肉汤（羹）；风寒感冒或脾胃有寒者可用生姜汤；阴虚者可用百合银耳羹等。

4. 菜肴类 菜肴的品种极为丰富，有荤素之分，也有冷热之分。素菜的主要原料有菌类、蔬菜、果品等；荤菜的主要原料是各种肉类；凉菜主要用拌、炝、腌、卤、蒸、冻等方法加工而成；热菜是采用溜、焖、烧、氽、蒸、炸、酥、烩、扒、炖、爆、炒、拔丝、砂锅等方法进行加工。

5. 饮料类 饮料是将食物浸泡、压榨、煎煮或蒸馏制成的一种专供饮用的液体。它包括冷饮、清凉饮料、可乐型饮料和矿泉水饮料等。常见的冷饮有冰棍、雪糕、冰激凌等。这类食品大都由蛋、乳、糖、淀粉加工而成，有防暑降温之功，且易消化吸收，但脾胃虚寒者应少食。清凉饮料是指汽水、果汁等。汽水中的二氧化碳能促使体内热气排出，使人产生凉快的感觉。果汁是果实的汁液或加入不等量的水和糖制成的饮品。它能基本保留果实的营养成分，且易于消化，其功能与原果实基本一致，但加糖加水后会有所改变。矿泉水饮料中含有一定的微量元素与物质，如铁、锌、碘、钾、镁等。此外，可乐型饮料、咖啡、可可和茶等都含一定量的咖啡因，宜少量饮用。

6. 蜜膏类 又叫膏剂，是一种具有营养滋补和防病治病作用的剂型。应用时需根据个人的体质特点或病证类型而选药择食。蜜膏配方中常需加入辅料蔗糖、饴糖、蜂蜜、阿胶等。蜜膏能增强体质、预防疾病，适用于气血不足、五脏亏损、体质虚弱或产后调理。蜜膏能调整人体阴阳气血，改善脏腑功能，促进病体的康复，以及术后、大病、久病之后处于康复阶段出现各种正气不足的症状者，可选用各种补益膏剂，如枸杞蜜膏、龙眼参蜜膏等；而对实证或虚实错杂证患者也可针对性的开列膏方来调理。

当然，蜜膏在运用时还要考虑季节气候、地域等因素，选择适宜的膏剂，如夏季可用龟苓膏、秋季选用秋梨膏等。

7. 酒类 酒有“通血脉，行药力，温肠胃，御风寒”之作用。保健酒及药酒则因选用的原料不同而作用有别，一般具有益气、温阳、补血、生津、健胃、行气、息风、止痛、明目等作用。酒的种类十分繁多，根据酿酒的原材料不同，可分为粮食酒、果酒及代粮酒。按酒的商品特性可分为：白酒、黄酒、果酒、啤酒、药酒和配制酒。这六类酒中，根据酒的颜色又可分为有色酒和无色酒。白酒属于无色酒，酒精度数较高。其他酒属于有色酒，酒精度数较低。酒的饮用应考虑个人的酒量，少量饮用对人体有益，过度饮用则会伤胃、伤肝，甚至酒精中毒危及生命。

8. 蜜饯类 蜜饯是以果蔬等为原料，用糖或蜂蜜腌制后而加工制成的食品。其营养丰富，含有大量的葡萄糖、果糖，还含有果酸、矿物质和维生素C，容易被人吸收利用，具有化痰止咳、健脾开胃等功效。根据加工方法还可将蜜饯分为糖渍类、返砂类、果脯类、凉果类、甘草制品和果糕类等。蜜饯通常含糖量较高，可达70%，糖尿病患者及不宜过多摄入糖分者应忌食。

本节小结

本节主要介绍中医养生康复护理中饮食护理概念及其特点。学习本节应重点掌握饮食养生康复的概念、原则及方法。

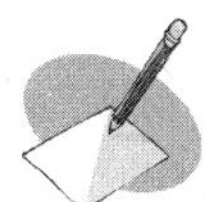

选择题

A1 型题

自古以来进食宜少的应是（　　）

A. 早餐　　B. 午餐　　C. 晚餐　　D. 三餐　　E. 白天

A2 型题

女，47 岁，面色苍白、唇色爪甲淡白无华、四肢不温、冬季症状尤为明显，舌质淡，苔薄白，脉细弱。中医养生饮食应选择哪类食品（　　）

A. 瓜果生冷类　　B. 鱼虾海鲜类

C. 羊肉温热类　　D. 大米面食类

E. 蜜饯甜品类

第三节　情志护理

学习目标

知识要求

1. 掌握　情志护理的原则及方法。
2. 熟悉　情志护理的概念。
3. 了解　情志护理的宜忌。

情志是指意识、思维、情感等精神活动。人的情志状态对健康有着极为重要的影响。在正常情况下，喜、怒、忧、思、悲、恐、惊等情绪是人体对外界事物的正常生理反应，不会引起疾病，但是如果超出常度，就会引起气机紊乱，伤及内脏。故《灵枢·口问》强调“悲哀愁忧则心动，心动则五脏六腑皆摇”。

中医学非常重视人的情志调养，历代养生家均强调“养生莫若养性”，认为养性是养生的首务，并创造了众多情志养生方法。既病之后，精神活动能直接影响病情的发展，所以，“善医者先医其心，而后医其身，而后医其未病”。不同的疾病，有不同的精神改变；而不同的情志，又可以直接影响不同的脏腑功能，从而产生不同的疾病。如何设法消除病人的紧张、恐惧、忧虑、愤怒等情绪因素的刺激，帮助病人树立战胜疾病的信心，积极配合治疗和护理，是情志护理的主要任务。

一、情志护理的作用

（一）延衰防老，益寿延年

精神调摄可以起到抗老延年益寿的作用，《素问·阴阳应象大论》指出：“是以圣人为无为之事，乐恬淡之能，从欲快志于虚无之守，故寿命无穷，与天地终，此圣人之治身也。”说明注重精神调摄可以起到抗老延年益寿的效果。《淮南子·原道训》认为“静而日充者以壮，躁而日耗者以老”。意即心神安静，精气日渐充实，形体随之健壮；心神躁动，精气日耗，形体必然过早衰老。

（二）防病治病，促进康复

保持内心宁静，少忧无虑，情感平和，意志调顺，则人体正气充盈，肌腠固密，即使有很强的致病因素，也不会侵害人体。反之，心躁动而不静，则可能危及健康。如《素问·生气通天论》载有“清静则肉腠闭拒，虽有大风疴毒，弗之能害”。临床上，许多康复病种如高血压、糖尿病、癌症等的发生、发展及预后，均与心理因素密切相关。因此，此类疾病的康复中，精神调摄或心理调节是必不可缺的。

二、情志护理的基本原则

（一）精神内守

所谓精神内守是指人们通过对自己的意识思维活动和心理状态进行自我调节，以达到思想安静，神气内持，心无杂念的状态。

我国历代医家十分重视精神的稳定对人体健康的影响。由于气血是神的物质基础，大量、过度地耗散精神，可以使气血损耗，从而产生衰老。神气清净则利于保持气血充足，达到健康长寿。因此，通过精神内守达到的“神净”是养神要达到的主要目的，亦是养生的首务。

（二）情绪平和

七情六欲是人之常情，然喜、怒、忧、思、悲、恐、惊过激均可引起人体气机的紊乱，导致各种疾病的发生。首先要使人知道少私寡欲、心无杂念是情绪平和的重要保证，还要给病人创造能够宁心寡欲的客观条件，避免外界事物对心神的不良刺激，如提供安静的居住环境，避免过强的噪声，制定合理的作息规律等。

（三）豁达乐观

保持豁达的心胸和乐观的情绪能使人体的气血调和，脏腑功能正常，从而有益于健康。对于病人来说，不管其病情如何，乐观的心情均可以促使其病情好转，反之则可使病情加重。要经常保持乐观的心态，首先要培养开朗的性格，因为乐观的情绪与开朗的性格是密切相关的。只有心胸宽广，知足常乐，精神才能愉快。

（四）因人施护

《灵枢·寿夭刚柔》指出：“人之生也，有刚有柔，有弱有强；有短有长，有阴有阳。”患者的年龄、性别、体质、生活习惯、经济条件、文化程度、阅历、信仰以及情感、意志、需要、兴趣、能力、性格和气质不同，加之疾病的性质和病程长短各异，他们的心理状态势必各不相同。

1. 体质差异 《灵枢·通天论》认为体质有阴阳之禀赋不同，对情志刺激反应也各不相同，“太阴之人，多阴而无阳”，精神易抑郁；“少阴之人，多阴少阳”，多忧愁悲伤，郁郁寡欢；“太阳之人，多阳而阴”，情感易爆发；“少阳之人，多阳少阴”，爱慕虚荣，自尊心强。《灵枢·行针》亦指出：“多阳者，多喜；多阴者，多怒。”

2. 性格差异 一般而言，性格开朗乐观之人，心胸宽广，遇事心气平静而自安，故不易为病；性格抑郁之人，心胸狭窄，感情脆弱，情绪易波动，易酿成疾患。这种差异，与人的意志的勇怯密切相关。《素问·经脉别论》指出：“当是之时，勇者气行则已，怯者则著而为病也。”

3. 年龄差异 儿童脏腑娇嫩，气血未充，多易为惊、恐致病；成年人气血方刚，又处于各种复杂的环境中，多易为怒、思致病；老年人，常有孤独感，多易为忧、悲、思致病。

4. 性别差异 男性属阳，以气为主，感情粗犷，刚强豪放，较易因狂喜、大怒而致病；女性属阴，以血为先，感情细腻而脆弱，一般比男性更易因情志为患，多因忧郁、悲伤而致病。故《外台秘要》提出“女属阴，得气多郁。”

因此，医护人员必须认真了解患者的个性特征，因人而异，有的放矢，对不同的患者，采用不同的情志护理方法。

三、情志护理的基本方法

（一）诚挚体贴

对病人的情志调护应从环境和心理两方面着手。首先，护理人员应“视人犹己”，善于体贴患者的疾苦，满腔热情地对待病人，全面关心病人，同情体谅病人，取得病人的信任。要体贴病人因疾病所产生的寂寞、苦闷、忧愁、悲哀、焦虑等不良情绪。对病人的态度和语言要和蔼亲切，温和礼貌。同时，还应当注意营造适宜康复的环境，从自身的衣着打扮、行为和病室内外环境的安静、舒适、美化等各方面入手，使病人从思想上产生安全感和安定、乐观的情绪，保持良好的精神状态，增强战胜疾病的信心。

病人由于出身、职业、文化、家庭、性格、生活阅历等各方面的情况和情感、意志、需要、兴趣、能力、气质的不同以及病情的差异，其心理状态也不同。护理人员要因人制宜，对不同的病人采取不同的方法，有针对性的做好耐心细致的情志护理。

（二）说理开导

通过正面的说理疏导，可以了解病人的心理状态，开导消除不良心理因素，从而改变病人的精神状况。要及时地解除病人对病情的各种疑惑，帮助他们多了解一些医学知识，使其消除疑问，丢掉思想包袱，树立战胜疾病的信心。对于病人遇到的困难，应积极帮助解决。患病之人，容易出现焦虑、沮丧、恐惧、愤怒等负面情绪，均可加重病人的病情，如不及时化解，将影响疾病的治疗效果，甚至产生严重后果。护理人员应适时地“告之以其败，语之以其善，导之以其便，开之以其所苦”，帮助病人摆脱各种不良情绪，有利于疾病的康复。

（三）移情易性

移情，指排遣情思，使思想焦点转移他处。在护理工作中，主要是指将患者的注意力，从疾病转移到其他方面。易性，指改易心志，包括消除或改变病人的某些不良情绪、习惯或错误认识，使其能恢复正常心态或习惯，以有利于疾病的康复。有些病人的注意力往往过度集中在疾病上，或是没有脱离致病的情志因素，整日胡思乱想，陷入忧愁烦恼之中而不能自拔。这就要求将病人的注意力予以转移，使其克服不良情绪，以达到情志疏达的效果。移情易性的方法很多，如音乐歌舞，琴棋书画，交友揽胜，种花垂钓等，都可以起到一定的作用。在护理中应根据患者自身的素质、爱好、环境与条件等采用具体的方法。

（四）情志相胜

《素问·阴阳应象大论》指出：“怒伤肝，悲胜怒”“喜伤心，恐胜喜”“思伤脾，怒胜思”“忧伤肺，喜胜忧”“恐伤肾，思胜恐”。以情胜情法是根据情志及五脏间存在的阴阳五行生克原理，用相互制约、相互克制的情志来转移和干扰原来对机体有害的情志，借以达到协调情志的目的。此为祖国医学独特的心理治疗与康复方法。著名医家张子和指出：“悲可以制怒，以怆恻苦楚之言感之；喜可以治悲，以谑浪戏狎之言娱之；恐可以治喜，以恐惧死亡之言怖之；怒可以制思，以污辱欺罔之事触之；思可以治恐，以虑彼志此之言奇之。凡此五者，必诡诈谲怪，无所不至，然后可以动人耳目，易人听视。”

在使用以情胜情法时，要在患者有所预感时，再进行正式的情志治疗，不要在患者毫无思想准备之时突然进行。此外，还应掌握患者对情志刺激的敏感程度，以便选择适当方法，避免太过或不及。

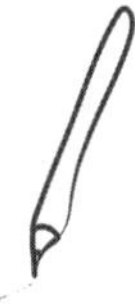

（五）顺情解郁

对于病人，特别是精神状态抑郁和压抑的病人，应尽量满足其合理的要求，顺从其意志和情绪。要积极鼓励甚至引导患者将郁闷的情绪诉说或发泄出来，以化郁为畅，疏泄情志。对悲郁者，当鼓励其扩展心胸，开阔眼界，提高对不良刺激的耐受性。此外，哭诉宣泄也是化解悲郁的方法之一。对于确有悲郁之情的病人，不要压抑其感情，应允许甚至引导其向医护人员哭诉倾泻苦衷，借此使其悲郁之情得以发泄而舒展，使气调而复原，但哭泣不应过久。

四、情志的自我调护

（一）清静养神

静，主要指心静，具体指心无邪思杂念、心态平静。神是生命活动的主宰，它统御精气，是生命存亡的根本和关键。清静养神，是指采取各种措施使精神不断保持淡泊宁静的状态，不为七情六欲所干扰。

我国历代医家均认为神气清静，五脏安和，可致健康长寿。而患病之人对于情志刺激尤为敏感，调摄精神就更为重要。只有将“静”融于人的日常生活中，做到精神内守，心平气和，精气才能日见充实，形体亦可随之健壮，从而达到《黄帝内经》所说的“恬淡虚无，正气从之，精神内守，病安从来”的境界。古人所谓“静者寿，躁者夭”，说的也是这个道理。

清静养神的方法很多，精神内守为清净养神的主要方法。只有摒除杂念，心境安宁，神气方可清静。要树立清静为本的思想，不过分劳耗心神，乐观随和，做到静神不用，劳神有度，用神不躁。还可以用“意守”的方法将注意力完全专注于机体或外界的某一特定事物或概念，以达到静神的目的。此外，还要努力减少外界对神气的不良刺激，创造清静养神的有利条件。

气功疗法在调摄精神中可以起到重要的作用。从气功的本质来说，“调神”是最主要的。它所强调的“人静”，实际上就是用意念来调整控制体内的生理活动，使人排除情绪因素的干扰，从而达到“静”的境界。

（二）养性修身

“仁者寿”，古人把道德和性格修养作为养生的一项重要内容，认为养生和养德是密不可分的，甚至把养性和养德列为摄生首务。道德和性格良好的人，待人宽厚，性格豁达，志向高远，对生活充满希望和乐趣。他们一般均具有良好的心理素质和精神状态，能够较好地控制和调节自己的情绪。养德可以养气、养神，有利于神定心静，气血调和，精神饱满，形体健壮，使“形与神俱”，从而健康长寿。如道德低下，个性狭隘，则会常常用神不当。长期或突然剧烈的情志活动，超过了人体适应能力，便会耗伤精气，导致气行紊乱，阴阳失调，脏器受损而发病。

（三）怡情畅志

经常保持积极、乐观、愉快、舒畅的心情是情志养生的重要方法。善于摄生的人会创造健康的精神生活，在工作、学习和劳动之余往往有自己习惯的赋闲消遣方式，如游行于田园山水之间，往来于长幼亲朋之中，沉浸于欢歌笑语，闲情于琴棋书画，安心于居家操持等，从而得到精神满足和充分的休息与调整。

（四）平和七情

（1）以理胜情　即考虑问题要符合客观规律，能用理性克服情志上的冲动，使情志活动保持在适度状态而不过激，思虑有度，喜怒有节。

（2）以耐养性　即有良好的涵养，遇事能够忍耐而不急躁、愤怒，日常生活中能淡泊名利，淡忘烦恼。

（3）以静制动　神静则宁，情动则乱，应倡导清静少欲，避大喜大怒，常保平和心情。静神之法很多，如练气功、书法、绘画等皆能怡神静心。

（4）以宣消郁　悲哀忧伤的最佳消除方法，就是及时用各种方法宣泄情绪，以免气机郁遏而生疾患。宣泄的方法很多，如向亲朋好友倾诉，用个人喜欢的方法发泄情绪，避免寂寞独处。

（5）思虑有度　思虑过度可致心脾损伤。对于力所不及，智所不能之事，不要空怀想象过于追求，以免导致疾病的发生。竟日伏案劳神者，要合理用脑，节制心劳。用心思虑的时间不宜太长，工作 1 ~2 小时后应适当活动，以解除持续思虑后的紧张和疲劳。平常应坚持体育锻炼，晚间不宜熬夜太过，要养成按时作息的好习惯。实践证明，对于脑力工作者，适当活动和体育锻炼是解除精神疲劳的最好方式，也是防止心劳最积极有效的措施。

（6）慎避惊恐　惊恐对人体的危害极大。过度的惊恐可致气机紊乱，心神受损，肾气不固。要有意识地锻炼自己，培养勇敢坚强的性格，以防惊恐致病。此外，还应避免接触易导致惊恐的因素和环境。

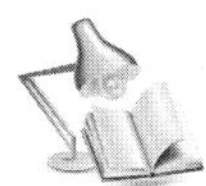

本节小结

本节主要介绍中医养生康复之情志护理。学习本节应重点掌握情志护理的概念及基本方法，熟悉情志护理的宜忌。

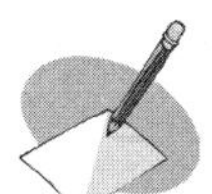

目标检测

选择题

A1 型题

以情胜情法是根据情志及五脏间存在的什么原理（　　）

A. 阴阳五行生克原理　　B. 阴阳理论　　C. 经络理论

D. 脏象理论　　E. 精气理论

A2 型题

女，36 岁，面色苍白、唇色爪甲淡白无华、四肢不温、冬季症状尤为明显，舌质淡，苔薄白，脉细弱。常常伏案劳神，思虑过度，熬夜工作。应用怎样自我调节（　　）

A. 以耐养性　　B. 以宣消郁　　C. 慎避惊恐　　D. 思虑有度　　E. 以静制动

第四节　功能护理

学习目标

知识要求

1. 掌握　吞咽功能障碍、膀胱功能障碍、直肠功能障碍及言语功能障碍的护理方法。
2. 熟悉　吞咽功能障碍、膀胱功能障碍、直肠功能障碍及言语功能障碍的护理禁忌。

一、吞咽功能障碍的护理

吞咽障碍（dysphagia）是指由于多种原因引起舌、喉头等器官和肌肉的运动障碍，导致食物不能或者不能顺利地经口腔进入到胃中的现象。吞咽障碍多见于脑卒中、脑外伤和帕金森病等脑部病变及食管癌患者，表现为液体或固体食物进入口腔发生障碍或食物吞下时发生呛咳、哽噎，可引起误吸、误咽和窒息，甚至引起吸入性肺炎和呼吸困难，亦可因进食困难而引起营养不良和水电解质平衡紊乱。

患者通常需以鼻饲或胃口成形术来维持生命，久之，会造成营养失调，咽、腭、舌肌失用性萎缩。同时，患者常因不能进食而产生悲观失望和厌世的心理，导致生活质量下降，病死率增高。

吞咽训练的目的是使患者逐步恢复吞咽功能，改善身体营养状况，改善因不能经口进食而产生的心理恐惧和抑郁症状，减少吸入性肺炎、窒息等并发症发生的机会，提高生活质量，减少病死率。

1. 基础训练

（1）感官刺激

触觉刺激：用手指或棉棒、压舌板等物刺激患者面颊部内外、唇周、整个舌部等，以增加这些器官的敏感度。

味觉刺激：用棉棒蘸不同味道菜汁或饮料刺激患者舌面，增强其味觉敏感性和食欲。

（2）吞咽反射训练　通过对患者咽部吞咽反射区进行冷刺激和让患者进行空吞咽来进行吞咽反射训练。步骤是让患者取坐位或半坐位，用冰冻棉棒或用棉棒蘸少许冰盐水，依次涂搽其腭舌弓、软腭、腭咽弓、咽后壁及舌后根5个部位，然后嘱患者进行空吞咽动作，以刺激吞咽反射，如此循环刺激20～30轮，每天上、下午各进行1次，2周为1个疗程。

（3）唇、舌、咽及颜面肌群功能训练　包括唇、舌、颌渐进式肌肉训练，屏气～一发声运动训练等。口腔肌群和颊肌力量和协调性训练：让患者闭唇，做口唇突出与旁拉、嘴角上翘、鼓腮、吹气球状等动作；增加颊肌的力量。舌的灵活性、吞咽肌群力量和协调性训练：大张口，舌头用力前伸和向上；下、左、右各个方向运动，大约3分钟。用压舌板抵抗舌根部，练习舌根抬高，反复做15～20次，每天2或3次。口面部咀嚼肌协调性训练：张口，下颌向左右侧方运动，反复5次，每天3次。左右咬动牙8～10次，反复做5～8回，每天2或3次。做舌肌和双侧面颊部咀嚼肌按摩：每天2或3次。屏气～发声运动训练：练习发ba、ta、ka、la 4个音，持续3分钟。

2. 摄食训练　经过基础训练后，可逐步进入摄食训练。

（1）进食体位　进食体位应因人而异，应选择适合患者进食的体位。一般选择半卧位或坐位配合头颈部运动的方式进食，严禁在水平仰卧位及侧卧位下进食。护理人员于健侧喂食，偏瘫侧肩部以枕垫起。进餐后应保持坐位15分钟，以减少食物逆流和误吸。

（2）食物的选择和每口进食量　食物的性状应根据吞咽障碍的程度，本着先易后难的原则来选择。对嗜睡、昏睡、吞咽能力中度以下者给予易于吞咽的半流质饮食，随着吞咽功能的改善及体能的恢复，可逐渐过渡到易变形的普通食物。进食量应从小量（1～4ml）开始，逐步增加。开始时，每口进食量不宜过大，以患者发病前每口饭量的50%为宜，口唇闭合，让患者充分咀嚼，体会味道。为防止食物在通过咽及食管时滞留，可以在每次吞咽食物后，再反复做几次空吞咽，使食物全部咽下；或者让患者交替吞咽固体食物和流食，或每次吞咽后饮少量水（1～2ml）。

3. 吞咽训练的注意事项

（1）下列疾病不宜进行吞咽训练：运动神经元病、中度至重度老年痴呆症、严重弱智、早产婴儿、脑外伤后有严重行为问题及神志错乱者。

（2）因冷刺激可促进舌较快地向后运动和诱发吞咽动作，咽部冷刺激训练宜在患者空腹或餐后2小时进行，以免引起呕吐。训练操作时应注意时间和环境的选择，尽量减少外界干扰。

（3）对严重呛咳的患者，在留置胃管的状态下行咽部冷刺激及其他吞咽康复训练。

（4）操作时，注意棉棒的棉絮要缠紧，以免松脱。对于配合比较差的患者，可用弯血管钳夹紧冰棉球涂搽，注意弯血管钳应背向涂搽部位。棉棒及棉球用冷开水或生理盐水冰冻而成，注意避免污染。

（5）如患者出现情绪激动或呕吐，应暂停进行，以免发生误吸。

（6）冷刺激的训练需要护理人员的耐心、患者的毅力和其家属的配合，训练中要注意对患者给予鼓励，以增强其信心。

（7）如果患者出现情绪激动，不能很好配合，可暂时停止训练，让其休息，待情绪稳定后再继续训练。

4. 摄食训练的注意事项

（1）在以下情况出现时，患者暂时不能进行摄食训练：昏迷状态或意识尚未清醒；对外界的刺激迟钝；认知严重障碍；吞咽反射、咳嗽反射消失或明显减弱；处理口水的能力低，不断流涎；口部功能严重受损。

（2）进食时环境要安静，患者精神要集中，以免分散精力引起误吸。

（3）要培养患者良好的进食习惯，最好定时、定量，体位的选择依患者具体情况而定。

（4）注意避免食物残留在口腔。对于能够做咀嚼而不能将食物送进口腔深处者，用汤匙将食物送至舌根处，以利于患者吞咽。

（5）护理人员指导和监护患者摄食训练时要耐心，不能急躁，注意观察进食时有无呛咳，如一旦疑有吸入即应使用床边吸引器将口内与咽部食物吸出。

（6）要注意食物的调配、餐具的选择和进食前后口腔卫生的保持。容易吞咽的食物应具备密度均一，有适当的黏性，不易松散且爽滑，通过咽及食管时容易变形、不在黏膜上残留的特点。餐具开始时以采用长或粗柄、小且边缘圆的硬塑料匙为宜。

（7）如果患者出现疲乏或失去兴趣，应停下休息，或者采用少食多餐的方法来解决。

二、膀胱功能障碍的护理

某些全身性疾病或局部疾病会引起排尿活动的异常，出现尿潴留、尿失禁和膀胱刺激征等症状。此时需对患者进行膀胱护理，以缓解症状和预防因排尿障碍导致的并发症，从而提高患者的生活质量。

（一）种类和病因

1. 尿潴留　尿潴留是指膀胱内积存了大量尿液而不能自主排出。此时，膀胱高度膨胀，患者自觉下腹胀痛，排尿困难。体检可见耻骨上膨隆，可扪及囊样包块，压痛阳性，叩诊实音。

引起尿潴留的原因有：①膀胱以下尿路梗阻；②膀胱收缩功能障碍；③其他因素，外伤、手术或某些疾病引起排尿时不能用力或疼痛或不习惯卧床排尿等。

2. 尿失禁　尿失禁是指排尿失去意识控制或不受意识控制，尿液不自主地从尿道流出。

尿失禁分为真性尿失禁、假性尿失禁和压力性尿失禁3类。真性尿失禁是指膀胱完全不能储存尿液，表现为持续滴尿。假性尿失禁又称充溢性尿失禁，是指膀胱内储存部分尿液，当充盈达到一定压力时，即可不自主溢出少量尿液；当膀胱内压力降低时，排尿立即停止，但膀胱仍呈胀满状态而不能排空。压力性尿失禁是指在咳嗽、打喷嚏、大笑或运动时，腹压

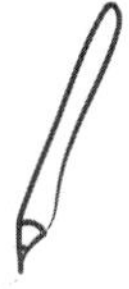

升高，有少量尿液不自主地溢出。

3. 膀胱刺激征 尿频、尿急和尿痛3个症状合称为膀胱刺激征。三者可合并存在，亦可单独出现或两两联合出现。

尿频是指单位时间内排尿次数增多，按病因分为生理性尿频和病理性尿频。生理性尿频因饮水过多、精神紧张或气候寒冷等生理性因素引起。病理性尿频的因素有：①尿路炎症，见于肾盂肾炎、膀胱炎、尿道炎、前列腺炎等尿路感染。②神经精神因素，见于控制膀胱的中枢或周围神经损伤引起的排尿功能障碍（神经源性膀胱）和精神因素（癔症）。③尿量增多，见于糖尿病、尿崩症、精神性多饮和急性肾衰竭的多尿期。④膀胱容量减少，见于妊娠子宫增大或巨大卵巢囊肿压迫膀胱，膀胱结核引起膀胱纤维性缩窄及膀胱占位性病变。⑤尿道口周围病变，见于尿道口息肉、尿道旁腺囊肿等病变。

尿急是指一有尿意即迫不及待需要排尿，难以控制。常见病因有：①尿路炎症；②下尿路结石或异物；③下尿路肿瘤；④神经精神因素；⑤其他因素，如高温环境下尿液高度浓缩以及其他因素使尿液酸性增高，刺激膀胱或尿道黏膜而引起尿频。

尿痛是指排尿时感觉尿道内、会阴部、耻骨上区等部位疼痛或有烧灼感。引起尿痛的原因主要有泌尿系统的炎症、结石、异物和肿瘤。

（二）康复护理

1. 尿潴留患者的康复护理

（1）下尿路梗阻引起的尿潴留可采用以下方法。

诱发排尿反射：前列腺增生肥大的患者，有下尿路梗阻，排尿困难。如有合并炎症，前列腺充血，尿路梗阻加重，可引起尿潴留；炎症消退后，尿路梗阻可以减轻。此时，可在抗炎消肿的基础上，试用诱发排尿反射的方法。

下腹部热敷：可放松括约肌，促进排尿。

留置导尿：对用诱发排尿反射方法无效的患者，在抗炎消肿的基础上，采用留置导尿。待炎症消退后，尿路梗阻减轻，可拔除导尿管。

膀胱造口：下尿路梗阻严重且难以恢复者，可采用膀胱造口的办法解除尿潴留。

（2）膀胱收缩功能障碍引起的尿潴留可采用以下方法。

利用条件反射：诱导排尿。

采用按摩、按压法：协助排尿。

针灸治疗：可采用针刺中极、曲骨、三阴交穴或艾灸关元、中极穴等方法，刺激排尿。

间歇导尿。

（3）因外伤或其他疾病使排尿时不能用力或疼痛，或不习惯卧床排尿等因素引起的尿潴留可采用以下方法。

提供排尿环境：提供隐蔽的排尿环境，如关闭门窗，屏风遮挡，请无关人员回避，适当调整治疗护理时间等，使患者安心排尿。

诱导排尿：①调整体位和姿势，协助患者以习惯的姿势排尿；②下腹部热敷、按摩，促进排尿；③利用条件反射诱导排尿；④针刺中极、曲骨、三阴交穴，刺激排尿。

训练床上排尿：对某些手术后须绝对卧床休息的患者，在术前应训练其习惯床上排尿。

行导尿术：经上述处理无效者，可行导尿术。

2. 尿失禁患者的康复护理

（1）皮肤护理 清洗会阴部皮肤，保持局部清洁干燥，勤换衣裤、床单、衬垫等。

（2）接取尿液 用便器、尿壶、集尿器等紧贴外阴、尿道口接取尿液，避免尿液浸渍皮肤，发生皮肤破溃。

（3）训练患者重建正常的排尿功能 通过下列方法训练患者有意识地控制排尿。训练膀胱功能：定时使用便器，初起每隔1~2小时使用1次，以后每隔2~3小时使用1次。在使用便器的同时，手掌轻柔地从膀胱底向尿道方向按压，使膀胱内尿液被动排出。指导患者进行盆底肌肉训练：通过对盆底肌肉增进张力的练习而增加尿道阻力。具体方法是患者取立、坐或卧位，试做排尿动作，先慢慢收紧盆底肌肉，再慢慢放松，每次10秒左右，重复10遍，每天进行数次，以不觉疲乏为宜。

（4）适当饮水　指导患者每天饮水2000~3000ml。因多饮水不仅可以增加对膀胱的刺激促进排尿反射的恢复，还可预防泌尿系统的感染。

（5）留置导尿　长期尿失禁的患者，可行导尿术留置导尿。

3. 膀胱刺激征患者的康复护理

（1）针对病因进行治疗护理　对泌尿系统的炎症、结石、异物、肿瘤、尿道口周围病变、糖尿病，尿崩症及急性肾衰竭等因素引起的尿频、尿急和尿痛针对病因进行治疗、护理。

（2）心理护理　对精神紧张、精神性多饮和精神因素引起的尿频、尿急，做好心理护理工作。

（三）护理技术

1. 利用条件反射诱导排尿法　定时对患者进行不同方法的刺激，如手指轻叩耻骨上区，牵拉阴毛，摩擦大腿内侧，捏掐腹股沟，听流水声，温水冲会阴部等，可以促使患者出现反射性排尿，促进排尿功能的恢复。

2. 下腹部按摩、按压排尿法　操作者将手置于患者下腹部膀胱膨隆处，向左右轻轻按摩10~20次；以促进腹肌松弛，然后一手掌自患者膀胱底部向尿道方向轻轻推移按压，另一手以全掌按压关元、中极两穴位，以促进排尿。用力要求均匀，由轻而重，逐渐加大压力，切忌用力过猛，防止损伤膀胱。特别是年老体弱有高血压病史的患者更应慎用。

3. 导尿术　导尿术是用无菌导尿管自尿道插入膀胱引出尿液的方法。导尿易引起医源性感染，因此，在操作中应严格掌握无菌技术。同时，需熟悉男、女性尿道解剖特点，避免增加患者的痛苦。

4. 间歇性导尿　间歇性导尿是指在无菌或清洁的条件下，定时将尿管经尿道插入膀胱内，使膀胱能够有规律地排空尿液的方法。是为了使膀胱规律性定期充盈和排空而达到接近生理性状态而采用的一种方法。对病情稳定，可以适当限制饮水量、无泌尿系感染和尿液反流的患者可以实施间歇性导尿。

具体做法：每日液体摄入量限制在2000ml以内，平均每小时在100~125ml。每4~6小时导尿1次，每次导尿时膀胱内尿量不能超过500ml，以后逐渐根据膀胱功能的恢复情况，调整导尿间隔时间。如2次导尿之间能自动排尿100ml以上、残余尿量300ml以下时，可改为每6小时导尿1次；2次导尿之间能自动排尿200ml以上，残余尿量200ml以下时，可改为每8小时导尿1次；当残余尿量少于100ml或为膀胱容量20%以下时，可停止间歇导尿。

5. 留置导尿（导尿管留置术）　留置导尿是在导尿后将导尿管保留在膀胱内引流出尿液的方法。对有尿潴留而又无法接受间歇性导尿的患者，如脊髓休克期或经盆腔、尿道手术的患者，可以采用此种方法持续导尿，以排空尿液，避免膀胱膨胀，促进膀胱功能的恢复。

（1）携用物至床旁，按导尿术插入导尿管，排尿后夹住导尿管末端。

（2）固定导尿管

胶布固定法：①女性患者，取4cm×12cm胶布1块，将其下2/3部分纵向剪两下，使其分叉成3条。将其上1/3部分贴于阴阜上，下2/3分叉部分的中间1条螺旋形贴于导尿管上，其余2条分别交叉贴在对侧大阴唇及大腿根部。②男性患者，取2cm×12cm胶布2块，将其一端的1/3折叠成无胶面（先在1/3与2/3交界处两侧横向各剪一小口，然后将1/3一端折叠成无胶面），制成单翼蝶形胶布。将其粘贴于阴茎两侧，再用细长胶布做大半环形固定蝶

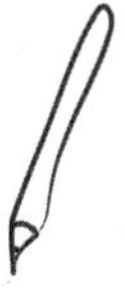

形胶布于阴茎，开口处向上。在距尿道口 lcm 处用胶布将折叠的 2 条胶布环形固定于导尿管上。

双腔气囊导尿管固定法：导尿时选用双腔气囊导尿管，导尿后向气囊内注入 10ml 无菌生理盐水或空气，塞紧气囊管末端开口，使气囊定于膀胱内。

（3）连接并固定集尿袋　将导尿管末端与无菌集尿袋相连，开放导尿管。将集尿袋的引流管固定在床单上，将集尿袋固定在低于膀胱高度之处。

6. 膀胱冲洗术

（1）分开导尿管与集尿袋引流管接头连接处，用浓度 70% 的乙醇棉球分别消毒导尿管口和引流管接头，并用无菌纱布包裹。

（2）取无菌膀胱冲洗器吸取冲洗液，接导尿管，缓缓注入膀胱。

（3）注入 200 ~ 300ml 冲洗液，取下冲洗器，让膀胱内液体自行流出或轻轻抽吸。如此反复冲洗，直至流出液澄清为止。

（四）注意事项

1. 导尿时注意事项

（1）严格执行无菌技术及操作规程，预防尿路感染。

（2）选择光滑和粗细适宜的导尿管，导尿管一旦污染或拔出均不得再使用。

（3）插入、拔出导尿管时，动作要轻、慢、稳，切勿用力过重，以免损伤尿道黏膜。

（4）对膀胱高度膨胀且又极度虚弱的患者，第 1 次放尿量不可超过 1000ml，以防大量放尿导致腹腔内压突然降低，大量血液滞留于腹腔血管内，造成血压下降，产生虚脱。膀胱突然减压，还可导致膀胱黏膜急剧充血，引起血尿。

2. 留置导尿注意事项

（1）留置导尿可避免多次插管引起的感染，但留置的尿管极易引起泌尿系感染，故应加强对留置尿管的严格管理。主要内容包括：①导尿时严格遵守无菌操作原则。②保持引流通畅，避免导管受压、扭曲、堵塞。③集尿袋应每日更换 1 次，及时排空集尿袋，并记录尿量。④保持尿道口清洁，用消毒液棉球消毒女性患者的外阴及尿道口，用消毒液棉球消毒男性患者的尿道口、龟头、包皮，每天 1 或 2 次。⑤导尿管应每周更换 1 次。⑥患者离床活动或做检查时，应将导尿管固定于下腹部，保持集尿袋低于膀胱的高度。⑦长期留置导尿管的患者，易发生泌尿系统感染和结石，故应鼓励患者多饮水，以起到自行冲洗膀胱的作用。若发现尿液浑浊、沉淀或出现结晶，应及时进行膀胱冲洗。每周查尿常规 1 次。

（2）为男性患者用胶布固定导尿管时，注意不得做全环形固定，以免影响阴茎的血液循环，导致阴茎充血、水肿甚至坏死。胶布不得直接粘在龟头上，否则易造成损伤或不适。

（3）对长期采用持续引流方式的患者，因其膀胱处于挛缩状态，张力消失，失去排尿功能，在拔管前应锻炼膀胱反射功能。其方法是采用潮式引流，促进膀胱功能的恢复。

（4）潮式引流是指间歇引流，定时夹管。开放引流管的次数与正常生理排尿次数一样，一般日间每 3 ~ 4 小时开放 1 次，使膀胱定时充盈与排空。

3. 膀胱冲洗注意事项

（1）严格执行无菌操作　防止导尿管和引流管接头污染，避免发生逆行感染。

（2）冲洗前先排空膀胱　降低膀胱内压，以便于冲洗液顺利进入膀胱。冲洗时避免空气进入膀胱，以免引起患者下腹部胀痛。

（3）向膀胱内注入冲洗液时　应避免压力过大使患者产生不适感。

（4）冲洗过程中要密切观察　若流出量少于灌入量，应考虑阻塞。可增加冲洗次数或更换导尿管。若冲洗时患者感到剧痛，或流出血性液体，应立即停止冲洗并积极处理。

（5）注意保持引流通畅　避免导尿管反折、扭曲、受压造成引流不畅。引流管必须低于耻骨联合，以便引流彻底。持续冲洗时，冲洗管和引流管24小时换1次。

（6）如系注入治疗用药 须在膀胱内保留30分钟后再引流出体外。

三、直肠功能障碍的护理

（一）意义和目的

某些全身性疾病或局部疾病会引起排便活动的异常，出现便秘、腹泻、大便失禁和肠胀气等症状。此时需对患者进行肠道护理，以缓解症状和预防因排便障碍导致的并发症，从而提高患者的生活质量。

（二）种类和病因

1. 便秘 便秘是指排便次数减少，排出的粪便干硬，排便不畅、困难的现象。粪便在大肠内停留时间越长，水分被吸收越多。体力活动少或胃肠自主神经功能紊乱使肠蠕动减慢，或不按时排便，使粪便在肠道中停留时间过长；或食物中水分、油脂、纤维素缺少或机体缺水使肠液分泌不足，形成的粪便干燥，可引起便秘。

2. 粪便嵌塞 粪便嵌塞是指粪便持久滞留、堆积在直肠内，坚硬而不能排出的现象。临床表现为患者有排便冲动，腹部胀痛，直肠肛门疼痛，肛门处有少量液化的粪便渗出，但不能排出粪便。

粪便嵌塞是便秘的继续发展，常发生于慢性便秘和瘫痪的患者。由于便秘未能及时解除，粪便在肠道中长期滞留，其中的水分被持续吸收，使粪便坚硬而不能排出。而乙状结肠内的粪便又不断向下推进，造成粪便的堆积、嵌塞。

3. 腹泻 腹泻是指排便次数增多且粪便稀薄不成形或呈水样便，患者急于排便而难以控制的现象。任何原因引起肠蠕动增加，使食物通过胃肠道过于迅速；或肠黏膜吸收水分功能障碍，影响水分在肠道内的吸收；或因肠黏膜受刺激，肠液分泌增加，使粪便中水分明显增多；当粪便到达直肠并排出体外时仍然呈液体状态，就形成腹泻。

4. 排便失禁 排便失禁是指肛门括约肌不受意识控制而不自主地排便。神经肌肉系统的病变或损伤（如上半身截瘫或全身瘫痪）、胃肠道疾病、精神障碍及情绪异常等因素可引起排便失禁。

5. 肠胀气 肠胀气是指胃肠道内形成过多的气体且不能排出。肠道内气体形成过多（如摄入产气性食物过多），吞入大量空气，肠道气体排出障碍（如肠梗阻、肠道手术）后，肠蠕动减弱。

（三）护理方法

1. 注意观察有无腹胀，肠鸣音是否正常，必要时可测量腹围。

2. 对肠蠕动减弱的患者，24小时内禁食，水入量每小时30ml。如无恶心呕吐并可闻及肠鸣音，第2日水入量加至每小时60ml。第3日开始进软食，如出现腹胀，可置胃管或行肛管排气。

3. 保持正常排便，3日无大便者，可给予缓泻剂。对顽固性便秘者可给予灌肠。

4. 病情平稳后，要尽早开始肠道训练，即每日或隔日训练患者在同一时间排便，养成良好的排便习惯。

5. 排便前一日睡前服用适量缓泻剂，排便当日早晨空腹饮热咖啡或热茶300ml，以刺激胃肠，增加蠕动，有助于大便排出。

6. 排便费力时可给予开塞露或采用肛门指检的方法直接刺激直肠。

7. 训练患者排便时按摩腹部或屏气以增加腹压利于大便排出。

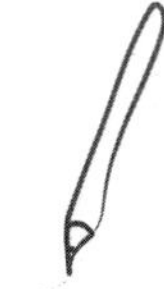

四、言语功能障碍的护理

语言是人类在社会活动中，相互交流思想、感情、意见和需要的最重要的工具。语言的产生，创造和促进了人类文化的发展，也是人类区别于其他动物的本质特征之一。

（一）言语障碍的基本概念

1. 言语是一种通过咽、喉、鼻、口腔、舌等器官协调运动，以说话进行交流和沟通的表达方式。

2. 语言是由抽象的词语，按一定的逻辑排列形成有规律的语法结构的符号系统。可以将人的各种思维和需要，通过文字、手势、表情等表达出来。构成语言的要素有语音、词汇、语法、语意成分等。

3. 言语—语言相互关系：言语和语言是两个不同的概念，语言是由词汇和语法构成的符号系统，并客观地存在于言语之中。言语是个体利用语言进行交流的最简便的形式。二者既有区别，又密切联系。语言是言语的材料，言语是语言的一种外在表现。言语—语言交流障碍是人类极为重要的残疾，将严重影响患者生活质量。

（二）言语障碍的分类

言语障碍是指组成言语的听、说、读、写四个主要方面的功能单独或两个及以上共同受损。临床上的交往障碍患者，主要表现在个体言语活动过程的障碍，从这个意义而言，将所有的交往障碍统称为言语障碍。由于言语障碍的种类繁多，目前各国均无统一的分类标准，这里主要介绍失语症和构音障碍两类。

1. 失语症的分类 失语症是指因脑部器质性病变或损伤所引起的后天性言语—语言功能受损或丧失，不仅表现为对口语的理解、表达、文字的阅读、书写和手势表达能力减弱，还伴有其他高级信号活动障碍，如计算、诵读困难；乐谱阅读、音乐欣赏和乐器演奏因难等。失语症的表现极为复杂，现根据我国汉语语言特征，结合临床病灶定位和语言障碍特征分为：运动性失语、感觉性失语、传导性失语、命名性失语、皮质性失语和完全性失语等几种类型。此外还有意义性失语症、纯字哑症、纯字盲症等，均较少见。

2. 构音障碍的分类 构音障碍是指由于中枢或周围神经系统受损所导致的与言语产生有关的肌肉运动控制障碍，常见的有肌肉麻痹、肌力减弱和运动不协调。患者通常表现为听觉理解正常，能正确选择词汇和按语法排列，但不能随意精确地控制重音、音量和语调，严重者丧失发声能力。构音是把经语言中枢整合、分析所获得的语义成分转变成声音的功能。因此，发音器官结构异常所致的构音障碍称为器质性构音障碍，而发音器官结构正常的构音错误称为功能性构音障碍。根据神经系统损害的部位和言语受损的严重程度，分为迟缓型、痉挛型、共济失调型、运动减少型、运动过多型、混合型等。

（三）言语障碍的康复原则

1. 全面评估制订计划 首先对患者进行全面评估，找出患者存在的身心问题，制订相应的计划。

2. 循序渐进逐步增加刺激 适当的刺激，反复强化，适时调整，采用多种途径的语言刺激，每天将标准定在患者刚好感到困难但通过思考和努力是可以完成的水平上。标准太低失去治疗意义，太高则影响患者的信心及学习的积极性。

3. 早期介入，医院与家庭训练结合 治疗师（士）与患者一对一训练的量是有限的，因此除在医院由治疗师（士）指导训练外，要求患者家属在家中也能继续治疗，治疗师（士）应定期对家属进行指导，使其掌握训练原则和方法，以便指导患者在家中自练。

4. 加强心理护理 坚定患者信心，对合并有行为、情绪等障碍者，应同时进行心理治疗。

5. 治疗个体化，形式多样化 根据患者实际采用实物教学、形象教学、电话教学，内容上选用讲故事、绕口令、提问、抢答、联句等。

（四）训练方法

失语症的训练

1. 发音器官的肌肉运动控制训练 包括呼吸运动训练、颊部运动训练、舌的运动训练、唇的运动训练、腭的运动训练等。

2. 发音练习 发音练习原则是先元音后辅音：先张口音后唇音；先单音节后多音节；最后过渡到单词和句子的训练。如：张嘴发“a”音，噘嘴发“u”音，收唇发“ʃ”音。在以上训练的基础上，让患者尽量长时间地保持这些动作的姿势，先做无声的构音运动，再轻声地引出靶音。

3. 命名训练 通过实物或图片引出名称。可一张一张向患者出示图片或实物，也可同时摆放5～10张图片或实物如钢笔、别针、红色、蓝色等，逐一问“这是什么?”当患者答不出或答错时，可用词头音或描述物品的用途以提示。

4. 听理解训练（话语训练） 在桌面上摆放5～10张图片，护士或治疗师说出某一单词名称，让患者从摆放的图片中指出相应的图片；听短文作“是”“非”或“正”“误”判断，如“一年有十二个月，对吗?”。对毫无言语能力者则应训练患者认识操纵符号来应答问题、描述情感、动作和需要。执行指令，让患者听指令完成相应的动作，如“将茶杯拿起来”等。

5. 阅读理解训练 常用的方法有词图匹配或图词匹配。具体的方法是：摆出5～10张图片，把图名词卡交给患者，让患者进行1/5～1/10的匹配选择，这是词图匹配。图词匹配的操作与之相反。轻症者可令其自己读句子或短文并从数个被选答案中选出正确答案。如让患者选出有背书包的学生的卡片，“田里收割稻子的是工人，在工厂开机器的是农民，对吗?”等。

6. 书写训练 目的是使患者逐渐将语义与书写的词联系起来，达到有意义的书写和自发书写水平。可以先从词词匹配开始，再进行抄写训练，逐步过渡到看图命名书写、听写、默写等。如先让患者看识字卡片红色的一面，然后将卡片反过来认“红”字，再临摹抄写“红”字，最后看图写“红”字，听写“红”字，默写“红”字。

7. 语言记忆训练 首先出示一系列图片，描述每一张图片中人们所进行的各种活动，再对患者提问，患者只需答“对”或“不对”；然后对患者进行口头提问，让患者回答“对”或“不对”；最后大声讲故事，每个故事6～8句话，根据故事的突出点让患者回答“对”或“不对”；根据记忆复述句子。

构音障碍训练

1. 发音器官的运动控制训练（同失语症的训练）。

2. 松弛疗法。松弛疗法主要是通过呼吸和四肢远端关节的活动，缓解患者紧张心理，从而间接降低构音器官肌肉的紧张性。

（1）下肢放松训练　踝屈伸，膝屈伸，先远端再近端。

（2）躯干放松训练　腹式深呼吸。

（3）上肢放松训练　双臂前举，手握拳。

（4）肩、颈、头部放松训练　①耸肩；②颈前屈，后伸；③抬额；④皱眉；⑤头部左右旋转；⑥下颌前后左右运动。

（五）言语障碍的康复护理

1. 康复护理原则 早期介入、先易后难、坚持不懈。很多脑血管意外的患者在2周内开

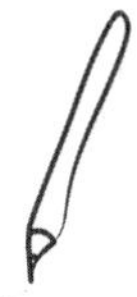

始恢复，在2~3个月内恢复较快，超过6个月恢复较慢，超过1年大部分病例不能再恢复。因此对言语障碍的患者来说，康复护理应在急性期已过，病情稳定时介入。尽管发病后3~6个月是失语症治疗恢复的最佳时间，但对发病1年以上的患者也不应轻易放弃治疗。护理时特别要注意患者训练后的反应，对患者全身状态不良或有意识障碍、重度痴呆、拒绝训练或缺乏训练动机及要求者均不应进行言语训练。对训练中出现疲劳或注意力不集中者，则应令其休息；而经过一段时间的系统言语治疗后仍无进展者，应暂时中止治疗。一般而言，要想获得较好的效果，治疗必须持续几个月以上，一旦言语功能获得改善，大部分是不会逆转的。

2. 内容和方法

（1）环境准备　训练环境对患者的情绪有极大的影响，因此康复护士应特别重视给患者提供和创造一个良好的训练环境。训练室要具有隔音性，便于治疗师对患者发音正确与否的判断；训练时要限制无关人员的进出，减少患者不必要的紧张，以利于患者集中注意力进行训练；做到治疗环境清洁明亮；环境布置宜简洁整齐，适当摆放一些花草，给人以温暖和活力；刻意营造轻松的氛围，激发患者主动参与交流的积极性，还可分成小组进行一些有趣的游戏，让大家在笑声中学习语言；在病室安排上，尽量不要将有言语障碍的患者放在一起，以使患者有更多的交流机会。

（2）形式灵活　正规的言语治疗通常都是由言语治疗师制订计划并负责具体治疗实施的，训练方式主要有个别训练和集体训练，可根据患者的具体情况安排，但康复护士应了解训练内容，熟悉各种训练技术，重点是指导患者在日常生活活动中学习和运用各种交流技术，促进言语功能的恢复。如指导患者家属帮助患者在日常生活中学习语言，将每天日常生活中经常出现的动作告诉患者，并帮助他们学习、复述出对应的词语：吃饭、喝水、睡觉、起床等；利用每天做基础护理、专科护理和治疗的时间，多与患者进行交流，让患者复述发药、打针、疼痛、穿衣等。

（3）时间合理　一般治疗时间宜安排在上午，每次训练不要超过30~60分钟，最好每日一次（每周不少于3次）。每次治疗可安排几种不同的训练方法，如训练口语时再加同一字词的听、辨认或书写，得以强化。

（4）内容适宜　训练内容要适合患者的文化水平，生活情趣，能够引起患者的兴趣，先易后难，循序渐进。训练中所选择的内容应设计在成功率70%~90%的水平上，于每次开始训练时即让患者感到有成功的希望，训练结束时能够保证完成；重视每一次与患者接触的时机，尽量与患者多交流。

（5）心理护理　由于引起言语障碍的原因不同，有先天性的聋哑、脑瘫、后天性的脑血管意外、脑外伤等，不同的患者会有不同的心理问题，但共同之处在于他们都丧失了交流功能，自尊心受损，可能引发极度的恐惧、烦躁等，因此做好心理护理，是使患者全面康复的重要保证。首先要尊重、理解患者，接待患者时态度要和蔼，语言要亲切，以消除患者的紧张心理，平时要多关心和帮助，主动与患者多交流，并注意保护患者的自尊心；多引导、多启发、多表扬、多鼓励患者以各种方式主动参与交流，帮助患者建立康复的信心。

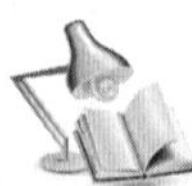

本节小结

1. 本节主要介绍临床常见疾病和功能障碍的康复护理，重点在针对具体的障碍采用综合康复护理的应用。

2. 康复护理与普通护理存在一定的差别和联系，要注意相互补充，取长补短。把功能恢复作为主要的护理目标。

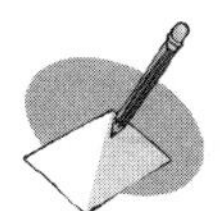

目标检测

选择题

A1 型题

人类在社会活动中，相互交流思想、感情、意见和需要的最重要的工具是（ ）

A. 语言 B. 文字 C. 声音 D. 字母 E. 书籍

A2 型题

患者，男，56 岁，脑出血后 2 月余，遗留有肢体功能障碍，嘴角流涎，饮水呛咳，进食稀流质，目前正接受吞咽功能训练，主要是为了避免因进食引起的（ ）

A. 吸入性肺炎 B. 窒息 C. 咳嗽 D. 发音

第五章 常见病症的中医康复

第一节 神经系统疾病的康复

学习目标

1. 掌握 神经系统常见功能障碍（偏瘫、截瘫、脑瘫）的定义、辨证要点及康复治疗的方法。
2. 熟悉 常见神经系统功能障碍的病因及预后。
3. 了解 了解神经系统常见功能障碍的瘥后防复的方法。

偏 瘫

一、概述

（一）定义

偏瘫就是一侧上下肢体瘫痪不用，又称“中风偏瘫”“半身不遂”“偏枯”“偏风”等。轻者仅表现为患侧上下肢活动不灵活，重者则出现完全性瘫痪。部分患者可伴随口眼歪斜、感觉异常、肌张力异常、失语、共济失调、吞咽困难等症状。

（二）病因

偏瘫主要由脑血管意外引发。根据发病机制可将脑血管意外的常见病因分为以下几类。

1. 血管壁病变 以动脉粥样硬化和高血压性动脉硬化所致的血管损害最常见，其次为动脉炎、先天性血管病、外伤所致血管损伤，另外还有恶性肿瘤、毒物、药物等因素导致血管壁受损。

2. 血流动力学异常 如血压的急剧波动，心律失常、心脏传导阻滞、心瓣膜病、心肌病及心功能不全等。

3. 血液流变学异常 如高粘血症，凝血机制异常和各种血液性疾病等。

4. 其他 脑血管受压、痉挛，空气、脂肪、寄生虫、癌细胞等栓子栓塞等。

（三）临床表现及预后

1. 临床表现

（1）运动功能障碍 由于上运动神经元受损，下运动神经元失去控制，原始反射、姿势反射出现，形成多种形式的运动障碍。

（2）感觉功能障碍 主要是由于感觉传导通路受损所致，出现如痛觉、触觉、温度觉等浅感觉障碍，位置觉、运动觉、振动觉等深感觉的障碍，实体觉、定位觉、两点辨别觉和特殊感觉等复合感觉的障碍。

（3）平衡功能障碍 平衡功能由前庭、小脑和锥体外系等共同参与，任何一个环节的病变都会导致平衡功能障碍。

（4）认知功能障碍　是指人体学习、记忆、思维及判断等大脑高级智能加工过程出现异常，从而引起学习、记忆等认知功能障碍，可同时伴有失语、失用、失认或行为异常等。

（5）语言功能障碍　大脑受损后引起语言的和作为语言基础的认知过程的障碍。主要表现为失语症和构音障碍。

（6）吞咽功能障碍　主要表现为流涎、进食饮水呛咳、构音障碍及口腔失用等。

（7）协调运动障碍　由于高级中枢对低级中枢的控制失灵，肌张力发生改变，肢体各肌群之间失去了相互协调的能力，表现为粗大、不协调、不随意的运动模式。

2. 预后　偏瘫运动功能的康复受多种因素的影响，如偏瘫的病因、发病部位、病人的年龄、职业、性格、既往身体状况、并发症、康复开始时间等。

（1）运动功能的恢复　主要取决于脑组织损伤的原因、部位及程度。一般来说，皮层损伤比深部损伤恢复得好；大脑后动脉损伤比大脑前动脉损伤恢复得好；脑出血比脑梗死死亡率高，但幸存的脑出血病人比脑梗死病人一般恢复得好；内囊的前肢、膝部及后肢前部损害者，多数容易恢复；内囊后肢的后部损害时，常出现典型的偏瘫症状，恢复得较差。

（2）年龄　年龄对上肢和手功能恢复的影响较小，但对步行能力恢复的影响较为显著。年龄越大，步行恢复越差。

（3）既往病史　如既往存在脑血管意外、神经肌肉病变及关节畸形等病史，对运动功能的恢复有较大的影响。例如，复发脑血管意外的运动功能恢复效果明显低于初发病例，伴随严重骨关节病变者恢复较差。

（4）并发症　如顽固性高血压、心功能不全、肺部感染等，常常影响康复治疗的介入，并可引起某些继发性功能障碍，因此恢复较差。

（5）康复开始时间　康复治疗开始时间越早越好，特别是下肢早期适当的康复训练，对于运动功能的恢复具有重要的意义。康复开始时间越早，功能恢复越好，否则常发生失用性综合征，如肌张力增高、关节挛缩、畸形等。

（6）恢复欲望　恢复欲望是一个重要的预后因素。有些病人虽然具有恢复步行及独立生活的可能性，但如果没有恢复的欲望，不愿意或不积极参与学习和训练，常常很难达到预期目的。对于这类病人，常常需要与心理治疗师协同治疗。

（7）认知障碍　与运动功能及日常生活能力的恢复密切相关，特别是伴有感觉性失语、重度失认症、失用症的患者，即使进行长时间的训练，也很难恢复到实用步行及独立的日常生活。

二、辨证要点

（一）病因病机

偏瘫患者多因素体气血亏虚；或年老精气亏损，阴阳失调；或素有痰瘀内阻，经脉不利；或情志不畅；或饮酒饱食；或房室劳累而诱发，以致气血运行受阻，肌肤筋脉失于濡养而发病；甚者阴亏于下，肝阳暴亢，阳化风动，血随气逆，挟痰挟火，横窜经隧，蒙蔽清窍，而形成上实下虚，阴阳互不维系的危急证候。总之，偏瘫早期的主要病机是阴阳失调，气血逆乱，风火痰瘀蒙蔽清窍，横窜经络，阻塞于脑的实证。而恢复期则为虚实夹杂病机，虚多为气虚、阴虚，而阴虚又主要为肝肾阴虚；实则多为瘀血、痰浊。

（二）辨证分型

1. 中风偏瘫早期

（1）中经络　病情较轻，病邪较浅，可见头痛头晕，口眼歪斜，舌强语謇，口角流涎，

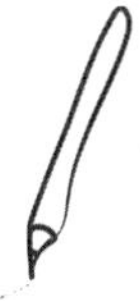

手足重滞，肌肤麻木，甚至半身瘫痪，可伴有耳鸣目眩、腰膝酸软，脉弦或浮数。但一般无昏迷等神志的改变。

（2）中脏腑　病情较重，有神志改变。主要表现为猝然昏倒，不省人事，半身不遂，肌肤麻木，口眼歪斜，言语謇涩等症状。可分为口噤不开，牙关紧闭，两手握固，肢体强直或痉挛，便闭，脉弦滑有力等闭症，或手撒口开，冷汗淋漓，二便自遗等脱症。

2. 中风偏瘫恢复期　常见证型有以下三种。

（1）气虚血瘀型　面色苍白无华，形体虚羸，自汗，口眼歪斜，语言謇涩，半身不遂，肢软无力，麻木不仁；或有肌肤甲错，半身刺痛；或有患侧手足肿胀，筋脉拘急；舌体胖大有齿痕或紫暗，或有瘀斑瘀点，脉弦细或涩结。

（2）肝肾阴虚型　面色潮红，口眼歪斜，头晕耳鸣，舌强语謇，半身不遂，腰酸腿软，心烦健忘，眩晕，视物模糊；或筋脉拘急，屈伸不利，舌红苔少，脉弦细。

（3）脾虚痰湿型　形体肥胖，面黄唇淡，口眼歪斜，言謇流涎，半身不遂，反应迟钝，食欲不振，倦怠乏力；或咳嗽气短，痰多面肿；舌淡苔腻，脉滑或弦滑。

三、康复治疗

（一）急性期辨证施治

偏瘫急性期（一般持续时间为2～4周），患者多表现为一侧上下肢瘫痪，不能随意运动，可伴有口眼歪斜、言语謇涩等。此时，要尽早介入康复治疗措施。康复重点在于协助治疗原发病，防止病情恶化，预防继发性功能障碍。其主要方法为中药、针灸、体位疗法及运动疗法等。其中体位疗法和运动疗法对防止继发性功能障碍，如关节挛缩、疼痛、肌肉萎缩具有重要作用。

1. 中经络型

（1）中药　宜滋阴潜阳，息风通络。方用镇肝熄风汤加减。药用：生龙骨、生牡蛎、生白芍、牛膝、龟板、钩藤、代赭石、天麻、菊花等。头痛头晕重者，加僵蚕、夏枯草、石决明以清肝平阳；心中烦热者，加生石膏、栀子以清热除烦；胸闷痰多者，加胆南星、川贝、竹沥以清热化痰；失眠多梦者，加珍珠母、龙齿、夜交藤以镇静安神。

（2）针灸　以半身不遂、头晕头痛、耳鸣腰酸为主，取风池、肝俞、肾俞、太溪、阳陵泉；以半身不遂、痰多胸闷、便干等为主，取风池、风府、大椎、肺俞、天突、中府、丰隆、曲池、足三里、肾俞、膻中、天枢、三阴交。每次取3～5穴，交替使用。

（3）体位疗法

仰卧位：仰卧位不是最佳的体位，易加重病人的痉挛模式。如患侧肩胛骨后缩及内收，上肢屈曲、内旋（常常放在胸前），髋关节轻度屈曲及下肢外旋（可引起外踝压疮），足下垂及内翻。为预防这些异常，可在患肩下方放置垫枕，保持肩关节前伸，伸肘，腕关节轻度背伸位（约30°），各手指微屈，让患者握住直径5cm的圆柱形物，如毛巾卷等。患侧臀部和大腿下放置垫枕，使骨盆旋前，防止患腿外旋，膝下可置一小枕，使膝关节微屈，足底避免接触任何支撑物，防止引起阳性支持反射加重足下垂。另外，偏瘫患者应避免半卧位，因该体位的躯干屈曲及下肢伸展姿势直接强化了痉挛模式。

健侧卧位：是患者最舒服的体位。患肩前屈约90°，肘、腕、指各关节伸展，放在胸前的垫枕上。患腿屈曲向前放在身体前面的另一垫枕上，保持中立位，避免足内翻。

患侧卧位：患肩前屈，将患肩拉出，避免受压和后缩，肘、腕、指各关节伸展，前臂旋后。患侧髋关节伸展，膝关节微屈，健腿屈曲向前放在身体前面的垫枕上。患侧卧位时，应注意患肩、患髋不能压在身体下面。

定时变换体位：任何体位若持续时间过长，都可能造成血液循环障碍。末梢血液循环阻断2小时以上，局部组织即可出现不可逆的病理改变，引起继发性损伤。因此，应每隔2小时变换一次体位。出现下列症状时，应暂时停止体位变换：血压明显下降，收缩压在100mmHg以下；头部轻度前屈时，出现瞳孔散大和对光反射消失；去皮层强直状态；呼吸不规则；呕吐频繁；双侧弛缓性麻痹；频发性全身痉挛；去大脑强直状态。

（4）运动疗法　通过被动运动来保持关节活动度，主要在四肢进行。适用于意识不清，或不能进行主动运动者。研究证明，如果关节制动超过3周以上，肌肉和关节的疏松结缔组织就会变为致密结缔组织而致关节挛缩变形。中风病人因肢体的高度痉挛，在肢体固定的情况下，2~3日内即开始继发关节活动受限。而肢体的被动运动可预防关节挛缩引起的活动受限，并可使患者早期体会正确的运动感觉。因此，当严重昏迷、呕吐、发热等危险症状得以改善，病情基本稳定时，应尽早进行被动活动。一般地说，脑梗死患者多数在发病初期仅表现为半身不遂，而没有意识障碍等危险症状，提示发病当天即可开始。脑出血患者亦多数在发病后2~3天开始。

肢体的被动运动训练应注意以下几点：①被动运动要在关节正常活动范围内进行，若患者出现疼痛，不可勉强；②要充分固定活动关节的近端关节，以防止代偿运动；③动作要缓慢、柔和、有节律性，避免因粗暴动作而造成的软组织损伤；④对容易引起变形或已有变形的关节要重点运动；⑤活动顺序应从近端关节至远端关节，各关节要进行各方向的运动，每个动作各做3~5次，每天2次；⑥两侧均要进行，先做健侧，后做患侧。

（5）推拿　从远端至近端进行推拿，尤其要注意对患侧手、肩及下肢的推拿，这有利于改善血液循环，消除肿胀，缓解疼痛，预防压疮和静脉炎。如果为了促进功能恢复，则推拿宜从近端至远端，以促进患侧肢体功能的恢复。在推拿后可进行各关节的被动活动，上肢主要是掌指关节和肩关节，下肢主要是踝关节。在做髋关节和肘关节活动时，应注意活动幅度不宜过大、手法要柔和，以免发生骨化性肌炎。

2. 中脏腑型

（1）中药　宜开窍息风。如为阳闭，先灌服或鼻饲安宫牛黄丸或至宝丹，同时服用羚羊角汤加天麻钩藤汤，药用：羚羊角粉（冲服）、钩藤、天麻、生石决明、蜈蚣、白芍、生大黄、胆南星、夏枯草；如为阴闭，急用苏合香丸温开水化开灌服，并用涤痰汤煎服，药用：半夏、橘红、茯苓、竹茹、石菖蒲、胆南星、枳实；如为脱证，立即用大剂参附汤合生脉散以回阳固脱，药用：人参、附子、麦冬、五味子。

（2）针灸　先开关醒神志，可取十二井穴放血，人中穴大幅度捻转提插，待病人稍微神清后，可取百会、内关、外关、风池、太冲、足三里、合谷。若出现脱证，可急刺人中醒神，同时温灸百会、神阙、中极、关元、气海；神清后用补法针刺足三里、太溪、膻中、中脘、内关，留针20分钟。每次取3~5穴，交替使用。

（3）生命体征平稳后可参考中经络型治疗方案。

3. 一般调护　在急性期，特别是在发病后的最初几天，患者常伴有昏迷、意识障碍，病情不稳定，应绝对卧床休息，避免不必要的搬动。同时要注意保持室内安静，空气新鲜，避免流风和噪音对患者的刺激。早期偏瘫患者很容易继发呼吸道和肺部的感染，而受凉往往为其诱因。因此，要注意保暖。要注意保持口腔清洁，经常用淡盐水清洗口腔，以防止发病菌的滋生。

（二）恢复期辨证施治

恢复期的患者血压、脉搏、呼吸等生命体征已基本稳定，意识清醒，一侧上下肢瘫痪，不能随意运动，可伴有肢体强直、拘急，或肌肤麻木，口眼歪斜，言语謇涩等，多数患者能

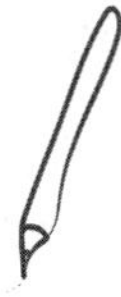

够理解医护人员的语言，并能配合康复治疗。因此应鼓励患者发挥自身的主观能动作用，积极参与康复治疗和功能训练。

此期重点在于补虚、祛瘀、化痰，主要手段为药物、针灸、推拿等。运动疗法可降低肌张力，促进神经—肌肉的功能恢复；作业疗法可促进日常生活能力的提高；轮椅、矫形器可补充、强化或替代部分残损功能。可适时选择应用。

1. 中药

（1）气虚血瘀型　宜益气活血。补阳还五汤加减。药用：黄芪、桂枝、桃仁、红花、川芎、地龙、当归、赤芍、丹参。瘀血甚者，加乳香、没药；病程稍久者，加全蝎、乌梢蛇。

（2）肝肾阴虚型　宜滋补肝肾。杞菊地黄丸加减。药用：熟地、山萸肉、山药、丹皮、菊花、枸杞子。阴虚阳亢者，药用镇肝熄风汤加减；有瘀血者，加全蝎、丹参。

（3）脾虚痰湿型　宜健脾化痰祛湿。半夏白术天麻汤加减。药用：半夏、白术、天麻、胆南星、枳实、茯苓、陈皮、丹参。脾虚重者，可用香砂六君子汤加减。

2. 针灸推拿

（1）体针　上肢取肩髃、曲池、外关、合谷、天泉、少海、内关；下肢取环跳、风市、阳陵泉、足三里、悬钟、三阴交、解溪、昆仑。每次取3～5穴，交替使用。

（2）头针　常用的有头皮针标准线取穴法、头穴分区取穴法、头穴透刺取穴法、头穴丛刺长留针取穴法，可根据临床症状选择相应的治疗区进行治疗。

（3）耳针　可取神门、脑干、枕、颞、肝、肾，或用王不留行子贴敷，每3天换1次，辨证取穴。

（4）推拿　推拿按摩可疏通经脉，缓解肢体痉挛，改善局部血液循环，预防褥疮，促进患肢功能恢复。可结合运动疗法同时进行。取穴可参照针灸。手法要平稳，由轻而重，以不引起肌肉痉挛为宜。随病情逐渐恢复，可让病人自我按摩。

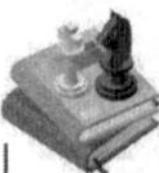

知识链接

头穴丛刺长留针，又称于氏头针，共分为七区。

1. 顶区　百会透前顶，与左、右神聪，及再向外左、右各一寸向前透刺。主要应用于运动障碍，感觉障碍，大、小便障碍，空间定位障碍，失用症及癫、狂、痫等。

2. 顶前区　前顶透囟会，其两旁的通天透承光、正营透目窗。主要应用于运动障碍、不自主运动、肌张力的变化、自主神经功能障碍、木僵状态及书写不能等。

3. 额区　神庭透囟会、与其平行的曲差和本神向上透刺。主要应用于精神症状，认知障碍，睡眠障碍和其他神志变化。

4. 枕区　强间透脑户、与其平行的旁开一寸向下透刺。主要应用于视力障碍及眼病。

5. 枕下区　脑户透风府、玉枕透天柱。主要应用于小脑疾病。

6. 颞区　头维、承灵及二者之间，向下刺入一寸半。主要应于各种语言障碍、听力障碍、眩晕证等。

7. 项区　风府、风池及两穴之间。主要应用于吞咽困难以及构音障碍等。

3. 运动治疗

（1）自我被动运动　即患者利用健侧的力量带动患侧肢体活动。主要用于意识清醒、能理解医护人员语言者。注意事项：①该运动有一定的局限性，特别是下肢只有部分关节可以进行。②动作要轻柔，活动范围以不引起疼痛为前提。③每个动作重复2～5遍，每日两次。

④每个动作完成后，要注意适当休息，防止过度疲劳。

（2）主动运动　即依靠患侧肢体自身力量进行的运动。这种运动在最初阶段的活动范围可能较小，但效果很好，应尽可能鼓励病人主动运动。实在不能完成的动作，医护人员或家属可给予最低限度的协助。

（3）床上基本动作训练　指卧床期的翻身和卧位移动动作。这是偏瘫患者能够利用的最原始运动。这些动作在日常生活中不可缺少。卧床病人掌握这些动作，会给大小便、更衣、擦洗身体、体位变换等带来较大的方便。同时，对于预防褥疮及继发性功能障碍具有重要的意义。

翻身：翻身是人类最原始的基本运动之一，对中风后的病人也是最初进行的运动之一。由于锥体束中约有 15% 的纤维不交叉，而是直接支配同侧的躯干肌。因此，躯干肌的瘫痪大多不明显或较轻。这对于翻身运动训练是一个非常有利的条件。每天坚持练习，多数患者均能很快掌握。

移动：主要是利用健侧上下肢及颈部的屈伸运动等，向上下或左右方向移动。

（4）坐位与跪立位训练　在病情允许的情况下，应让病人尽早进行起坐训练。并随着症状的不断改善及体力的增强，逐步过渡到跪立位训练。其目的在于进一步强化肌力，打破下肢伸肌共同运动的病理模式，促进神经—肌肉功能的进一步恢复，防止失用性全身机能低下，为将来独立行走打下基础。

坐位训练：在中风最基本的康复治疗中，最早开始进行的就是坐位和坐位耐力性训练。一般来说，在发病时如果没有意识障碍，或者仅有轻微的异常，生命体征稳定（约占 50% 左右），几乎在发病后 2～3 天开始就可以进行坐位训练。这不仅可以有效地防止肺内感染等并发症，而且可以强化颈部、躯干部和臀部的肌肉，对于未来运动功能的恢复具有重要的意义。重症患者在最初进行坐位练习时，动作要缓慢，要循序渐进。最初可将床头抬高或将靠背调至 30°，让病人靠坐，下肢伸展，保持水平位。初次时间不要过长，一般以 5 分钟左右为宜，一日两次。此后逐渐增大角度并延长坐位时间，一般以每日增加 10°，延长 5 分钟为宜。当病人每次能保持坐位 20 分钟以上时，应鼓励患者利用健手完成饮食动作。随着症状的改善，可通过上肢位置的变换，进行坐位的稳定和平衡训练。

在早期坐位训练时，常出现体位性低血压。因此要充分注意观察病人的变化，若病人感到头晕、恶心、呕吐、面色发青、出冷汗等症状，应暂时停止训练。

跪立位训练：可锻炼病人从躯干部到大腿肌肉的力量以及平衡功能等。另外，以膝关节屈曲位支持体重，可抑制股四头肌、小腿三头肌的痉挛，打破伸肌共同运动模式，促进下肢的分离运动，在抗重力和神经生理学方面都具有重要意义。当稳定性逐渐提高，可再从前后或左右给以适当的力量，以进行平衡功能训练。跪立位具有一定的难度，仅适用于部分体力及功能较好的病人。凡是伴有心血管系统疾病的老年患者、肥胖患者等大多不适宜。

（5）站立与步行　站立和步行是独立完成各种日常生活活动的最基本需求。当坐位平衡功能基本恢复，患侧髋、膝关节能主动屈曲，说明该侧肢体已有下床站立、步行的能力，应及时进行站立训练。并随着站立稳定性的提高，逐步过渡到步行训练。

站立位：站立位训练应尽早开始，除部分重症者外，一般应在发病后 3 周内开始。立位训练可在床边或平行杠内进行，最初一定要有人辅助，确保安全，并注意指导患者尽可能以患侧下肢支撑体重。

步行：当站立基本稳定、患侧能承受负荷时，应尽早进行步行训练。由于长时间没有步行，因此步行训练的前阶段，要在辅助者的协助和保护下进行。要充分利用平行杠、助行器等，在训练室中完成步行的基本训练。而后逐步过渡到日常生活的实用步行。

（6）上肢功能训练　一般而言，在发病后一个月左右，即有 50% 的病人达到恢复的顶

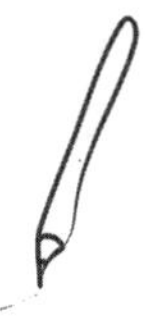

点，以后急剧减少。特别是手功能要恢复到实用的程度，必须远端功能完全恢复，因此恢复能力较差。另外，由于仅用健手就能够完成日常生活中的部分动作，不像下肢那样仅用健侧不能行走，所以常常忽略上肢的功能训练。实际上，在中风病人的恢复期，如能以正确的方法坚持功能训练，亦能取得较好的效果。

上肢功能障碍常表现为肩关节外展、前屈、外旋的运动受限及挛缩和疼痛；肘、腕关节的伸展受限；掌指关节的伸展位、拇指的内收位挛缩等。这些均可在发病初期通过关节活动度的训练加以预防。在恢复期，充分进行推拉、抓握及手眼协调等训练，既可进一步维持和扩大各上肢关节的活动范围，又可抑制异常的运动模式，促进分离运动的早日完成。

（7）气功　偏瘫后期，可选强壮功、站桩功、松静功等气功方法。

4. 日常生活动作训练　主要包括衣食住行、如厕、个人卫生等各种基本运动和技巧。这不单是患侧肢体的机能恢复，更是整体的机能改善。另外，由于病人的年龄、性别、职业、家庭环境不同，日常生活活动的训练内容亦有所差异。例如，对青壮年病人，应以能独立参与社会活动为目标，而老年人则是以能在家庭内独立生活为目标。

5. 轮椅、矫形器

（1）轮椅的移乘及使用　轮椅是偏瘫病人非常重要的代步工具。正确、适时地使用轮椅，可帮助病人尽早脱离病床，进行必要的户外活动。对于部分不能恢复独立步行的患者，轮椅则成为必需的交通和移动工具。因此，选择适宜的轮椅，并指导患者熟练掌握轮椅的移乘及使用方法十分必要。训练内容主要包括：从床（椅）向轮椅的移动、从轮椅向床（椅）的移动以及轮椅的驱动。

（2）矫形器的应用　矫形器又称支装具，是为了减轻四肢、躯干的机能障碍所使用的矫形辅助装置，具有预防和矫正畸形、保护病变组织、弥补或代偿某些失去的机能的作用。

6. 其他　偏瘫的恢复期较长，且常伴有语言、心理等方面的机能障碍，需要多种疗法综合应用。如语言疗法、心理疗法、饮食疗法、气功疗法、沐浴疗法和职业训练等，应结合患者的具体情况选择应用。

四、瘥后防复

1. 起居护理。偏瘫患者应预防“复中”。过度疲劳是中风复发的重要诱因，需注意保证充分的休息，切忌劳力、劳心和房劳；运动不可太过，应以有明显疲劳感为度；要注意适寒温，特别要注意避寒保暖；要保持大便通畅，除食用纤维性的蔬菜、水果外，应养成定时排便的良好习惯。

2. 饮食护理。饮食应以清淡为主。限制钠盐和脂肪，特别是动物脂肪的摄入，以防止血压升高以及肥胖、高脂血症的进一步发展。多食蔬菜瓜果、豆类或豆制品、鱼类、乳类，既能保证足够的营养，又能降低血脂，防止动脉硬化，增强体质，益寿延年。要注意适当饮水，以保证血液中水分相对恒定状态。戒除烟酒。

3. 患肢护理。注意局部保暖，应用热水袋或局部烫洗时要注意防止烫伤；要尽可能避免在患肢进行注射。

4. 应在医生的指导下坚持服用适当的药物，并定期进行体格检查。

截　瘫

一、概述

（一）定义

双下肢运动功能部分或完全性丧失称为截瘫，可伴有程度不同的感觉障碍，或兼见二便

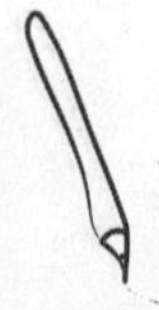

失禁、尿潴留，或下肢肢体水肿、挛缩，或关节肿胀，肢体疼痛等，有的亦可累及双侧上肢。

（二）病因

1. 外伤 是造成脊髓损伤的主要原因。包括车祸、坠落、暴力、体育意外、杂技事故、工矿事故及自然灾害等，也包括刀枪伤或爆炸性损伤、挥鞭性损伤。

2. 非外伤 多由感染性、血管性、退行性疾病、发育性及肿瘤等原因所致脊髓损伤。

由于脊髓损伤的部位、程度及范围不同，发生截瘫的情况与预后也不同。幸存者常遗留严重的残疾，包括运动、感觉、括约肌和自主神经功能障碍、心理障碍、性功能障碍，甚至呼吸功能障碍等。

（三）预后

截瘫患者的症状和预后与脊髓受损部位及损害程度密切相关。受损部位愈高，预后愈差；损害程度愈重，预后愈差。

1. 脊髓损害程度的确定 以最低骶节有无运动和（或）感觉功能为标准。残留感觉功能时，刺激肛门皮肤与黏膜交界处有反应，或刺激肛门深部时有反应；残留运动功能时，肛门指诊时肛门括约肌有随意收缩。若有感觉（或）运动功能，则为不完全性损伤；若无感觉或运动功能，则为完全性损伤，预后较差。

2. 脊髓损伤水平与预后 颈髓3以上部位损伤者难以存活，因此康复对象主要为颈髓4以下的损伤。一般来说，损伤水平面越高，瘫痪部位越多，预后越差。

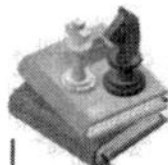

知识链接

脊髓损伤后截瘫步行功能可采用步行功能指数评定（ambulatory motor index，AMI）来预测。

1. 方法：测评屈髋肌、伸髋肌、髋外展肌、伸膝肌、屈膝肌5组肌群的肌力。

2. 评分标准：0分＝无；1分＝差；2分＝尚可；3分＝良；4分＝正常。

3. 预后：通过AMI总分判断

AMI 6分：有可能步行

AMI 6～8分：需要在膝踝足矫形器（knee ankle foot orthosis，KAFO）支具或双拐帮助下行走

AMI ≥12分：社区内行走

二、辨证要点

（一）中医对本病的认识

截瘫中医学又称之为“痿病”“痿躄”等。病程迁延，日久难愈，体内形成瘀血痰浊，阻滞经络运行。截瘫的病位主要在脊柱和脊髓，故导致肝肾功能的损害，特别是经过早期治疗肢体仍瘫痪者，大多表现为肝肾不足，痰瘀阻滞，肌肉筋骨失却濡养的状态。

（二）辨证分型

截瘫病机多属虚实夹杂证。虚，为肝肾不足或气血两虚；实，为瘀血或痰浊阻滞经络。

1. 肝肾不足型 症见双下肢萎废不用、二便排泄失常和性功能异常，脉沉细等。

2. 脾胃虚弱型 症见形体消瘦，面色萎黄，下肢肌肉萎缩，舌淡苔白，脉虚弱。

3. 痰瘀阻络型 症见双下肢瘫痪，拘急难伸，肢体疼痛，关节肿胀，舌质暗红，或有瘀斑瘀点，脉细涩等。

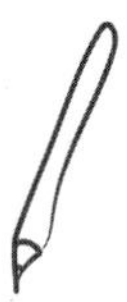

三、康复治疗

截瘫患者除了运动功能障碍外，往往伴有较多并发症，如感觉障碍、膀胱功能障碍、尿路感染、疼痛、压疮、心理障碍、性功能不全，甚至呼吸功能障碍等。因此康复过程较为复杂，常要求跨学科协作，以促进患者最大限度的康复。中医以扶正固本、强壮筋骨、活血祛痰、疏通经络为基本大法。

（一）中药治疗

中药治疗通常选用丸剂。

1. 肝肾亏虚型 宜补益肝肾。虎潜丸或六味地黄丸。

2. 脾胃虚弱型 宜补气养血。十全大补丸合虎潜丸。

3. 痰瘀阻络型 宜化痰逐瘀通络。大活络丹或接骨丹。

以上诸型，若以水煎剂治疗，则用虎潜丸加减。药用：熟地、龟板、白芍、山萸肉、枸杞子、鹿角胶、当归、鸡血藤、伸筋草、黄柏、知母、杜仲、牛膝等。瘀血阻络，加用桃仁、延胡索等；大便秘结者，加用麻子仁、柏子仁、大黄等；小便癃闭者，加用肉桂、车前子等；二便失禁者，加金樱子、乌梅、益智仁等。

（二）针灸推拿

1. 针刺 以督脉为主，可配合损伤平面相应的夹脊穴，下肢瘫者可选用环跳、承扶、委中、承山、髀关、伏兔、足三里、阳陵泉、悬钟、三阴交等穴，上肢瘫者可选用肩髃、臂臑、曲池、手三里、内关、外关、合谷等。针刺后，可酌情选取穴位连接直流脉冲式电针仪，其联结方式以沿身体纵轴连接为佳，电流方向与督脉保持一致。每天针 1 次，每次通电 30 分钟，每针 6 天休息 1 天，3 个月为 1 疗程，中间休息 1～2 周再继续下一个疗程。膀胱功能障碍可取气海、石门、关元、中极等穴位，并采取温针灸法；大肠功能障碍可取天枢、足三里、上巨虚、下巨虚、八髎等穴位。

2. 推拿 推拿对改善患者局部血循环，防止肌肉萎缩及提高疗效均有辅助治疗作用。每日可推拿 1～2 次，每次 30 分钟左右。具体手法可酌情选用揉法、滚法、拿法等。

对痉挛性瘫痪者，推拿手法宜轻柔，时间宜长，避免引起伸张反射；对弛缓性瘫痪者可施行中等强度推拿，也可采用电按摩。推拿顺序宜从近端开始，依次至远端，这种方式可使肌肉松弛，以保持关节的正常活动范围，预防或减轻髋、膝等关节挛缩、畸形和肌肉萎缩。

（三）运动治疗

运动疗法应从卧床期（脊髓损伤后 2～4 周之内）开始。只要伤情允许，应鼓励病人尽早进行主动运动。这对防止压疮、肺部感染、泌尿系感染、关节挛缩、肌肉萎缩等并发症起着非常重要的作用。

1. 卧位训练 在床上，上下左右挪动身体，练习翻身。做俯卧位伸展腰背部肌肉训练。当可自行抬起躯干时，转为耸动髋关节在床上向前匍匐爬行。仰卧位挺高腰背部做胸背肌肉训练；仰卧位抬头，做仰卧起坐动作，力争抬起上半身或借助双手拉物坐起等，以达到训练腹部肌肉的目的。

2. 坐起训练 在脊柱骨折愈合后，或在穿戴脊柱辅助支具保护下，训练患者从仰卧位坐起。最初坐起后会出现血压下降，脑部缺血等症状，因此可先用斜床或可升降靠脊架，从 20°～30°开始，每次 5～20 分钟，逐渐增加体位的倾斜角度与靠坐时间。坐起前可先做深呼吸，腹肌尽量收缩，或加用腹带，以减轻腹腔血液的淤积。如出现体位性低血压征象时，应及时放低靠背角度，或中止训练。

3. 坐位训练 当病人能自行直腿坐起时，可开始坐位平衡性训练。练习维持躯干平衡，维持坐位姿势。随着平衡功能的恢复，可对患者身躯某一部位施以少许推力，促使其维持坐位的动态平衡；也可在坐位状态下与同伴或治疗师传球，或用两手轮流向前击拳；再后，可使用哑铃或扩胸器在床上锻炼。

4. 站立位训练 只要病情允许应尽早离床站立，但必须要有人照顾和指导，必要时膝关节需要穿戴矫形器，以保持伸直位制动，并预防髋关节屈曲性挛缩。开始站立每次 5～10 分钟，每日 2～4 次，以后逐渐延长站立时间，增长腰部及下肢的耐力和协调能为。对高位截瘫患者，可使用电动起立床进行训练，即让病人仰靠固定于平板上，一般由 20°～30°开始，逐渐增加斜板的倾斜度和竖立时间，数周内使患者能达每日站立至少半小时。训练中一旦发现有体位性低血压现象，应马上将斜板放平。

5. 步行训练 具体训练要求与病人截瘫平面有关。腰 5 以下，一般勿需用辅助矫形器；腰 3、4，用踝固定矫形器；胸 12～腰 2，用长下肢矫形器或护膝矫形器；胸 10～12，用长下肢矫形器加骨盆矫形器；胸 1～10 用长下肢矫形器加脊柱矫形器。

练习步行时，治疗师通常站在患者背侧，仅协助支持其骨盆部及肩部，但不要影响其手的活动和身体平衡。训练中应防止可能出现的并发症，如压疮、下肢水肿、关节韧带扭伤、骨折、创伤性滑膜炎等。

6. 气功 可练习卧位放松功，即意守小腹，自然深呼吸。同时可把思想集中于瘫痪部位，由上到下反复想象肌肉放松，并闭目默念“松”字。经过一段时间练习后，思想能随意放松和集中，再使思想高度集中，心中默念“动”字，从远端大拇指动起，逐渐向上扩大范围，同时也可配合被动运动。后期可练内养功、站桩功、强壮功等。

（四）自然疗法

1. 沐浴疗法 该疗法可使血管扩张、充血、促进血液循环和新陈代谢，降低神经的兴奋性，缓解痉挛，减轻疼痛。比较简单的方法是温水浴，即病人全身浸泡于 39～40℃的温水中，每次 20 分钟左右。在水中可作瘫痪肢体的主动和被动活动，并可进行按摩或自我按摩。由于水的浮力作用，瘫痪肢体的活动较为省力。如有条件者，可进行温泉浴、食盐泉、药浴等。

2. 沙浴 38～45℃的热砂敷盖患肢。每日 1 次，每次 20～30 分钟。或用坎离砂疗法、蚕沙炒热外熨法等，均有助于肢体经络的疏通和气血的运行。

3. 日光浴 温通经脉，提高机体免疫力。

（五）心理治疗

截瘫大多为突发性创伤引起的永久性残疾，原有的生活方式、家庭、学习、职业、社交等都将因伤残带来很多复杂的问题和困难，会给患者心理上很大打击。多数患者在伤后会经历各种情绪上的波动和心理上的改变，需要在思想上进行解释开导，给予安慰和鼓励，应及时根据其心理历程提供相应的心理咨询与帮助。

（六）轮椅及矫形器的使用

轮椅作为截瘫患者最重要的代步工具，要根据自身需要和使用目的，选择合适的轮椅。

患者应先学习如何控制和推动轮椅，如何进行体位转移。当病人能熟练操纵轮椅后，可在医师指导和协助下参加简单的运动，如投掷球、打乒乓球或篮球、射箭等。

患者在进行站立或步行训练时，常常需要使用矫形器。适时、正确地使用这类体外装置，对于增加局部关节的稳固性、代偿因肌肉麻痹无力而丧失的功能、减轻下肢的承重负荷、改善患者的步行状态等都具有重要的意义。在站立和步行训练过程中，要适时选用拐杖，以提高站立和步行训练的质量。

四肢全瘫的患者，往往需要特殊的辅助装置，才能完成穿衣、进食、个人清洁卫生和利用家庭电器设备等活动。如“环境控制系统”，这种系统供在床上或轮椅上的四肢全瘫患者使用，病人靠吹气或下颌活动等来开关电灯、电视及打电话等。

（七）职业康复

截瘫患者大都是青壮年人，其中有些经过职业技术训练后，能够恢复或参加一些技能工作和社会服务工作，如办公室文秘工作、资料或图书管理、打字、会计、文字翻译等；可坐位操作的加工手艺，如修理钟表、修理家用电器、剪裁缝纫、修鞋、手工纺织以及某些商品的销售等。

四、瘥后防复

（一）皮肤护理

卧床、坐立或佩戴支具后，要检查皮肤，关键是骨突部位的皮肤。不能自己翻身者要求家属帮患者每隔1～2小时翻身1次，并用软而厚的垫子保护骨突部位不受长时间的压迫，或用防压疮气垫，并定期按摩，促进局部血液循环，保持床褥的清洁、干燥、平整。支具要根据自身进行调整，内部可衬软垫。定时用温肥皂水清洁局部皮肤，清洗后擦干，用消毒滑石粉撒抹。要加强下肢护理，注意局部保暖。局部烫洗时要注意防止烫伤。

（二）预防呼吸道感染

高位截瘫或老年患者回家后长期卧床均易发生呼吸道感染，要鼓励患者多进行呼吸训练，咳嗽训练，体位排痰等。

（三）预防尿路感染

为防止泌尿系统感染，要动员患者多喝开水，一般每日喝1200～1800ml；指导患者应用增加膀胱压力的方法，促使尿液及时从膀胱排出，以减少膀胱残余尿量；早期教会患者家属导尿，后期可教患者自行导尿，鼓励患者适量饮水，保持小便通畅。

（四）预防骨质疏松

若长期卧床，很少进行治疗性站立和治疗性步行者，易患骨质疏松症，应加强离床的站立和行走，且每天达2小时以上，必要时配合抗骨质疏松的药物治疗。同时，截瘫患者可因骨质疏松而增加骨折的危险性，在家中和社区进行关节活动度练习时，或在转移过程中，为避免跌倒而致骨折，应有人保护。

（五）预防肠梗阻

软化大便及定期排便。超过3～7天未排便者，要在肛门内快速注入开塞露1～2支，大便过于干燥要戴乳胶手套挖出，手法要轻柔，防止肛裂，同时可口服一些缓泻剂（如麻仁滋脾丸等）。

（六）饮食起居护理

注意营养平衡，定时饮水。可食用补益脾肾、强壮筋骨、温通督脉的食材，多用血肉有情之品，可取动物的脊髓、脊骨煮汤或煮粥，如羊脊骨粥等，还可食用鹿肉、龟肉，或选黄芪煲蟒蛇肉、冰糖炖龟血等药膳。适量饮用十全大补酒、五加皮酒、史国公酒等。房间温度适宜，通风良好，整洁卫生，规律作息。

脑瘫

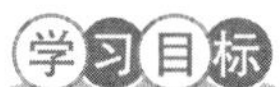

知识要求

1. 掌握 脑性瘫痪的定义、分型、辨证分型。
2. 熟悉 运动锻炼、情志调摄、起居调摄等一般调养方法，以及常用耳穴敷贴、艾灸、中药熏蒸、经络导平、电针等中医康复治疗措施。
3. 了解 头针、推拿等治疗方法。

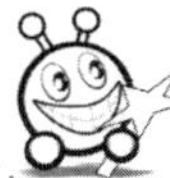

案例引导

案例：患儿，男，2岁，因“坐位不稳、双下肢较硬”入院。患儿早产1个月，出生体重1.25kg。抬头6个月。新生儿期曾诊为缺血缺氧性脑病。查体发现，患儿呈弓背坐位，双下肢肌张力明显增高。语声低弱，舌淡红苔薄白，脉平。

提问：该患儿属脑性瘫痪何种临床分型？怎样进行辨证施护？

一、概述

（一）定义

脑性瘫痪（Cerebral Palsy，CP），简称脑瘫，是一组以发育中的脑受损伤后所导致的以运动功能障碍为主的症候群。2006年国际组织给出了脑性瘫痪的最新定义：脑性瘫痪指一组持续存在的导致活动受限的运动和姿势发育障碍症候群，这种症候群是由于发育中的胎儿或婴儿脑部受到非进行性损伤而引起的。脑性瘫痪主要表现为中枢性运动障碍及姿势异常和/或继发性肌肉骨骼障碍，常伴有癫痫、智力低下、语言滞后、视听功能异常及行为异常等。

（二）病因

脑性瘫痪主要是孕妇妊娠期间或新生儿出生时，以及新生儿出生后早期各种原因导致胎（婴）儿非进行性脑损伤。

1. 出生之前 怀孕期间宫内感染、早孕期间病毒感染、遗传因素、妊娠期疾病如妊娠期高血压、糖尿病、孕妇酗酒、使用麻醉品等。早产儿、低体重儿。

2. 出生时 产程过长、脐带绕颈缺氧、难产、产伤等。

3. 出生后早期 新生儿溶血、新生儿肺炎、新生儿呼吸窘迫综合征等。

（三）预后

脑瘫是一种有严重后果的复杂的儿科疾病，除有明显的运动功能障碍之外，往往伴有智力、言语、认知等多方面的障碍，严重影响儿童的学习、生活能力。早发现、早诊断、早治疗具有重要的意义。

中医将其归于“五迟”“五软”或“五硬”范畴。“五迟”指立迟、行迟、齿迟、发迟、语迟，泛指各种运动发育迟缓。“五软”指头项软、口软、手软、足软、肌肉软，泛指肢体软弱无力。“五硬”指头项硬、胸膈硬、手硬、足硬、肌肉硬，泛指肢体紧张，活动不灵活。

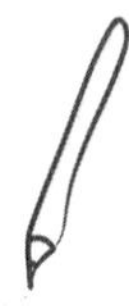

（四）疾病诊断

1. 西医诊断

（1）必备条件　①中枢性运动功能障碍持续存在；②运动和姿势发育异常；③反射发育异常；④肌张力及肌力异常。

（2）参考条件　①引起脑性瘫痪的病因学依据；②头颅影像学佐证（磁共振、CT、B超）。

2. 中医诊断　五迟、五软病，五硬病。

二、辨证要点

（一）临床分型

1. 痉挛型四肢瘫（spastic quadriplegia）　以锥体系受损为主，包括皮质运动区损伤。牵张反射亢进是本型的特征。临床表现可见四肢肌张力增高，上肢背伸、内收、内旋，拇指内收，躯干前屈；下肢内收、内旋、交叉、膝关节屈曲、剪刀步、尖足、足内外翻，弓背坐，腱反射亢进、踝阵挛、折刀征和锥体束征等症状。

2. 痉挛型双瘫（spastic diplegia）　症状同痉挛型四肢瘫，主要表现为双下肢痉挛及功能障碍重于双上肢。

3. 痉挛型偏瘫（spastic hemiplegia）　症状同痉挛型四肢瘫，表现在一侧肢体。

4. 不随意运动型（dyskinetic）　以锥体外系受损为主，主要包括舞蹈性手足徐动（chroeo ~ athetosis）和肌张力障碍（dystonic）。该型最明显特征是非对称性姿势，头部和四肢出现不随意运动，即进行某种动作时常夹杂许多多余动作，如四肢、头部不停地晃动，难以自我控制。该型肌张力可高可低，可随年龄改变，腱反射正常、锥体外系征 TLR（+）、ATNR（+）。静止时肌张力低下，随意运动时增强，对刺激敏感，表情怪异，挤眉弄眼，颈部不稳定，构音与发音障碍，流涎，摄食困难，婴儿期多表现为肌张力低下。

5. 共济失调型（ataxia）　以小脑受损为主，以及锥体系、锥体外系损伤。共济失调型脑瘫主要是由于运动感觉和平衡感觉障碍造成不协调运动。临床表现为站立时重心在足跟部、基底面宽，身体僵硬；步行时两脚左右分离较远，步态蹒跚，方向性差，运动笨拙，不协调，运动速度慢，头部活动少，分离动作差，伴意向性震颤及眼球震颤。查体可见肌张力异常，闭目难立征（+），指鼻试验（+），腱反射正常。

6. 混合型（mixed types）　具有两型以上的特点。

（二）辨证要点

1. 脾肾两亏证　头项软弱，不能抬举或挺而不坚；口软唇弛，吸吮或咀嚼困难；肌肉松软无力，按压失于弹性，两足痿弱，骨软无力。舌淡苔薄白，脉沉无力或指纹淡。

2. 肝肾亏虚证　肢体不自主运动，关节活动不灵，手足徐动或震颤，动作不协调，语言不利，或失听失明失聪。舌质淡，脉细软或指纹淡紫。

3. 肝强脾弱证　自出生之后多卧少动，颈强不柔，肢体强直拘挛，强硬失用，或动作笨拙，肌肉瘦削；烦躁易怒，遇到外界刺激后加重；食少纳呆。舌质胖大或瘦薄，舌苔少或白腻。脉沉弦或细弱，指纹沉滞。

4. 痰瘀阻络证　自出生后反应迟钝，智力低下，关节强硬，肌肉软弱，动作不自主，或有癫痫发作；肌肤甲错，毛发枯槁，口流痰涎，吞咽困难。舌质紫暗，苔白腻。脉滑沉。

5. 心脾两虚证　语言发育迟缓，智力低下；运动发育落后，四肢萎软无力，肌肉松弛，口角流涎，咀嚼无力，弄舌；食欲不振，大便偏干，神疲体倦，面色无华，唇甲色淡，发迟或发稀萎黄。舌淡胖苔少，脉细弱，指纹淡。

三、康复治疗

（一）一般调养

1. 运动锻炼 婴幼儿宜在室内进行锻炼，室温适中，一般在22～26 ℃，室内布置较为温馨、环境较为安静，最好能配合孩子喜欢的音乐。低于3个月龄的小婴儿在自发运动启动后以引导运动轨迹、速度变化为主，结合肢体被动活动。4个月以上患儿根据抬头、翻身、坐位、爬行、站立、步行等运动发育顺序，结合患儿实际运动发育水平，根据不同阶段的训练目标，以诱导主动运动训练为主。学龄期儿童，在个别化教育方案中，对姿势管理、书写、交流、进食活动都应给予相应的支持，也可培养孩子步行、跑步、游泳、骑自行车等方面的兴趣和能力，并可结合五禽戏、八段锦、易筋经、六字诀及太极拳等传统功法，以整套学习，或根据孩子的功能状况选择部分招式重点锻炼。运动时强度由低到高，循序渐进，持之以恒。

2. 情志调摄 根据患儿的月（年）龄、认知发育水平和沟通能力，选择有效的沟通方式，引导患儿主动参与康复治疗，并用游戏、音乐等手段，帮助患儿产生良性情绪，并激发活动兴趣，以提高其生活质量和训练主动性。鼓励孩子参与社交活动，加强与同伴的互动交流，提高社会认同感和自信心。

还要向患儿父母及家人讲解脑瘫的发病特点，并解释亲人的良好情绪对患儿康复的重要意义，从而增强其对患儿康复的信心，提高家庭康复的依从性。根据患儿家长的心理状况，给予有针对性的初步的心理疏导。

3. 起居调摄 教患儿家长掌握正确的抱姿、睡姿、穿脱衣方法、喂食方法以及生活自理能力训练等。教家长适合儿童年龄的合理喂养方法。有异常姿势的患儿，可根据患儿姿势维持功能评估情况，有针对性地配置卧位、坐位以及立位、步行姿势矫正装置，以尽量保证患儿平时姿势对线良好。加强安全防范，防止患儿在治疗、训练中发生意外，对有摔倒风险的患儿，需要对患儿独立活动区域配置安全防护设施。加强日常生活能力的训练，逐渐培养患儿自理能力。进食过程中碗具在桌面控制有困难的，需要在碗底加装防滑垫；握持水杯、调羹、筷子有困难的，需要选择有手柄的杯子，特制的调羹或加装弹簧夹的筷子。

（二）推拿护理

1. 小儿脑瘫常规推拿法 将循经推按与辨证施穴相结合，以掌不离皮肉、指不离经穴、轻重有度、先后有序为推拿手法原则，以柔克刚，以刚制柔为手法准则。

在推拿过程中按照经络循行部位（肌群），首先运用掌根按揉、捏拿等复合手法，然后穿插拇指点按、按揉等复合手法循经点穴。根据患儿障碍情况，放松性手法和刺激性手法配合应用，突出主次。

（1）痉挛为主者，以推、按、揉、捏拿等放松性手法为主，配合关节摇法、拔伸法、扳法等刺激性重手法。

（2）肌张力低下为主者，以点、按、搽等刺激性手法为主，配合应用推、捏、擦、搓法等。

（3）通过对经络和腧穴的点按揉等刺激以激发人体正气，调节脏腑功能，疏通经络，改善气血运行，其目的在于提高肌力，降低肌张力，纠正异常姿势，促进运动发育。

每日1次，每次15分钟。

2. 捏脊及脊背六法 在传统的小儿捏脊疗法基础上，将其手法进一步系统化、规范化，并加入了具有针对性的点、按、扣、拍等刺激性与放松性手法。操作中以患儿背部督脉、膀

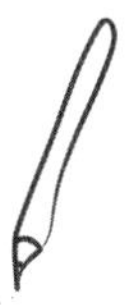

胱经第一、第二侧线及华佗夹脊穴（颈、腰、骶）为中心，在脊背部采用推脊法、捏脊法、点脊法、叩脊法、拍脊法和收脊法，六种手法顺次施术，由龟尾穴沿脊柱至大椎，亦可直至后发际。该疗法主要针对颈、腰、背肌无力、躯干支撑无力、拱背坐、角弓反张、营养状态差、免疫力低下等表现的脑瘫患儿。该疗法具有刺激经络腧穴、激发经气、调整机体脏腑功能的作用。

每日 1 次，每次 3 ~ 5 分钟。

3. “疏通矫正手法”推拿 采用疏通矫正手法进行按摩，包括循经推按、穴位点压、异常部位肌肉按摩、姿势矫正。

（1）循经推按 在经络循行部位或肌肉走行方向，使用推法和按法的复合手法，以推为主，根据部位不同可选指推法、掌推法。循经推按可以疏通全身经络，加速全身血液循环，从而改善皮肤、肌肉的营养，防止肌肉萎缩，促进运动，强筋壮骨，缓解肌肉痉挛，促进肢体活动。

（2）穴位点压 对全身各处重要穴位，使用点揉、按压复合手法，对腧穴有较强刺激，具有开通闭塞、活血止痛、调整脏腑功能的作用。

（3）异常部位肌肉按摩 对患儿异常部位肌肉采用揉、按、滚等手法，对肌张力高的部位，用柔缓手法，可缓解痉挛，降低肌张力；对肌张力低下部位，用重着手法，以提高肌张力。

（4）姿势矫正 采用扳法、摇法、拔伸法等手法，促进脑瘫患儿肢体、关节活动，对异常的姿势进行矫正，具有滑利关节、增强关节活动、舒筋通络等作用。

每日 1 ~ 2 次，每次 15 ~ 30 分钟。时间长短根据年龄、体质情况而定。

4. 伴随症推拿 根据脑瘫患儿异常姿势选取穴位。

（1）伴语迟、语言謇涩者，推拿点揉通里、哑门、廉泉、语言区。

（2）伴流涎者，推拿点揉地仓、颊车。

（3）伴视力障碍者，推拿加揉睛明、鱼腰、太阳、四白。

（4）伴听力障碍者，推拿加点揉耳门、听宫、听会、翳风。

（5）伴体弱、厌食及营养不良者，推拿加补脾、补肺经、揉肾顶、揉板门、推四横纹、运内八卦、捏脊、揉脐、摩腹、揉足三里。

（6）伴癫痫者，推拿加揉风池、揉百会、清肝经、运太阳、揉丰隆。

每穴点按揉 1 ~ 2 分钟。每日 1 次，每周治疗 6 次。

（二）针刺疗法

1. 头针 根据患儿瘫痪肢体受累部位，采用焦氏头针分区定位，选取脑瘫患儿头针穴区。

主穴：上肢的运动姿势异常取对侧顶颞前斜线的中 2/5；下肢的运动异常取对侧顶颞前斜线的上 1/5；平衡性差取平衡区、足运感区。

配穴：智力低下加智三针、四神聪、百会；语言障碍加言语区；听力障碍加晕听区；舞蹈样动作、震颤明显者加舞蹈震颤控制区；表情淡漠、注意力不集中者加额五针。

头针选用 1 ~ 1.5 寸毫针，针体与头皮成 15° ~ 30°角快速进针，刺入帽状腱膜下，留针 15 ~ 30 分钟，每周 2 ~ 3 次。

2. 体针 根据脑瘫患儿异常姿势辨证论治循经取穴，以三阳经为主，将脏腑辨证与经络辨证相结合。

（1）上肢部

肩内收内旋选穴：肩髃、肩贞、肩髎交替选用。

肘屈曲选穴：曲池、手三里交替选用。

腕掌屈选穴：阳池。

拇指内收、握拳选穴：合谷、三间或三间透后溪。

（2）下肢部

尖足选穴：解溪、昆仑、太溪。

足外翻选穴：三阴交、太溪、照海与商丘穴交替。

足内翻选穴：悬钟、昆仑、申脉与丘墟穴交替。

剪刀步选穴：解剪穴、血海。

（3）脊背部　脑瘫患儿头项软选天柱、大椎、华佗夹脊（颈段）；腰背选华佗夹脊（胸腰段）。

3. 伴随症针刺

（1）伴智力低下者，加智三针、四神聪。

（2）伴语迟、语言謇涩者，加语言区、廉泉。

（3）伴流涎者，加地仓、颊车、下关。

（4）伴视力障碍者，加睛明、攒竹、丝竹空、鱼腰、瞳子髎、阳白。

（5）伴听力障碍者，加听宫、听会、耳门、肾俞。

（6）伴癫痫者，发作时针刺水沟、内关、百会、涌泉穴；间歇期针刺印堂、间使、太冲、丰隆穴。

小儿针刺不可过深，难以合作的患儿不留针，能合作者可留针 15 ~ 30 分钟。体针选用 1 ~ 2 寸毫针，每周治疗 2 ~ 3 次。

（三）艾灸

艾灸适用于肌张力低下及颈、腰背肌无力的脑瘫患儿，通过艾灸以达到温经通络、行气活血、调节脏腑的作用，可改善肌张力、增强肌力、提高身体抵抗力。临床上多采用间接灸。

腰背肌无力取肾俞（双）、命门、腰骶华佗夹脊穴；上肢无力取肩髃、曲池、手三里穴；下肢无力取足三里、悬钟穴。

每穴 2 ~ 3 分钟，皮肤潮红为度。

（四）中药熏蒸

中药熏蒸是在中医药理论指导下的一种外治法。根据患儿的不同临床分型和证型，选用不同的处方，熏蒸或洗浴身体的异常部位。皮肤具有渗透、吸收和排泄的特性，通过中药煎煮产生的蒸气熏蒸患儿肌肤，利用其温热和药物双重效应，起到舒筋通络、行气活血的作用，增加关节活动度、改善肌张力、增强肌力等，以提高患儿整体康复疗效。

熏蒸时室温保持在 22 ~ 25℃，湿度保持在 50% ~ 70%，每次熏蒸 10 ~ 15 分钟，洗浴 10 ~ 15 分钟，每日 1 次。

（五）穴位注射

穴位注射是一种将针刺和药物相结合来治疗疾病的方法，根据穴位的治疗作用和药物的药理性能，选择相适应的腧穴和药物，发挥其综合效应，达到治疗疾病的目的。

每穴注射容积一般视穴位所在部位而定，四肢可注射 1 ~ 2ml，臀部可注射 2ml。

每日 1 次或隔日 1 次，10 ~ 15 次为 1 个疗程。每个疗程休息 1 ~ 2 周。

（六）经络导平疗法

经络导平疗法是根据中医经络理论，结合现代生物电子运动平衡理论，刺激人体经穴，运用脉冲电流，直接对机体中运行的生物电进行兴奋，通调经脉、平衡阴阳，从而达到治疗疾病、改善功能的目的。

每日 1 次，每次 15 ~ 30 分钟。

（七）中药辨证施护

1. 脾肾两亏证

治法：健脾补肾，生肌壮骨。

推荐方药：补中益气汤合补肾地黄丸加减。黄芪、人参、白术、山药、熟地黄、当归、陈皮、生姜、甘草、大枣。

中成药：补中益气丸，龙牡壮骨冲剂等。

2. 肝肾亏虚证

治法：滋补肝肾，强筋健骨。

推荐方药：六味地黄丸合虎潜丸加减。熟地黄、山茱萸、山药、茯苓、泽泻、黄柏、龟板、知母、陈皮、白芍、干姜。

中成药：六味地黄丸、龙牡壮骨冲剂等。

3. 肝强脾弱证

治法：柔肝健脾，益气养血。

推荐方药：六君子汤合舒筋汤加减。人参、白术、茯苓、陈皮、半夏、香附、乌药、羌活、当归、炙甘草。

中成药：加味逍遥口服液等。

4. 痰瘀阻络证

治法：涤痰开窍，活血通络。

推荐方药：通窍活血汤合二陈汤加减。赤芍、川芎、桃仁、红花、半夏、陈皮、茯苓、炙甘草、大枣。

5. 心脾两虚证

治法：健脾养心，补益气血。

推荐方药：归脾汤加减。白术、当归、人参、茯苓、黄芪、远志、龙眼肉、酸枣仁、木香、炙甘草。

中成药：归脾丸等。

四、瘥后防复

1. 卫生宣教　将医院康复与家庭康复和社区康复相结合。向家长宣传本病发生、发展的特点、治疗方法及预后，指导家长在每次康复治疗训练前30分钟，避免进食过多，训练后要注意及时补充能量。

2. 指导家长学会家庭训练的手法，配合日常治疗及训练，并定期召开家长座谈会，征求意见，反馈信息，改进工作，使家长树立对患儿康复的信心，减少或消除焦虑情绪，积极配合治疗。

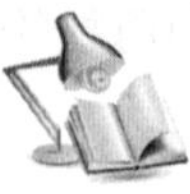

本节小结

1. 神经系统疾病康复是康复临床的主要工作内容。
2. 早期康复、全面康复、综合康复是偏瘫、截瘫、脑瘫康复的主要原则。

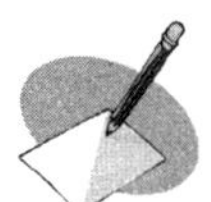

目标检测

选择题

A1 型题

1. 偏瘫恢复期的患者最适宜的体位摆放是（　　）
   A. 仰卧位　　B. 俯卧位
   C. 健侧卧位　　D. 患侧卧位
   E. 以上均不是
2. 哪个平面损伤的截瘫患者病情最重（　　）
   A. 上段颈髓　　B. 下段颈髓
   C. 胸髓　　D. 腰髓
   E. 骶髓
3. 脑性瘫痪诊断有哪些必要条件（　　）
   A. 中枢性运动功能障碍持续存在
   B. 运动和姿势发育异常
   C. 反射发育异常
   D. 肌张力及肌力异常
   E. 引起脑性瘫痪的病因学依据
4. 脑性瘫痪有哪些临床分型（　　）
   A. 痉挛型双瘫　　B. 痉挛型偏瘫
   C. 痉挛型三肢瘫　　D. 不随意运动型
   E. 共济失调型
5. 脑性瘫痪常见以下哪些中医辨证分型（　　）
   A. 脾肾两亏证　　B. 肝肾亏虚证
   C. 肝强脾弱证　　D. 痰瘀阻络证
   E. 心脾两虚证

A2 型题

1. 老年男患摔倒后出现双下肢无力（无疼痛感）、麻木伴有二便障碍，意识清楚，双上肢活动正常，初步考虑为（　　）
   A. 脑出血　　B. 脑梗死
   C. 脊髓损伤　　D. 癔症
   E. 股骨骨折
2. 脑出血患者4周后出现患侧肢体挛缩，不宜采用下列哪种方法治疗（　　）
   A. 中等强度以上的推拿手法
   B. 体位调整
   C. 针灸
   D. 低强度推拿手法
   E. 中药熏洗或外敷患肢

第二节 内科疾病的康复

学习目标

1. 掌握 慢性阻塞性肺疾病、高血压病、冠心病、糖尿病、高脂血症、恶性肿瘤的概念、辨证要点及康复治疗措施。
2. 熟悉 单纯性肥胖症、慢性疲劳综合征、睡眠障碍、情绪障碍性疾病的概念及辨证施护措施。
3. 了解 瘥后防复的方法。

慢性阻塞性肺疾病

案例引导

案例：患者，男，65岁，因“咳嗽、咳痰伴喘憋时作10年余，加重3天”入院。入院时，咳嗽、咳痰，咳白色泡沫样痰，喘憋时作，夜间不能平卧，气短，胸部胀满，口干，不渴，周身酸痛，恶寒，面色暗，舌体胖大，舌质淡，苔白，脉滑。

提问：该患者诊断为何种疾病？怎样进行辨证施护？

一、概述

慢性阻塞性肺疾病是一种以气流受限为主要特征的疾病，且气流受限不完全可逆，呈进行性发展。本病不仅影响肺的功能，病情加重时可导致劳动力丧失，生活质量降低；最终发展为呼吸循环衰竭和肺源性心脏病。慢性阻塞性肺疾病病程短则3～5年，长则可达10～20年。如果能及早进行防治，可以有效控制病情，减缓疾病进一步发展，改善患者的生活质量。因此，目前认为慢性阻塞性肺疾病是一种可以预防、可以治疗的疾病。本病属于祖国医学之“肺胀”“喘证”“咳嗽”范畴。

二、辨证要点

（一）风寒袭肺证

咳嗽，咳白痰，喘息时作，恶寒，舌淡，苔薄白，脉紧。

（二）痰湿阻肺证

咳嗽，咳白色泡沫痰或黏痰，量较多，喘息，气短，舌质偏淡，苔白腻，脉滑或弦。

（三）痰热壅肺证

咳嗽，咳痰，痰黏稠难咳，喘息，烦躁，舌质红，苔黄或黄腻，脉数或滑数。

（四）痰蒙神窍证

喘息气促，咳痰不爽，神志恍惚，谵妄，嗜睡，搓空理线，舌紫或舌质暗红，苔白腻或黄腻，脉滑数。

（五）肺肾气虚证

咳嗽，喘息气短，动则加重，全身乏力，腰膝酸软，自汗，舌质淡或紫暗，苔薄少，脉沉细或结代。

（六）阳虚水泛证

喘咳，咳痰清稀，心悸，下肢肿，甚至全身肿，脘痞，纳差，尿少，怕冷，面唇青紫，舌质暗，苔白滑，脉沉细。

三、康复治疗

（一）一般调养

运动锻炼：运动锻炼应在温度适宜，空旷的户外进行。运动项目以强度较小、舒缓柔和为佳，而项目的选择可根据个人的喜好和兴趣进行，锻炼时多选择有氧运动，如步行、慢跑、缓步登山、游泳、骑自行车、健身操等。也可选择一些柔中含刚的以内养为主的传统健身法如太极拳、太极剑、八段锦、五禽戏、形意拳等，这些锻炼一般都需要调整气息，有利于养气、补气，改善整体功能。

运动时宜采用低强度、高频次的方式，循序渐进，持之以恒；运动时注意保暖，忌大汗淋漓；以免损伤阳气。

情志调摄：向患者讲解慢阻肺治疗成功的病例，从而坚定其治疗信心，提高患者依从性；加强与患者及患者家属沟通，并取得家属的配合，注意对患者进行正面的情绪调节；鼓励患者从事力所能及的活动，学会放松；如看喜剧、晒太阳、和朋友家人聚会、品美食、郊游、常言善、泡温泉等，均能使患者从中感受到愉快、自信；另还可以通过静坐、静卧、静立及自我控制调节等，从而达到强壮正气、抗病保健的作用。

起居调摄：指导鼓励患者戒烟；保持室内空气清新，室内外温差不宜过大，并严格消毒；保持衣服干净、宽松、舒适，被褥清洁；勤洗手消毒，避免到人群集中的场所；保持口腔清洁，如用生理盐水或小苏打漱口。湿热壅肺的患者应避免感受湿热之邪，平时应多进行户外活动，以舒展阳气，发散湿热；所有慢阻肺患者应避免熬夜及过度疲劳；避免强力劳作，以免大汗伤津伤气；亦不可恣意贪凉饮冷；对于阳虚水泛的患者应多晒太阳，增加户外运动以调动阳气，增强机体卫外功能；注意防寒保暖。

（二）辨证施护

1. 风寒袭肺证

（1）饮食调养　饮食宜低盐清淡、富有营养、易消化的食物，宜食用温性调味食品，如生姜、葱等；忌食生冷瓜果及甜甘滋腻之品。

药膳：姜丝萝卜汤

【材料】生姜25g，萝卜5g。

【制作】生姜切丝，萝卜切片，两者共放锅中加水适量，煎煮1～15分钟，再加入适量红糖，稍煮1～2分钟即可。

（2）中医传统疗法

针灸　以手太阴经穴为主，穴位选用大椎、肺俞、肾俞、列缺、丰隆等。

耳穴压豆　选取耳部支气管、肺、肾上腺、风溪等穴。

推拿　选取膻中、风池、丰隆、迎香、尺泽、曲池、肺俞、大椎等穴位进行推拿。

拔罐　可选取肺俞、大椎、膻中、定喘、内关、列缺、尺泽等穴。

刮痧　选取太阳、曲池、曲泽、尺泽、肺俞、大椎等，也可配刮肘窝或腘窝，如咳嗽明显，再加刮胸部。

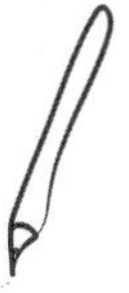

穴位贴敷　将白芥子、细辛、元胡、甘遂等中药进行配伍，研末，用新鲜姜汁调配均匀，贴敷于肺俞、大椎、风府、风池、合谷等穴位。

药物调理　宣肺散寒，止咳平喘，方选三拗汤合止嗽散加减。

2. 痰湿阻肺证

（1）饮食调养　宜食具有温补脾胃，化痰祛湿的食物，如薏米、山药、白果等；应注意限制食盐的摄入；不宜多食肥甘油腻、滋补酸涩食品，如甲鱼、燕窝、银耳、芝麻、各种高糖食物等；少食猪肉类、煎炸食品、海鲜、酒类之品。

药膳：苡仁鱼腥草粥

【材料】鱼腥草、薏苡仁各30g，大米50g，油盐少许。

【制作】先煎鱼腥草取汁，将薏苡仁与大米同放煲内，加少量清水煮粥，将成时加入鱼腥草汁，油、盐调味略煮即可。

（2）中医传统疗法

针灸　以手太阴经和足太阴经为主，可选取肺俞、中脘、神阙、足三里、脾俞等穴位，亦可用艾条温灸。

耳穴压豆　可选取耳部、肺、肾、脾、胃、气管等穴。

推拿　按摩气海、关元；按揉足三里、血海、风池、丰隆、脾俞、肾俞等穴位。

拔罐　可选取中脘、关元、阴陵泉、足三里、脾俞、三焦俞等穴。

穴位贴敷　将白芥子、细辛、元胡、甘遂等中药进行配伍，研末，用新鲜姜汁调配均匀，贴敷于肺俞、肾俞、脾俞、足三里等穴位。

刮痧　取大椎、风门、肺俞、心俞、膈俞、肝俞、脾俞等穴。

药物调理　燥湿化痰，宣降肺气，方选半夏厚朴汤合三子养亲汤加减。

3. 痰热壅肺证

（1）饮食调养　宜食具有清热化痰类的食物，如鲜芦根、枇杷叶、茯苓、薏苡仁、冬瓜、梨、无花果等。

药膳：荷叶冬瓜汤

【材料】鲜荷叶1张，鲜冬瓜500g，油、盐适量。

【制作】将荷叶洗净、剪碎；冬瓜连皮、切块，然后同放入煲内，加清水适量煲汤，熟后加油、盐调味，喝汤食冬瓜。

（2）中医传统疗法

针灸　以手太阴经和足阳明经穴位为主，选取膻中、肺俞、尺泽、列缺及丰隆等穴。

耳穴压豆　可选取肺、风溪、神门、脾、耳尖等。

拔罐　选取大椎、身柱、灵台、上星、肺俞、脾俞、风池、风府等穴。

穴位贴敷　将白芥子、细辛、元胡、甘遂等中药进行配伍，研末，用新鲜姜汁调配均匀，贴敷于风池、风府、大椎等穴。

刮痧　取大椎、大杼、肺俞、膏肓、神堂、合谷、风池、丰隆、太渊、太白等穴。

药物调理　当予清肺化痰，降逆平喘为主，方用清金化痰汤合贝母瓜蒌散加减。

4. 痰蒙神窍证

（1）饮食调养　宜食清淡易消化的食物，如山药、薏苡仁、赤小豆、菠菜、麦片等，水果有香蕉、草莓等；忌食肥甘厚腻之品；且宜流质或半流质饮食为主。

（2）中医传统疗法

针灸　常取水沟、百会、内关、十宣等穴进行针刺。

耳穴压豆　选取心、脾、肺、神门、内分泌、支气管等穴。

穴位贴敷　将白芥子、细辛、元胡、甘遂等中药进行配伍，研末，用新鲜姜汁调配均匀，贴敷于大椎、肺俞、膏肓、天突、膻中等穴。

本型患者对于推拿、刮痧等中医传统疗法的不能有效配合，故不适用。

药物调理　豁痰开窍，方选涤痰汤加减。

5. 肺肾气虚证

（1）饮食调养　宜食补肺益肾、降气平喘、止咳祛痰食物，如薏苡仁、山药、扁豆、猪腰、猪肺、黑米、雪梨、香菇、胡萝卜、海参、核桃仁等。

药膳：山药芡实粥

【材料】粳米50g，芡实米50g，山药50g，植物油适量。

【制作】将山药、芡实米、粳米入锅，加水煮粥；油、盐调味稍煮即成。

（2）中医传统疗法

艾灸　选取大椎、足三里、中脘、气海、神阙、关元、内关、命门、肺俞、脾俞、肾俞等穴艾灸。

耳穴压豆　选取肺、脾、肾、支气管等穴。

推拿　给予摩耳、捶肩背等穴，从而达到增强心肺功能、促进气血运行、益肾强腰之功效。

穴位注射　予黄芪注射液足三里穴位注射，每次注射3ml，每日一次。

药物调理　补肾益肺，纳气平喘；方选人参补肺饮加减。

6. 阳虚水泛证

（1）饮食调养　应以温补升阳类食物为主，宜食辛甘温养之品，如干姜、黑芝麻、核桃仁、猪肾等。

药膳：胡桃莲子芡实煲瘦肉

【材料】核桃肉60g，莲子肉30g，芡实60g，红枣5颗，瘦肉500g，姜2片。

【制作】瘦肉洗净切块焯水，红枣用清水浸软，核桃肉、莲子肉及芡实洗净，将核桃肉、莲子肉、芡实、红枣、瘦肉、姜片放入电砂煲中，加入1L清水煲2小时，加入适量盐调味即可。

（2）中医传统疗法

艾灸　选取百会、命门、肾俞、气海、关元、中极等穴位。

耳穴压豆　选取肾、脾、肺、三焦等穴。

推拿　按揉太阳、印堂、百会、风池、命门、阳陵泉及阴陵泉等穴位，或拿捏腰肌，摩神阙、关元、气海，点腰骶等。

穴位贴敷　在三伏天进行贴敷为宜。将白芥子、细辛、元胡、甘遂等中药进行配伍，研末，用新鲜姜汁调配均匀，贴敷于足三里、气海、关元、命门、肾俞等穴。

药物调理　温阳化饮利水，方选真武汤合五苓散加减。

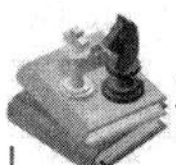

知识链接

呼吸操：缩唇呼吸和腹式呼吸联合应用组成，具有强身健体、增强膈肌等呼吸肌的肌力和耐力，并减轻呼吸困难，提高活动能力。

缩唇呼吸法：用鼻子缓慢深吸气进入肺中直至无法吸入，然后缩唇，如吹口哨样，保持缩唇姿势并缓慢呼气。

腹式呼吸法：双肩放松，用鼻子吸气时，腹部膨出，并收紧腹部肌肉，然后缩唇呼气，感觉腹部下沉。每次休息2分钟，每3次为1组，每天重复练习多次。

四、瘥后防复

（一）戒烟

吸烟是COPD发生的重要危险因素，要取得满意疗效，必须去除病因，再配合药物治疗，故戒烟是控制COPD发展和发生的关键。同样对于煤矿、金属矿、棉纺业及化工行业等人员应做好劳动保护措施，减少职业粉尘和化学物质吸入。

（二）保持室内空气清洁

保持室内空气流通，减少在通风不良的空间内进行烧柴、生炉火、被动吸烟等活动。

（三）防治呼吸道感染

积极预防和治疗上呼吸道感染。必要时可注射流感疫苗；避免到人群比较密集的场所；一旦发生上呼吸道感染应积极治疗。

（四）加强体育锻炼

根据自身身体状况选择适宜自己的锻炼方式，如慢跑、爬山、打太极拳、跳舞等。

（五）呼吸功能锻炼

为保持良好的肺功能，可通过做呼吸操、练瑜伽、吹口哨、吹笛子等进行肺功能锻炼。

高血压病

一、概述

高血压病可分为两类，第一类为原发性高血压病，是以血压升高为主要临床表现，目前病因尚未明确的疾病（占所有高血压患者的90%～95%以上）。第二类为继发性高血压病，在这类疾病中病因已明确，高血压只是该种疾病的临床表现之一，血压可暂时性或持续性升高。若能及时治愈原发病，可能使血压恢复正常。原发性高血压病是最常见的心血管疾病之一，也是脑卒中、冠心病、心力衰竭等高危性疾病的重要危险因素。高血压病属于中医学“眩晕”“头痛”范畴。

二、辨证要点

（一）肝阳上亢证

患者平素性情急躁易怒，以头胀痛、眩晕为主，多因情绪激动而加重，大便干，小便黄，口干口苦，面红目赤，舌质红，苔黄，脉弦数。

（二）痰热内盛证

以头胀痛并头重如裹，眩晕或昏蒙为主，胸脘满闷，纳呆呕恶，倦困多寐或心烦失眠，舌质红，苔黄腻，脉弦滑数。

（三）阴虚火旺证

头痛且空，眩晕耳鸣，腰膝酸软，心慌健忘少眠，舌红少津，苔薄黄，脉弦细数。

（四）瘀血阻络证

以头痛如刺，固定不移或眩晕为主，兼见健忘、失眠、心慌等症，面或唇色紫暗，舌有瘀斑，脉弦涩或细涩。

三、康复治疗

（一）一般调护

运动锻炼：一般宜选择中等强度的运动。若选择运动强度较小的运动项目，则运动时间应适当延长。如登山、慢跑、自行车、乒乓球、羽毛球、网球、武术、游泳、健身舞蹈等都可选择。对于体重超重，运动能力较差的人，游泳是较好的选择。

情志调摄：保证充足的睡眠时间，以藏养阴气。注意宁神定志，以舒缓情志。打坐入静亦有助于安神宁心。学会缓和亢奋的情绪，释放烦闷，舒缓情志；学会正确对待喜和忧、苦与乐、顺与逆，保持稳定平和的心态。平素加强自我修养，养成冷静、沉着的处事态度，避免与人争吵。

起居调摄：夏天要尽量避免强力劳作，以免大汗伤津伤气；不可恣意贪凉饮冷，或在阴冷潮湿环境下长期工作生活，因寒湿之邪易伤阳气。在湿热交杂的气候环境下，应减少户外活动，保持居室干燥，避免感受湿热。在秋冬季，要注意保护阳气，保暖避寒，及时增添衣物。不宜长期熬夜，保持二便通畅，注意个人卫生，预防皮肤疾病。

（二）辨证施护

1. 肝阳上亢证

（1）饮食调养　平素宜食用具有平肝潜阳作用的食物。饮食宜清淡、低盐素食为主。多食新鲜果蔬，如莲子、茯苓、红小豆、蚕豆、绿豆、黄豆芽、绿豆芽、冬瓜、丝瓜、葫芦、苦瓜、黄瓜、白菜、芹菜、卷心菜、莲藕、空心菜等；西瓜、梨、香蕉、柑橘、山竹、奇异果、香瓜、柿子、柚子、苹果、柠檬、葡萄、甘蔗等。

食疗方：

菊花茶

【材料】菊花 30g，白糖 30g。

【制作】菊花入锅加水煮沸数分钟，加糖。代茶饮。

香薷茶

【材料】香薷 9g，厚朴 7g，白扁豆 20g。

【制作】上药研成粗末，放在热水瓶中，冲入沸水大半瓶，盖焖约 15 分钟。

（2）中医传统疗法

针灸　取足三里、阴陵泉、三阴交、脾俞、中脘、气海、关元、丰隆、支沟、章门等穴，平补平泻，可配合艾灸。

耳穴压豆　取脾、胃、大肠、内分泌、渴点、饥点、三焦等穴。

穴位埋线　穴位埋线疗法是在中医针灸理论指导下，利用羊肠线在体内的理化效应以增加穴位刺激量的一种疗法。主穴：天枢、中脘、大横、滑肉门、带脉、足三里、脾俞、肾俞、气海，大腿部肥胖加风市、伏兔，手臂部肥胖加臂臑。

穴位贴敷　党参、白术、茯苓、黄芪、五味子研末制成药帖，贴于中脘、关元、气海等穴。

（3）药物调理　补气健脾为主，方选四君子汤、补中益气汤加减。

2. 痰热内盛证

（1）饮食调养　饮食应以豆类、谷类为主，饮食清淡，少食多餐，限制食盐的摄入，宜食用清热化痰之品，不宜多吃肥甘油腻、滋补酸涩食物。宜食胡萝卜、包菜、冬瓜、洋葱、荸荠、香菇、生姜、紫菜。可食适量平性水果，如苹果、柠檬、葡萄、甘蔗等。忌食热性水果，如荔枝、龙眼、榴莲、番石榴、椰子、桃子、菠萝等。

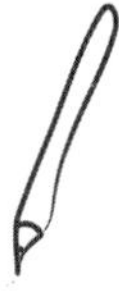

食疗方：

荷叶冬瓜汤

【材料】鲜荷叶1张，鲜冬瓜500g，油、盐适量。

【制作】荷叶洗净剪碎，冬瓜连皮，切块。一起放入锅内，加清水适量煲汤，汤成加油盐调味。喝汤，食冬瓜。每周2～3次。

天麻豆腐汤：

【材料】天麻10g，豆腐200g。

【制作】天麻加水煎汤，去渣取汁，放入豆腐，煮熟后调味服用，可常服。

(2) 中医传统疗法

针灸　主穴：百会、四神聪、安眠、神门、内关、三阴交。随证配穴：肝郁化火加肝俞、太冲；痰热内扰加丰隆、足三里；心肾不交加心俞、肾俞、太溪；心脾两虚加心俞、脾俞。每日一次，每次30分钟，针刺时配合艾灸。

耳穴压豆　主穴：脾、胃、大肠、内分泌、渴点、饥点。配穴：三焦、脾、小肠、肾、心、便秘点、臀、腹。每贴压耳豆一次，可在耳上放置3～5天，每天自行按压2～3次，1次按压100～200次，贴压6次为一疗程，中间休息一周，再进行下一疗程。一般两耳轮轮流贴压。

刮痧　刮痧部位以背部为主，按照从上到下、从内到外的顺序，力度以患者耐受为度，每次操作时间为30分钟，1周1次。妇女经期禁止刮痧。

拔罐　沿督脉、膀胱经在背部的循行走罐，留罐取大椎，肺俞、心俞、肝俞、脾俞、肾俞、三阴交、足三里等穴。

推拿　取曲池穴，按压的时候可以用拇指或者是中指指端按揉，每次1～3分钟，每日按摩1～2次。

药物调理　方选温胆汤加黄连、竹黄、黄芩等以化痰泄热或滚痰丸以降火逐痰。

3. 阴虚火旺证

(1) 饮食调养　宜选用具有滋补肾阴、甘凉滋润的食物，如糯米、瘦猪肉、猪蹄、鸭肉、鹅肉、鳖、乌龟、黑鱼、海参、海蜇、鸡蛋、豆腐、金针菇、枸杞、藕、冬瓜、苦瓜、丝瓜、黄瓜、西瓜、石榴、葡萄、荸荠、生梨、苹果、甘蔗、燕窝、百合、银耳、黑芝麻、蜂蜜。少食烤炸、辛辣或性温燥烈的食物。

食疗法：

龟汤

【材料】龟1只（250～500g），料酒20g，植物油、姜、葱、花椒、冰糖、酱油各适量。

【制作】龟放入盆中，加热水（约40℃）使其排净尿，剁去头、足、剖开，去除龟壳及内脏，洗净切块。锅中倒入植物油烧热后，放入龟肉块，反复翻炒，再加生姜、葱、花椒、冰糖、酱油、料酒和适量清水，大火煮沸后用小火煨炖至龟肉烂即可。

羊头汤：羊头一个，含羊脑，配黄芪15g，水煮服用。

桑寄生120g，核桃肉三个，鲜荷蒂1株捣烂，水煎取汁服用。

(2) 中医传统疗法

针灸　取督脉及足少阴、阳明经穴，取百会、风池、膈俞、肾俞、足三里等穴，针宜补法，可配合艾灸，每日一次，每次30分钟。

足浴疗法　中药方浴足15分钟后，先按摩左足，再按摩右足。按照足底－足内侧－足外侧－足背的顺序按摩全足各反射区，再依次重复按摩额窦、大脑、脑垂体、头颈淋巴结、腹腔淋巴丛、足底部生殖腺、足跟内外侧的前列腺或子宫、生殖腺等反射区。

推拿　按揉印堂1分钟，再由印堂以两拇指交替直推至神庭5～10遍，拇指由前庭沿头正中线（督脉）点按至百会穴，指振百会穴约1分钟。双手拇指分推前额、眉弓至太阳5～10遍。指振太阳穴约1分钟。

耳穴压豆　主穴：脾、胃、大肠、内分泌、渴点、饥点。配穴：三焦、脾、小肠、肾、心、便秘点、臀、腹。每贴压耳豆一次，可在耳上放置3～5天，每天自行按压2～3次，1次按压100～200次，贴压6次为一疗程，中间休息一周，再进行下一疗程。一般两耳轮轮流贴压。

药物调理　该证多因肾阴亏虚、水不涵木所致，宜用杞菊地黄丸加减。

4. 瘀血阻络证

（1）饮食调养　宜选择具有行气、活血功能的食物，如玉米、粳米、白萝卜、胡萝卜、海藻、海带、紫菜、香菜、洋葱、韭菜、油菜、大蒜、生姜、茴香、桂皮、丁香、米醋、桃仁、黑大豆、生藕、黑木耳、山楂、桃子、银杏、柑橘、柠檬等。

药膳：黑豆川芎粥

【材料】川芎10g用纱布包裹，黑豆25g，粳米50g。

【制作】川芎、黑豆、粳米煮熟加适量红糖，分次温服，可活血祛瘀行气止痛。

（2）中医传统疗法

针灸　取曲池、合谷、血海、三阴交、太冲、膈俞、肝俞等穴，以疏通肝经、胆经、三焦经。

刮痧　刮痧部位以背部为主，按照从上到下、从内到外的顺序，力度以患者耐受为度，每次操作时间为30分钟，1周1次。妇女经期禁止刮痧。

推拿按摩　按揉印堂1分钟，再由印堂以两拇指交替直推至神庭5～10遍，拇指由前庭沿头正中线（督脉）点按至百会穴，指振百会穴约1分钟。双手拇指分推前额、眉弓至太阳5～10遍。指振太阳穴约1分钟。（可加神庭、太阳、率谷）

耳穴压豆　取降压沟、肝、皮质下、内分泌等穴，或耳尖三棱针放血。

药物调理　治疗以祛瘀生新，行血清经为主，方选血府逐瘀汤加减。

四、瘥后防复

饮食上清淡为主，限制食盐的摄入，营养均衡，多吃水果蔬菜。吃饭时要充分咀嚼，一天三餐，规律进食。每天规律运动，保证适量的运动，保持心情舒畅，保证充足的睡眠。

冠状动脉粥样硬化性心脏病

一、概述

冠状动脉粥样硬化性心脏病简称冠状动脉性心脏病或冠心病，有时又被称为冠状动脉病或缺血性心脏病。该病是指由于冠状动脉粥样硬化使管腔狭窄或阻塞导致心肌缺血、缺氧而引起的心脏病，是动脉粥样硬化导致器官病变的最常见类型。属于中医学“胸痹、心悸、真心痛”范畴。

二、辨证要点

（一）血瘀证

症见心慌阵作可伴两胁胀痛或剧烈胸痛，呈刺痛或绞痛，痛有定处，舌暗红、紫暗或有瘀斑瘀点，脉弦涩或结代。

（二）痰浊证

症见胸闷兼见心痛时作，胸闷重而心痛轻，口中黏腻乏味，倦怠纳呆，痰多体胖，舌质淡或红，舌苔白腻或白滑，脉沉或滑数。

（三）阳虚证

症见突然心痛如绞，寒冷时症状加重，甚则手足不温，短气心慌，甚则胸痛彻背，背痛彻心，苔薄白，脉紧。

（四）阴虚证

症见胸痛疼痛时作，或灼痛，心慌胸闷，心烦不寐，盗汗口干，舌红少津，苔薄红或剥脱，脉细数。

三、康复治疗

（一）一般调护

运动锻炼：冠心病患者对寒凉的适应能力较差。因此，在严寒的冬季，要注意“避寒就温”，而在春夏之季，则要注意培补阳气。日光浴可以提高适应冬季严寒气候的能力，又有“动则生阳”之说，故阳虚体质之人，要加强体育锻炼，春夏秋冬，坚持不懈，每天进行1～2次。具体项目应根据体力强弱而定，如瑜伽、散步、慢跑、太极拳、五禽戏、八段锦、内养操、气功及水浴疗法等。中医摄生理论中，主张“不妄作劳”，故在运动过程中要注意自身感觉，以不诱发心慌、胸闷、胸痛等不适为度，并注意观察血压、心率的变化。

情志调摄：要善于调节自己的情志，消除或减少不良情绪的影响。俗话说“药补不如食补，食补不如神补”。从“形神相应”的基础而言不难理解，“精神之于形骸，犹国之有君也”，说的就是精神能统领身体。在寒冷季节，阳虚体质更容易感重阴之气而悲沉。以下几点可以帮助阳虚体质者舒适地度过寒冷季节：看喜剧、晒太阳、和朋友家人聚会、品美食、郊游、常言善、泡温泉。

起居调摄：夏天尽量避免强力劳作，以免大汗伤津伤气，不可恣意贪凉饮冷，或在阴冷潮湿环境下长期工作生活，因寒湿之邪易伤阳气。在湿热交杂的气候环境下，应减少户外活动，保持居室干燥，避免感受湿热。秋冬季要注意保护阳气，保暖避寒，及时增添衣物。不宜长期熬夜，保持二便通畅，注意个人卫生，预防皮肤疾病。

（二）辨证施护

1. 血瘀证

（1）饮食调养　宜食用具有行气、活血功能的食物，如玉米、粳米、白萝卜、胡萝卜、海藻、海带、紫菜、香菜、洋葱、韭菜、油菜、大蒜、生姜、茴香、桂皮、丁香、米醋、桃仁、黑大豆、生藕、黑木耳、山楂、桃子、银杏、柑橘、柠檬、柚子、金橘、黄酒、红葡萄酒、红糖、玫瑰花茶、茉莉花茶等。

药膳：山楂红糖汤

【材料】山楂10枚，红糖适量。

【制作】山楂冲洗干净，去核打碎放入锅中，加清水煮约20分钟，调以红糖进食可活血化瘀。

（2）中医传统疗法

针灸　选取曲池、合谷、血海、三阴交、膻中、内关等穴位进行针灸。

推拿　选取上脘、中脘、下脘、神阙、心俞、关元等穴位进行按揉。

耳穴压豆　选取心、小肠、耳尖、神门、皮质下、肾等穴为主穴，配穴取枕、肾上腺、额等穴位。

药物调理　治疗以活血化瘀为主，方选血府逐瘀汤加减。

2. 痰浊证

（1）饮食调养　宜食具有温补脾胃，化痰祛湿的食物，如大米、薏米、山药、黄豆、白扁豆、赤小豆、鸡蛋、鹌鹑蛋、牛肉、狗肉、鸡肉、鲫鱼、带鱼、泥鳅、黄鳝、河虾、萝卜、葫芦、冬瓜、芥菜、洋葱、紫菜、香菇、白果、苹果、木瓜、荔枝、柠檬、樱桃、槟榔、佛手等。

药膳：山药冬瓜汤

【材料】山药50g，冬瓜150g。

【制作】将山药和冬瓜放入锅中文火煲30分钟，调味后即可饮用，可健脾、益气、利湿。

（2）中医传统疗法

针灸　选取曲池、合谷、足三里、神门、膻中、内关等穴位进行针灸。

推拿　选取上脘、中脘、下脘、神阙、心俞、关元等进行穴位按揉。

刮痧　刮痧部位以背部为主，按照从上到下、从内到外的顺序。妇女经期禁止刮痧。

拔罐　沿督脉、膀胱经在背部循行走罐，留罐取大椎、肺俞、心俞、肝俞、脾俞、肾俞、三阴交、足三里等穴。

药物调理　以瓜蒌薤白半夏汤或枳实薤白桂枝汤和苓甘五味姜辛汤去五味子治疗。

3. 阳虚证

（1）饮食调养　宜食用具有补益肾阳、温暖脾阳作用的食物，如牛肉、羊肉、狗肉、牛鞭、鹿肉、猪肚、鸡肉、鹌鹑、黄鳝、虾、带鱼、刀豆、韭菜、胡萝卜，山药、扁豆、黑米、芡实、大蒜、辣椒、生姜、香菜、洋葱、核桃、荔枝、桂圆、栗子、干姜、茴香、肉桂等，这些食物可温补五脏，强壮体质。也可食含碘较多的食物，如海带、海蜇、海水鱼、虾皮、淡菜等。

药膳：当归生姜羊肉汤

【材料】当归20g，生姜30g，羊肉500g。

【制作】当归冲洗干净，用清水浸软，生姜切片备用，羊肉剔去筋膜，放入开水锅中略烫，除去血水后捞出，切片备用。当归、生姜、羊肉放入砂锅中，加清水、黄酒、食盐，旺火烧沸后撇去浮沫，再改用小火炖至羊肉熟烂即可。

（2）中医传统疗法

艾灸　取心包经、心经腧穴及募穴为主。

足浴疗法　中药方浴足15分钟后，先按摩左足，再按摩右足。按照足底 - 足内侧 - 足外侧 - 足背的顺序按摩全足各反射区，再依次重复按摩额窦、大脑、脑垂体、头颈淋巴结、腹腔淋巴丛、足底部生殖腺、足跟内外侧的前列腺或子宫、生殖腺等反射区。

推拿　揉阳陵泉、阴陵泉，摩神阙、关元、气海。

耳穴压豆　主穴：心、皮质下、神门、肾。配穴：交感、内分泌、胃。

穴位贴敷　山药、山萸肉、丹皮、香附研末制成药贴，贴于涌泉穴。

药物调理　方选当归四逆汤加减。

4. 阴虚证

（1）饮食调养　宜食滋补肾阴、甘凉滋润的食物，如糯米、瘦猪肉、猪蹄、鸭肉、鹅肉、鳖、乌龟、黑鱼、海参、海蜇、鸡蛋、豆腐、金针菇、枸杞、藕、冬瓜、苦瓜、丝瓜、黄瓜、西瓜、石榴、葡萄、荸荠、生梨、苹果、甘蔗、燕窝、百合、银耳、黑芝麻、蜂蜜等。

药膳：益气养阴茶

【材料】党参、黄芪、麦冬、五味子各20g。

【制作】开水冲泡即可。

（2）中医传统疗法

针灸　选心俞、肺俞、肝俞、肾俞、阴陵泉、三阴交、太溪等穴位，配合艾灸。

耳穴压豆　选神门、肾上腺、内分泌、交感、副交感、皮质下、肝、肾、耳背心、安眠等穴。

刮痧法　刮督脉、任脉、胃经、脾经、肾经。

足浴疗法　取足三里、太溪、三阴交、丘墟、涌泉、太冲、昆仑、行间等穴。

推拿　取太溪、照海等穴。

药物调理　治疗以滋阴养心，活血清热，方用天王补心丹加减。

四、瘥后防复

注意情志调摄，避免情绪波动；注意生活起居，寒温适宜；注意饮食调节，新鲜果蔬为主，避免肥甘厚味，戒烟限酒；注意劳逸结合，坚持适当的运动锻炼。

糖　尿　病

一、概述

糖尿病是以血糖水平增高为主要特征的一种代谢性疾病。高血糖是由于胰岛素分泌不足和（或）胰岛素对抗引起。除葡萄糖等碳水化合物外，尚有蛋白质及脂肪代谢异常。长时间高血糖水平可引起多系统损害，如可导致眼、肾、神经、心脏、血管等组织的慢性进行性病变，最终引起其功能缺陷及衰竭。糖尿病当属中医学“消渴”范畴。

二、辨证要点

糖尿病初期阴虚燥热，阴虚为本，燥热为标；病久气虚、气阴两虚，甚至阴阳两虚；抑或热毒内生、瘀血停滞，或浊脂形成，发生变证；辨证时当别新久、虚实，查脏腑、识变症。

（一）肺热津伤证

口渴多饮，口干咽燥，形体消瘦，小便量偏多，大便干结，舌红，苔薄黄，脉数。

（二）胃热炽盛证

口渴，多食易饥，大便干燥，舌质红，苔黄，脉滑实有力。

（三）肾阴亏虚证

小便量多，混浊如脂膏，腰膝酸软，全身乏力，耳鸣，遗精失眠，舌红少苔，脉细或细数。

（四）阴阳两虚证

小便频，混浊如膏，腰膝酸软，耳轮干枯，四肢欠温，畏寒肢冷，舌苔淡白而干，脉沉细弱。

三、康复治疗

（一）一般调养

1. 运动锻炼　宜做有氧运动为主，运动量不宜过大，在此基础上根据个人实际病情及兴趣爱好进行选择，如跑步、健身操、太极拳、五禽戏、六字诀、八段锦、保健操等，对于较肥胖者可选择运动量稍大的项目，但运动过程中不宜汗出较多，以周身微微汗出为佳。如血糖控制不佳、发生酮症酸中毒时忌运动锻炼。

2. 情志调摄 护理人员应经常与患者谈心，使其了解疾病发生发展规律，交流同种疾病治疗的有效信息，从而使患者正确对待疾病，树立战胜疾病的信心。与家属沟通，帮助患者树立战胜疾病的信心，并有效避免不良情绪的影响。鼓励其参与社会活动，介绍成功的病例等。

3. 起居调摄 保持病室环境整洁、空气清新。衣着宽松，寒凉适度。注意四肢末端保暖，泡脚时水温适度，防止烫伤。适量运动，避免熬夜、劳累；节制房事，戒烟酒。

（二）辨证调护

1. 肺热津伤证

（1）饮食调养 宜食具有生津止渴、清热类食物为主，如苦瓜、黑芝麻、萝卜汁、茄子、黄瓜、梨等。

药膳：沙参玉竹老鸭汤

【材料】老鸭1只（约600g），北沙参60g，玉竹60g，生姜2片。

【制作】将北沙参和玉竹用清水洗净，北沙参沥干备用，玉竹用清水浸泡30分钟，老姜去皮切成片；老鸭洗净，剁成大块，用清水洗净鸭块，沥干水分；把鸭块放入汤锅中，大火加热，水开后撇去浮沫；改成小火煲30分钟；30分钟后，关火用勺子撇去汤面上的鸭油；然后放入北沙参，玉竹和姜片，继续煲90分钟左右；食用前放盐调味即可。

（2）中医传统疗法

针灸 选取肺俞、脾俞、曲池、廉泉、承浆、足三里、三阴交、金津、玉液等穴位。

耳穴压豆 选取胰、内分泌、肺、肾、肾上腺等穴。

推拿 选取天柱、肺俞、胃俞、阴陵泉、三阴交等穴进行按揉。

穴位贴敷 选取肺俞、阳陵泉、尺泽、脾俞、气海等穴行穴位敷贴。

药物调理 清热润肺，生津止渴；方用消渴方加减。

2. 胃热炽盛证

（1）饮食调养 应以清胃泻火、养阴生津类食物为主，如芦荟、苦瓜、冬瓜、马齿苋、苦菜、苦杏仁、菠菜、山药、瘦肉、蛋类、猪肝及乳制品等。

药膳：玉米须煲猪肉

【材料】玉米须50g，瘦肉250g。

【制作】将玉米须及瘦肉放入锅中，煲30分钟左右，加盐，放凉后便可以饮用。

（2）中医传统疗法

针灸 选取脾俞、胃俞、足三里、三阴交、胰俞、中脘、内庭及合谷等穴位。

耳穴压豆 选取内分泌、肾上腺、胰、肝、脾、胃等穴位。

推拿 选取中脘、气海、关元、天枢等穴位进行按揉，也可对面部、胸腹、四肢等部位进行按摩。

穴位贴敷 选取手三里、足三里、脾俞、涌泉等穴。

药物调理 清胃泻火，养阴增液为主，方用玉女煎加减。

3. 肾阴亏虚证

（1）饮食调养 宜选择养阴补肾类食物，如枸杞子、桑椹、西葫芦、丝瓜、生菜、黄瓜、山药、桂圆等。

药膳：生地黄芪猪胰汤

【材料】猪胰1条，猪瘦肉60g，黄芪30g，生地黄30g，淮山药30g，山萸肉15g。

【制作】黄芪、生地黄、淮山药、山萸肉洗净，放入锅内，加清水适量，武火煮沸后，文火煲至淮山药稔。猪胰洗净、去油脂、切片，猪瘦肉洗净，切片，一齐放入容器内，加油、盐、酒适量，腌15分钟，放入已煲好的汤内，加盖煲15分钟，调味供用。

（2）中医传统疗法

针灸　选取肾虚、肺俞、心俞、肝俞、气海、三阴交、关元、太溪等穴位。

耳穴压豆　选取内分泌、肾上腺、膀胱、肾、肺等穴位。

推拿　选取肺俞、肾俞、阴陵泉、三阴交、气海、关元等穴位进行按摩。

刮痧　可沿督脉、脾经、肾经进行刮拭。

药物调养　滋补肾阴为主，方用六味地黄丸加减。

4. 阴阳两虚证

（1）饮食调养　宜选择温肾益阳、补肾滋阴类食物，如虾仁、干姜、韭菜、猪胰、牛羊肉等。

药膳：枸杞羊肾粥

【材料】粳米50g，羊肉（瘦）250g，枸杞叶500g，羊肾50g，大葱8g，五香粉3g。

【制作】将羊肾，羊肉用水洗净，粳米淘洗干净。将枸杞，羊肾，羊肉放入锅内，加入清水及大葱，五香粉熬制成汤，把粳米下入汤内熬成粥，即可食用。

（2）中医传统疗法

针灸　选取气海、三阴交、关元、肾俞、命门、太溪、复溜等穴位。

耳穴压豆　选取内分泌、肾上腺、胰、内分泌、肾、命门等穴位。

推拿　以胰俞、肾俞为主穴，并配合腹部等部位进行按摩。

穴位贴敷　选取手三里、足三里、肾俞、神门、涌泉等穴。

中药熏洗　对有下肢麻木、疼痛等周围神经病变的患者，予以中药自拟方（红花、威灵仙、伸筋草、木瓜、地龙、川芎等）以舒经通络、活血止痛。

药物调养　温阳滋阴，补肾固涩。方用金匮肾气丸加减。

四、瘥后防复

长期高血糖易导致人体多种并发症，且病情严重或应激时可发生酮症酸中毒、高渗性昏迷等急性代谢紊乱。本病使患者生活质量降低，缩短寿限，病死率增高，应积极预防。

饮食调养，具有基础治疗的重要作用。在保证机体合理需要的情况下，应限制粮食、油脂的摄入，忌食糖类。饮食宜以适量米、麦、杂粮，配以蔬菜、豆类、瘦肉、鸡蛋等，定时定量定频次进餐。戒烟酒、浓茶及咖啡等。保持心情舒畅，具有坚定的战胜疾病的信心。结合自身体质，制定合理的运动锻炼计划，如打太极拳、太极剑等。选择合适的降糖药物，监测血糖水平，据血糖水平调整用药。

高脂血症

一、概述

高脂血症又称为高脂血蛋白血症，主要是血脂成分中的胆固醇、甘油三酯、低密度脂蛋白、磷脂等一种以上的成分持续高于正常者，是临床上较常见的代谢异常性疾病。高脂血症可直接引起一些严重危害人体健康的疾病，如动脉粥样硬化、冠心病、胰腺炎等。高脂血症还与其他的冠心病危险因素相伴随，如肥胖、糖尿病等。近年来，高脂血症的发病率不断上升，已成为较为突出的问题。因本病临床症状较少，结合其体质特征，当与中医学之“痰饮”“眩晕”等病症相关。

二、辨证要点

（一）痰湿证

形体肥胖，疲倦乏力，胸脘胀满，头晕时作，视物模糊，四肢困重，纳差，或便溏，舌体胖大，苔白厚，脉濡。

（二）湿热证

体型偏胖，脘腹胀满，恶心欲吐，口渴烦躁，便溏不爽，舌质红，苔黄腻，脉滑数。

（三）气滞血瘀证

胸闷，头晕且痛，烦躁易怒，心慌、气短、乏力，两胁肋部胀痛不适，舌质暗，或有瘀斑，脉弦或脉涩。

（四）气虚证

气短乏力，少气懒言，神态疲惫，舌红，苔少而干，脉虚数。

三、康复治疗

（一）一般调护

1. 运动锻炼 患者依据各自的体力和爱好来选择中等强度、运动时间稍长的有氧运动；如登山、慢跑、自行车、乒乓球、羽毛球、网球、武术、游泳、健身舞蹈等。对于体重超重且运动能力较差的人可选择游泳；如在秋冬季节运动时，宜在上午或下午阳气较盛的时候进行，因此时运动环境温暖宜人，易于散湿；对于肥胖者，须注意运动强度、运动量与运动节奏的关系，循序渐进；对于气虚患者，其锻炼方法当以增强正气为主，故选择具有形、气、神并练的运动，如太极拳、太极剑、八段锦、五禽戏、形意拳等，从而达到强筋骨、和脏腑、充气血，有效地改善气虚状态。

2. 情志调摄 通过图文宣教、讲座等多种方式进行健康教育，以加强患者及家属对高脂血症的认识，消除疑虑，减少心理压力；关心、鼓励患者讲出自己的真实感受，了解他们真实的心理状态，并帮助他们寻找适当的宣泄途径，如向朋友或亲人倾诉，或通过欣赏音乐或练书法转移注意力等，使其保持乐观情绪，树立战胜疾病的信心。

3. 起居调摄 改变不良的生活习惯，劝导患者戒烟酒，避免暴饮暴食，并适当增加体力活动；在湿冷的气候条件下，要减少户外活动，避免受寒淋雨，保持居室及工作环境的干燥；衣着宜宽松、舒适。

（二）辨证施护

1. 痰湿证

（1）饮食调养 应限制食盐的摄入；不宜多吃肥甘油腻、滋补酸涩食品，如甲鱼、燕窝、银耳、芝麻、核桃、板栗、醋、石榴、柿子、山楂、柚子、枇杷、饴糖、砂糖、蜂蜜、各种高糖饮料等；少食猪肉类、煎炸食品、海鲜、酒类之品；忌暴饮暴食；不宜吃夜宵。用薏米30g研为末，并与粳米50g熬粥。

（2）中医传统疗法

针灸 选取内关、神门、合谷、曲池、太冲、神门、三阴交、中脘等穴进行针刺或艾灸治疗。

耳穴压豆 选取内分泌、肺、肾、直肠下段等穴位。

推拿 选取足三里、关元、丰隆等穴位进行推拿按摩，也可以进行摩腹。

刮痧 刮痧部位以背部为主，按照从上到下、从内到外的顺序。妇女经期禁止刮痧。

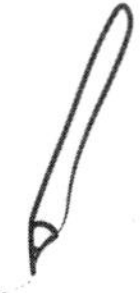

拔罐 沿督脉、膀胱经在背部循行走罐，留罐取大椎，肺俞、心俞、肝俞、脾俞、肾俞、三阴交、足三里等穴。

药物调理 燥湿祛痰为主，方用七味白术散合涤痰汤加减。

2. 湿热证

（1）饮食调养 宜选择清热利湿之品为主，如胡萝卜、葫芦、包菜、冬瓜、韭菜、黄豆芽、香椿、芥菜、洋葱、紫菜、荸荠、香菇、辣椒、大蒜、葱、生姜、陈皮等。用赤小豆150g与糯米150g熬粥，并可加少量红糖。

（2）中医传统疗法

针灸 选取足三里、肝俞、肾俞、太冲、太溪、照海、百会、曲池等穴进行针刺或艾灸。

推拿 摩腹，或振小腹；按揉阴陵泉、三阴交等。

刮痧 刮痧部位以背部为主，按照从上到下、从内到外的顺序。妇女经期禁止刮痧。

拔罐 沿督脉、膀胱经在背部循行走罐，留罐取大椎，肺俞、心俞、肝俞、脾俞、肾俞、三阴交、足三里等穴。

药物调理 方选茵陈蒿汤加减。

3. 气滞血瘀证

（1）饮食调养 宜选用理气活血化瘀之品，如玉米、粳米、白萝卜、胡萝卜、桂皮、丁香、桃仁、黑大豆、黑木耳、柠檬、柚子、黄酒、红葡萄酒、茉莉花茶等；宜食清淡的食物；忌食肥甘厚腻、辛辣刺激的食物。不宜食用容易胀气或有涩血作用的食物如甘薯、芋艿、蚕豆、栗子、乌梅、柿子、李子等。

药膳：当归瘦肉盅

【材料】由瘦肉100g，当归10g，味精、食盐适量。

【制作】将瘦肉洗净，切成小块；当归洗净、切片；将瘦肉与当归装入钵内，酌加清水、食盐，入笼屉中蒸1.5小时，加入味精，即可食用。

（2）中医传统疗法

针灸 选取膻中、气海、血海、膈俞、梁丘、内关、足三里、中脘、丰隆等穴进行针刺或艾灸治疗。

推拿 可按揉太冲、期门、太阳等穴位。

刮痧 刮痧部位以背部为主，按照从上到下、从内到外的顺序。妇女经期禁止刮痧。

拔罐 沿督脉、膀胱经在背部循行走罐，留罐取大椎，肺俞、心俞、肝俞、脾俞、肾俞、三阴交、足三里等穴。

药物调理 方选柴胡疏肝散合血府逐瘀汤加减。

4. 气虚证

（1）饮食调养 宜食健脾益气之品，如粳米、牛肉、羊肉、狗肉、鸡肉、鲢鱼、鳝鱼、鳜鱼、大枣、樱桃、葡萄、花生、山药、燕窝、人参（可用党参或太子参替）、黄芪、紫河车。药膳：首乌降脂粥或鸡血藤黄芪大枣汤。

（2）中医传统疗法

艾灸 主要取穴为脾俞、足三里、气海、绝骨等穴进行艾灸。

推拿 可按揉大椎、百会等，或横擦肾俞、命门或督脉；或敲脾胃二经、做推腹和壁虎爬行等。

药物调理 方用济生肾气丸合保元汤加减。

四、瘥后防复

（一）注意饮食

限制总热量的摄入；调节饮食结构，限制糖类、胆固醇及脂肪酸等的摄入，低盐饮食；三餐定时定量，不暴饮暴食。

（二）改变生活方式

戒烟、戒酒；坚持长期规律的运动锻炼，如慢跑、骑车、游泳、爬山等；保持心情舒畅。

（三）药物控制

依据血脂异常类型，根据自身病情及经济条件，选择合适的降脂药物。

恶性肿瘤

一、概述

恶性肿瘤又称之为癌症，是以细胞的分化异常、增殖异常、生长失去控制为特征的一类疾病，是危害人类健康和生命的常见病、多发病。近些年来，肿瘤在我国的发病率不断增长，已成为人类重要的死亡原因之一。目前发现的恶性肿瘤有200余种，虽表现形式多种多样，但据其临床表现，当与中医学之“癥瘕”“积聚”“瘤”“岩”等相关。

二、辨证要点

（一）痰湿凝聚证

鼻流浊涕，呕吐痰涎，痰涎粘腻，纳呆腹胀，胃脘痞闷，吞咽困难，舌淡，苔白腻，脉缓。

（二）瘀毒内阻证

发热，口干咽燥，喜食冷饮，大便干结，小便黄赤，或有包块，痛有定处，面色黧黑。舌红或有瘀斑，苔黄燥，脉弦数或滑数。

（三）气郁化火证

烦躁易怒，口干口苦，或食入噎膈，或胁肋疼痛，腹胀，舌红，苔黄，脉弦。

（四）气滞血瘀证

情志不畅，胁肋刺痛，痛有定处，或可及包块，舌质紫暗，或有瘀点，脉弦涩。

（五）气血两虚证

气短、乏力，消瘦，面色苍白，失眠健忘，心慌、心悸等，舌淡，苔薄白，脉沉细弱。

三、康复治疗

（一）一般调护

1. 运动锻炼 宜低强度、小运动量、长时间的有氧运动；鼓励患者到户外运动，多做拉伸运动，使身体得到充分的舒展和运动，有利于不良情绪的释放；可选择的运动项目有慢跑、长距离慢速游泳、骑车、武术、健身舞蹈、瑜伽等；亦可选择太极拳、太极剑、五禽戏、八段锦、易筋经等传统运动项目。对于瘀毒内阻的患者可选择一些像球类运动、游泳、爬山、长跑、骑车等强度稍大的项目，因运动量加大后可使体内代谢速度加快，促进体内湿热瘀毒的排出。

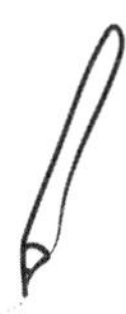

2. 情志调摄 使患者了解情志因素与肿瘤的发生有着密切的联系；同时配合心理疏导、心理引导、安慰等方法，使患者从因恶性肿瘤带来的不良情绪中解脱出来；鼓励患者多参加社会娱乐活动，如唱歌、跳舞、欣赏音乐等，使其情感转移；最终树立战胜疾病的信心。

3. 起居调摄 保持室内通风干燥，温度适宜，并建议患者适当增加户外运动，多晒太阳；尤其对于气滞血瘀的患者应注意多运动，并注意动静结合，不可贪图安逸；坚持每天温水泡脚。改变不良生活习惯，切忌熬夜；避免在阴冷、潮湿的环境中居住生活。

（二）辨证施护

1. 痰湿凝聚

（1）饮食调养 宜食用具有宣肺健脾、祛湿化痰作用的食物，如玉米、大米、小米、薏苡仁、冬瓜、黄瓜、大蒜、芦笋、黑木耳、紫菜、海带、荸荠、苹果、草莓、豆腐、豆芽、扁豆、蚕豆、鱼虾类、牛乳、酸乳等。忌肥甘厚腻之品、暴饮暴食。

药膳：薏仁枇杷粥

【材料】薏苡仁 500g，鲜枇杷果 50g，鲜枇杷叶 10g。

【制作】将枇杷果洗净，去核，切成小块；枇杷叶洗净，切成碎片。先将枇杷叶放入锅中，加适量清水，煮沸 15 分钟后，捞去叶渣，加入薏苡仁煮粥，待薏苡仁烂熟时，加入枇杷果块，拌匀煮熟即可食用。

（2）中医传统治疗

艾灸 选取大椎、肺俞、天突、阴陵泉、足三里、三阴交、脾俞等穴进行艾灸治疗。

耳穴压豆 选取脾、肺、胃、颈等穴。

推拿 选取肺俞、脾俞、三阴交、足三里、丰隆、阴陵泉等穴位进行按揉。忌推拿按摩肿瘤部位；局部感染、破溃等亦为推拿禁忌。

刮痧 刮痧部位主要为背部、胸腹、肘窝及腘窝等。

拔罐 取脾俞、肺俞、中脘、三焦、关元、阴陵泉等穴位进行拔罐治疗，从而达到行气祛湿、散寒止痛之功效。

穴位贴敷 选取中脘、神阙、关元、阴陵泉、足三里、脾俞、三焦俞等穴。

药物调理 健脾燥湿，化痰散结，方用参苓白术散合二陈汤加减。

2. 瘀毒内阻证

（1）饮食调养 宜食用具有清利化湿的食品，如薏仁、茯苓、绿豆、赤小豆、鸭肉、鲫鱼、冬瓜、丝瓜、黄花菜、苦瓜、莲藕、白菜、荠菜等。禁食辛辣油炸类食品。

药膳：冬瓜薏米扁豆汤

【材料】老冬瓜 800g，扁豆、薏米各 50g，猪骨 500g，生姜 4 片。

【制作】冬瓜连皮切块，扁豆薏米浸泡，猪骨斩节，所有材料放进砂锅加水煮开，捞去浮沫，转小火继续煲 1.5 小时，下盐调味即可。

（2）中医传统治疗

艾灸 选取大椎、肺俞、天突、阴陵泉、足三里、三阴交、脾俞等穴进行艾灸治疗。

耳穴压豆 选取脾、肺、胃、颈等穴。

推拿 选取曲池、劳宫、合谷、鱼际、承山、三阴交等穴位进行按揉，忌推拿按摩肿瘤部位；局部感染、破溃等亦为推拿禁忌。

刮痧 沿督脉和足太阳膀胱经自上而下刮至第 12 胸椎区域；如为上部的肿块，可加刮手太阴肺经；在中部则选足阳明胃经；在下部者，加刮足厥阴肝经。

拔罐 取大椎、肺俞、膈俞、肝俞、胃俞、委中等穴，从而达到清热解毒之功效。

穴位贴敷 选取中脘、阴陵泉、足三里、脾俞、三焦俞、肾俞、脾俞等穴。

药物调理 清热解毒、活血化瘀，方用五味消毒饮、黄连解毒汤等。

3. 气郁化火证

（1）饮食调养　宜食行气的食物，如橙子、佛手、大蒜、荞麦、韭菜、茴香、白萝卜等；宜食营养丰富瘦肉、鱼、乳类等；忌食寒凉、温燥、油腻的食品；禁食辛辣等刺激性食物。

药膳：橘皮竹茹粥

【材料】橘皮、竹茹、半夏各10g，生姜3片，粳米100g。

【制作】先将上药加水适量煎煮，取汁去渣，加入洗净的粳米煮成稀粥。

（2）中医传统治疗

针灸　选取中脘、气海、内关、膻中等穴位，亦可针刺任脉、肝经、心包经、胆经及膀胱经的穴位。

推拿　选取支沟、中脘、气海、内关、膻中等穴位进行按揉，亦可循任脉、肝经、胆经及膀胱经进行按摩。忌推拿按摩肿瘤部位；局部感染、破溃等亦为推拿禁忌。

刮痧　背部取肝俞、胆俞，胸腹部取膻中、期门、章门，下肢取阳陵泉和外丘。

拔罐　循任脉、膀胱经、胆经等，自上而下进行拔罐，从而达到行气解郁之功效。

穴位贴敷　选取中脘、膻中、支沟，三焦经诸穴进行贴敷。

药物调理　疏肝解郁，健脾和胃，方用逍遥散加减。

4. 气滞血瘀证

（1）饮食调养　宜食用行气活血的食品，如大米、玉米、粳米、牛肉、猪肉、鸡肉、荠菜、香菜、胡萝卜、佛手、生姜、洋葱、大蒜、黑木耳、橘子等，亦可少量饮用红葡萄酒，少吃过辣过甜的食物。

药膳：当归田七乌鸡汤

【材料】乌鸡500g，当归8g，田七3g，姜3片。

【制作】清洗干净的乌鸡切成四大块，焯水备用；把当归和田七放进清水中浸泡清洗；砂煲煮开适量的水，下所有材料，大火滚开后转小火煲90分钟左右，加盐调味食用。

（2）中医传统治疗

艾灸　选取足三里、关元、血海、神阙、膈俞、肝俞、太冲、三阴交、委中等穴进行艾灸治疗。

耳穴压豆　可选取肝、肺、肾、内分泌、三焦、交感等穴。

推拿　选取三阴交、血海、太冲等穴位进行按摩。忌推拿按摩肿瘤部位，局部感染、破溃等亦为推拿禁忌。

刮痧　可选取肺俞、中府、曲池、足三里、天枢、中脘、胃俞、肝俞、胆俞、大肠俞等穴位；或据病情给予循经刮痧治疗。

拔罐　可选取肺俞、足三里、天枢、中脘、胃俞、肝俞、胆俞等穴位进行拔罐治疗。

药物调理　活血化瘀，行气止痛，方用血府逐瘀汤加减。

5. 气血两虚证

（1）饮食调养　宜选用味甘性平或温性的食物，如粳米、糯米、山药、红枣、龙眼肉、鸭血、猪血、南瓜、鸡肉、猪肉、黄鳝、鹌鹑等；忌食山楂、槟榔、大蒜、萝卜缨、芫荽、胡椒、薄荷等。

药膳：黑豆莲藕乳鸽汤

【材料】莲藕250g，黑豆50g，陈皮1块，红枣4颗，乳鸽1只。

【制作】将黑豆炒至豆衣裂开，洗干净；乳鸽去毛、去内脏洗干净；莲藕、陈皮和红枣洗干净，红枣去核；将上述材料放入滚水中，用中火煲3小时，以少许盐调味，即可饮用。

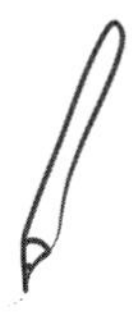

（2）中医传统治疗

针灸　选取大椎、足三里、中脘、神阙、气海、关元、内关、涌泉等穴位进行针刺或艾灸。

耳穴压豆　可选取脾、胃、心、肝、内分泌等穴。

推拿　摩耳、摩腹、捶肩背及摩涌泉以达到畅达气血、舒筋通络之功效。忌推拿按摩肿瘤部位；局部感染、破溃等亦为推拿禁忌。

穴位贴敷　选取中脘、三焦俞、肾俞、脾俞、气海、关元等穴。

药物调理　益气养血；方用八珍汤或十全大补汤加减。

四、瘥后防复

恶性肿瘤预后较差，故应加强预防措施。早发现，早治疗；要警惕癌症早期的症状和体征，如身体各部位有可触及的包块，长期低热，不明原因消瘦，无痛性血尿等。增强机体的抗病能力，如节制烟酒，注意饮食卫生，多食新鲜瓜果蔬菜，坚持体育锻炼增强体质。

单纯性肥胖症

一、概述

肥胖是一种营养障碍性疾病，表现为体内脂肪积聚过多和（或）脂肪组织与其他软组织的比例过高。无明显病因者为单纯性肥胖，有明确病因者为继发性肥胖。单纯性肥胖主要由遗传因素及营养过剩引起，其家族往往有肥胖病史。单纯性肥胖在中医学中无相应的病名，据其病因病机，与中医“痰证”“湿证”等有关。

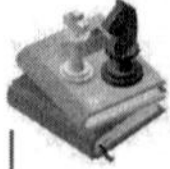

知识链接

《单纯性肥胖病的诊断及疗效评定标准》

1. 成人标准体重（kg）=［身高（cm）~100］×0.9；肥胖度=［（实测体重~标准体重）/标准体重］×100%；超重：实测体重超标准体重，但小于20%者；轻度肥胖：实测体重超标准体重20%~30%；中度肥胖：实测体重超标准体重30%~50%；重度肥胖：实测体重超标准体重50%。

2. 体重指数（BMI）=体重（kg）/身高（m）的平方。BMI：23~24.9为肥胖前期；25~29.9为Ⅰ度肥胖；30~39.9为Ⅱ度肥胖；大于40为Ⅲ度肥胖。

二、辨证要点

（一）脾胃气虚证

形体偏胖，以体倦乏力，常自汗出，动则尤甚，舌淡红，苔薄白或腻，脉濡细为辨证要点。

（二）脾肾阳虚证

形体偏胖，以平素畏冷，手足不温，舌淡胖嫩，脉沉迟为辨证要点。

（三）肝郁气滞证

形体偏胖，以神情抑郁，性格内向不稳定、敏感多虑，舌淡红，苔薄白，脉弦为辨证要点。

（四）痰湿内盛证

形体偏胖，以胸闷，痰多，容易困倦，舌体胖大，舌苔白腻，脉滑为辨证要点。

（五）脾胃积热证

形体偏胖，以平素面垢油光，易生痤疮，大便燥结或黏滞，小便短赤，男性多阴囊潮湿，女性多带下量多，舌质偏红苔黄腻为辨证要点。

三、康复治疗

（一）一般调护

运动锻炼：锻炼宜采用低强度、多次数的运动方式，循序渐进，持之以恒，运动至微汗为宜，注意保暖，忌汗出当风。锻炼方法当以增强正气为主，如太极拳、太极剑、八段锦、五禽戏、形意拳等。现代运动项目中有氧运动是较佳选择，常见的项目有：步行、慢跑、缓步登山、滑冰、游泳、骑自行车、健身舞等。气功方面，坚持做强壮功、站桩功、保健功、长寿功。在运动时应避开暑热及潮湿环境。

情志调摄：适当增加社会活动，为人乐观随和，学会与人交往，主动沟通，增进了解。培养广泛的兴趣爱好，学会顺情解郁，移情易性等情绪疏导方法。应多参加社交或群体活动，加强沟通，培养乐观的生活态度，保持稳定平和的心态，看喜剧、晒太阳、和朋友家人聚会、品美食、郊游、常言善、泡温泉。脾胃气虚者尤忌劳神过度与多愁善感。

起居调摄：在春夏之季，勿过度贪凉阴冷，不可在室外露宿，睡眠时勿直吹电扇，有空调房间室内外的温差不宜过大。在秋冬季，要注意保护阳气，趋温避寒，及时增添衣物。在湿热交杂的气候环境下，要减少户外活动，避免感受湿热，保持居室干燥。不宜熬夜，保持二便通畅，注意个人卫生，预防皮肤疾病。

（二）辨证施护

1. 脾胃气虚证

（1）饮食调养　宜食味甘性平或温性的食物，如牛肉、羊肉、狗肉、鸡肉、粳米、玉米、花生、番薯、山药、南瓜、胡萝卜等。慎食生冷苦寒、辛辣燥热、过于滋腻、难消化的等食物，如佛手、槟榔、大蒜、山楂、柚子、柑橘、橙子、生萝卜、胡椒等。

药膳：山药芡实粥

【材料】山药50g，芡实50g，陈皮3g，粳米100g。

【制作】将山药、芡实、陈皮与粳米同煮粥即成，每周食1~2次。

（2）中医传统疗法

针灸　取足三里、阴陵泉、三阴交、脾俞、中脘、气海、关元、丰隆、支沟、章门等穴，平补平泻，可配合艾灸。

耳穴压豆　主穴：脾、胃、大肠、内分泌、渴点、饥点、三焦、脾。

穴位埋线　穴位埋线疗法是在中医针灸理论指导下，利用羊肠线在体内的理化效应以增加穴位刺激量的一种疗法。取穴主穴：天枢、中脘、大横、滑肉门、带脉、足三里、脾俞、肾俞、气海，大腿部肥胖加风市、伏兔，手臂部肥胖加臂臑。

穴位贴敷　党参、白术、茯苓、黄芪、五味子研末制成药帖，贴于中脘、关元、气海等穴。

药物调理　补气健脾为主，方用四君子汤、补中益气汤加减。

2. 脾肾阳虚证

（1）饮食调养　宜食具有温热、补益肾阳、温暖脾阳作用的食物及含碘较多的食物，如牛肉、羊肉、狗肉、黑米、荔枝、桂圆、栗子、大蒜等，不宜多吃生冷、性质寒凉或苦寒、滋腻味厚难以消化的食物，如鸭肉、兔肉、甲鱼、黄瓜、苦瓜、冬瓜、梨、无花果、西瓜、酸奶、绿豆等。

药膳：胡桃山药芡实粥

【材料】山药100g，芡实50g，胡桃仁30g，粳米100g，大枣6枚。

【制作】将以上食材入锅，加水煮成粥即可。温热服食。

（2）中医传统疗法

针灸　选用肾俞、脾俞、关元、太溪、气海、命门、足三里、三阴交、阴陵泉、太白等穴。针刺时配合艾灸。

耳穴压豆　主穴：脾、胃、大肠、内分泌、渴点、饥点、脾、肾、心。

穴位埋线　主穴：天枢、中脘、命门、关元、足三里、脾俞、肾俞。配穴：大腿部肥胖加风市、伏兔；手臂部肥胖加臂臑。

穴位贴敷　中药（吴茱萸30g，桂枝15g，干姜15g，白芍12g，川芎9g，丹皮15g，杜仲10g，党参12g）研末制成药贴，贴于中脘、关元、天枢、三阴交。

药物调理　可选用金匮肾气丸、右归丸加减。

3. 肝郁气滞证

（1）饮食调养　宜食理气解郁、调理脾胃的食物，如鱼、海带、海藻、大麦、蘑菇、白萝卜、莴苣、丝瓜等。少食收敛酸涩之物，如乌梅、南瓜、泡菜、杨桃等。

药膳：肉片佛手

【材料】猪肉100g、佛手瓜250g。

【制作】锅底放油烧热，肉片放入锅中翻炒变色后，加入佛手瓜片翻炒片刻，放入少许盐、酱油翻炒均匀后出锅食用。

（2）中医传统疗法

针灸　取太冲、肝俞、血海、期门、三阴交、曲泉、膻中、膈俞、行间、气海等穴。针刺时配合艾灸。

耳穴压豆　脾、胃、大肠、内分泌、渴点、饥点、肝、肺、脾、肾等穴。

穴位埋线　取天枢、中脘、大横、滑肉门、带脉、足三里、脾俞、肝俞、肺俞、三焦俞，膻中等穴。大腿部肥胖加风市、伏兔；手臂部肥胖加臂臑。

中药熏蒸　利用中药（柴胡15g，白芍10g，香附20g，川芎15g，香橼20g，檀香10g，白芷10g）煮沸后产生的蒸汽来熏蒸肌肤。

药物调理　可选用逍遥丸、柴胡疏肝散、越鞠丸加减。

4. 痰湿内盛证

（1）饮食调养　宜食温补脾胃，化痰祛湿的食物，如牛肉、羊肉、山药、白萝卜、胡萝卜、包菜等；限制食盐的摄入，不宜多吃肥甘油腻、滋补酸涩食品，如柿子、山楂、柚子、燕窝、银耳、蜂蜜、各种高糖饮料，煎炸食品等。

药膳：山药冬瓜汤

【材料】山药50g，冬瓜150g。

【制作】将山药、冬瓜放至锅中文火煲30分钟，调味后即可饮用。

（2）中医传统疗法

针灸　取阴陵泉、丰隆、水分、三阴交、气海、脾俞、足三里、中脘、太白、水道、足临泣等穴。针刺时配合艾灸。

耳穴压豆　主穴：脾、胃、大肠、内分泌、渴点、饥点。配穴：小肠、三焦、肺、便秘点、臀、腹。

推拿　运腹法：顺时针掌摩腹部3分钟；后双手沿带脉的循行线行运法2分钟；再用掌揉全腹3分钟；最后用掌振腹法1分钟。通经法：先用掌推法沿任脉、足阳明胃经和足太阴脾经的腹部循行线顺经操作 2 分钟；后以拇指端点按天枢穴、气冲穴、大横穴、中脘穴、关元穴、足三里穴、丰隆穴、三阴交穴，每穴操作 30 秒；再以手掌横擦腹部法，透热为度；最后拍打腹部 2 分钟。

刮痧　刮痧部位以背部膀胱经为主。妇女经期禁止刮痧。

拔罐　对腹部、双侧手臂、大腿部、腰部行拔罐治疗。

穴位埋线　取穴主穴：天枢、中脘、大横、滑肉门、带脉、足三里、脾俞、肾俞；配穴加丰隆，大腿部肥胖加风市、伏兔，手臂部肥胖加臂臑。

穴位贴敷　中药（茯苓 30g 法半夏 12g 陈皮 9g 苍术 15g 香附 12g 胆南星 12g 枳壳 12g）研末制成药贴，贴于中脘、天枢、足三里、丰隆、阴陵泉。

药物调理　方选二陈汤、白术散、陈夏六君丸。

5. 胃热湿阻证

（1）饮食调养　宜食用清利湿热的食品，如冬瓜、丝瓜、苦瓜、黄瓜、柚子、红小豆、蚕豆、绿豆；不宜进食生冷黏腻的食物如羊肉、狗肉、辣椒、荔枝、龙眼、榴莲、菠萝等。

药膳：双瓜排骨汤

【材料】冬瓜 100g，黄瓜 100g，排骨适量。

【制作】将冬瓜、黄瓜洗净，切成片，备用。将锅内清水烧开后，放入瓜片，排骨，水沸后调入少量食盐即可停火。

（2）中医传统疗法

针灸　主穴选用内庭、曲池、上巨虚、足三里、支沟、天枢、合谷、中脘、下巨虚、胃俞。泻法为主。针刺时配合艾灸。

耳穴压豆　主穴：脾、胃、大肠、内分泌、渴点、饥点。配穴：三焦、小肠、肾、心、便秘点、臀、腹。

刮痧　取背部膀胱经，以肝俞，胆俞，脾俞，胃俞为主。妇女经期禁止刮痧。

拔罐　对腹部、双侧手臂、大腿部、腰部行拔罐治疗，隔日一次。

穴位埋线　取穴主穴：曲池、合谷、阴陵泉、外关、中渚，肝俞，胆俞，脾俞。大腿部肥胖加风市、伏兔，手臂部肥胖加臂臑。

穴位贴敷　中药（藿香、滑石、鸡骨草、车前草、淡竹叶各 10g。）研末制成药贴，贴于脾俞、阴陵泉、足三里。

药物调理　可酌情服用六一散、清胃散。

四、瘥后防复

饮食清淡为主，营养均衡，多吃水果蔬菜。食物要充分咀嚼，一天三餐，规律进食。每天规律运动，保证适量的运动量，不宜熬夜，保证充足的睡眠。

慢性疲劳综合征

一、概述

慢性疲劳综合征这一概念最早是由美国全国疾病控制中心于 1987 年正式命名的，目前应用较广的金标准是由美国 CDC 领衔的国际 CFS 研究小组 1994 年修订的。其诊断标准如下：

1. 通过临床评定的不能解释的持续或反复发作的慢性疲劳，这种疲劳是新发的或者有明确的发病时间，非先天性的，不是由于正在从事的劳动引起的，经过休息不能得到缓解，且患者的职业能力、受教育能力、社交能力及个人生活等各方面较病前有实质性下降。

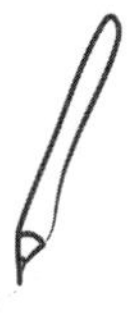

2. 以下症状中，至少4项同时出现，并不先于疲劳症状出现，所出现症状至少连续6个月持续存在或反复发作。

（1）短期记忆力及集中注意力严重减退并造成职业能力、受教育能力、社交能力及个人生活等各方面较病前有实质性下降。

（2）咽痛。

（3）颈部或腋下淋巴结触痛。

（4）肌肉疼痛。

（5）多关节疼痛，但不伴红肿。

（6）头痛其发作类型、方式及严重程度与以前不同。

（7）睡眠后不能恢复精力。

（8）活动后疲劳持续超过24小时。慢性疲劳综合征在中医学中无相应的病名，据其病因病机，与中医“虚劳”“虚损”等有关。

二、辨证要点

（一）肝郁脾虚证

神疲乏力，以情志抑郁，失眠多梦，善太息，善思多虑，胸闷不舒，女性可见月经不调，乳房胀痛，舌红，苔薄白或薄黄，脉弦或缓为辨证要点。

（二）心脾两虚证

神疲乏力，以心悸健忘，失眠多梦，食欲不振，腹胀便溏，气短，面色萎黄，舌淡，苔薄白，脉细弱为辨证要点。

（三）肝肾阴虚证

神疲乏力，以五心烦热，潮热盗汗，腰膝酸软，耳鸣健忘，夜尿频，口燥咽干，舌红少苔，脉细数为辨证要点。

（四）脾肾阳虚证

神疲乏力，以形寒肢冷，腰膝酸冷，下利清谷，小便频数，面浮肢肿，阳痿遗精，带下清稀，舌淡胖，苔白滑，脉沉细为辨证要点。

（五）脾虚湿盛证

神疲乏力，以四肢困重，酸痛不适，头重如裹，口淡口黏，胸脘痞闷，食欲不振，腹胀便溏，舌淡胖，苔白腻，脉濡滑为辨证要点。

（六）痰火内扰证

神疲乏力，以夜卧不安，胸闷恶心，心烦口苦，头昏目眩，舌质红，苔薄黄，脉弦滑为辨证要点。

三、康复治疗

（一）一般调护

1. 运动锻炼 适当活动，忌过度劳累，如内养气功、太极拳、太极剑、八段锦、五禽戏、形意拳等传统功法及缓步登山、慢跑、滑冰、游泳、骑自行车、瑜伽、散步、健身舞等中低强度运动。不宜进行剧烈运动，应避免大强度、大运动量的锻炼形式，避免在炎热的夏天或闷热的环境中运动，及时补充水分。秋冬季节运动应在阳气较盛的时候进行。

2. 情志调摄 适当参加社会活动、集体文娱活动；常看喜剧以及富有鼓励和激励意义的影视作品，勿看悲剧、苦剧；多听轻快、明朗、激越的音乐，以提高情志；多读积极的、鼓励的、富有乐趣的、展现美好生活前景的书籍，以培养开朗、豁达的性格；在名利上不计较得失，胸襟开阔，不患得患失，知足常乐。学会喜与忧、苦与乐、顺与逆的正确对待，保持稳定的心态。宜保持积极向上的心态，正确对待生活中的不利事件，及时调节自己的消极情绪。

3. 起居调摄 养成规律起居习惯，劳逸结合，保证有充足的睡眠时间。节制房事，尽量避免工作紧张、熬夜、剧烈运动、高温酷暑的工作生活环境等。居室应保持安静，禁止喧哗，光线宜暗，室内温度宜适中，避免强烈光线刺激。居住环境以温和的暖色调为宜，不宜在阴暗、潮湿、寒冷的环境下长期工作和生活。在湿冷的气候条件下，要减少户外活动，避免受寒淋雨，保持居室及工作环境的干燥。

（二）辨证施护

1. 肝郁脾虚证

（1）饮食调养 宜食行气、健脾养心的食物，如蘑菇、白萝卜、莴苣、橙子、柑橘等；少食寒凉酸涩之物，如李子，柿子，石榴等。

药膳：香附牛肉汤

【材料】香附 15g，牛肉 100g。

【制作】将牛肉切成小块与香附一起放入砂锅中，加水适量，文火熬 1 小时，加入盐、油等调料即可食用。每周食用 1 次。

（2）中医传统疗法

针灸 选用足三里、气海、期门、太冲、中都、心俞、肝俞，配合艾灸。

耳穴压豆 选用神门、肾上腺、内分泌、交感、额、皮质下、心、肝、脾等。

推拿 按揉足三里、中脘、太阳穴，每个穴位 2 分钟；将双手掌相对搓热，由前额处经鼻两侧向下至脸颊部，再向上至前额处，做上下方向的搓脸动作 30 次；用手掌轻轻按摩头部，自前向后做梳头动作 30 次。

足浴疗法 按照足底 - 足内侧 - 足外侧 - 足背的顺序按摩全足各反射区，再依次重复按摩额窦、大脑、脑垂体、头颈淋巴结、腹腔淋巴丛、足底部生殖腺、足跟内外侧的前列腺或子宫、生殖腺等反射区。

穴位贴敷 白芍、炙甘草、黄连、五味子研末制成药贴，贴于涌泉穴。

药物调理 方选逍遥丸加减。

2. 心脾两虚证

（1）饮食调养 宜食牛肉、羊肉、番薯、南瓜、胡萝卜等补气之品，慎食萝卜缨、芫荽等。

药膳：芪枣百合汤

【材料】黄芪 15 ~ 30g、大枣 10g、百合 30g。

【制作】上述材料一起下锅炖，30 ~ 40 分钟，之后连汤带料一起食用。

（2）中医传统疗法

针灸 选用足三里、气海、关元、三阴交，太溪、百会、脾俞、心俞、肾俞、肝俞等穴，配合艾灸。

推拿 指压神门、太冲、三阴交共 20 ~ 30 分钟，按揉关元、气海 2 分钟。

穴位贴敷 白术、山药、党参、五味子、黄芪研末制成药贴，贴于涌泉穴。

药物调理 方选人参养荣丸，归脾丸加减。

3. 肝肾阴虚证

（1）饮食调养 宜食清淡滋润，生津养阴的食物，如糯米、海参、枸杞、冬瓜、荸荠、生梨、苹果等。少食烤炸、辛辣或性温燥烈的食物，如狗肉、羊肉、雀肉、炒瓜子、辣椒。

药膳：芝麻粥

【材料】芝麻50g，大米100g，蜂蜜少许。

【制作】将大米与芝麻分别洗净，放入锅内，加清水，用小火熬成粥，调入蜂蜜拌匀即可。

（2）中医传统疗法

针灸　选用复溜、太溪、三阴交、足三里、关元、肾俞、肝俞、手三里、涌泉等穴，配合艾灸。

耳穴压豆　神门、肾上腺、内分泌、交感、额、皮质下、肝、肾、耳背心、安眠。

拔罐　沿督脉、膀胱经在背部的循行走罐，留罐取大椎，肺俞、心俞、肝俞、脾俞、肾俞、三阴交、足三里等穴。

足浴疗法　取足三里、太溪、三阴交、丘墟、涌泉、太冲、昆仑、行间等穴。

穴位贴敷　山药、山萸肉、丹皮、香附研末制成药贴，贴于涌泉。

药物调理　方选六味地黄丸，知柏地黄丸，杞菊地黄丸等。

4. 脾肾阳虚证

（1）饮食调养　宜食具有温热、补益肾阳、温暖脾阳作用的食物，如羊肉、狗肉、栗子、生姜、芫荽；不宜多吃生冷、性质寒凉或苦寒、滋腻味厚难以消化的食物，如螃蟹、绿茶、黄瓜、柚子、梨等。

药膳：生姜羊肉汤

【材料】羊肉500g，生姜50g。

【制作】将羊肉片去筋膜，切成小块，先入沸水中焯2分钟，除去血水，捞出沥水后放在锅内。再将羊肉加入姜片后起锅，加用水煮约50分钟，煮至羊肉熟烂即成，饮汤吃肉。

（2）中医传统疗法

针灸　选用大椎、命门、神阙、关元、百会、肾俞，针刺时配合艾灸。

耳穴压豆　选取神门、肾上腺、内分泌、交感、额、皮质下、脾、肾。

足浴疗法　按照足底－足内侧－足外侧－足背的顺序按摩全足各反射区，再依次重复按摩额窦、大脑、脑垂体、头颈淋巴结、腹腔淋巴丛、足底部生殖腺、足跟内外侧的前列腺或子宫、生殖腺等反射区。

穴位贴敷　菟丝子、肉苁蓉、茯苓、枣仁研末制成药帖，贴于涌泉。

药物调理　方选十全大补丸，金贵肾气丸加减。

5. 脾虚痰湿证

（1）饮食调养　限制食盐的摄入，不宜多吃肥甘油腻、滋补酸涩食品。宜食鸡肉、山药、白萝卜、胡萝卜、包菜、冬瓜、生姜、紫菜。应限制食盐的摄入，少食海鲜、柿子、山楂、柚子、各种高糖饮料，煎炸食品等。

药膳：茯苓香菇玉笋

【材料】玉笋250g、香菇100g、茯苓粉10g。

【制作】将香菇、玉笋切成丝，茯苓粉与水淀粉调和，当油锅约六七成熟时，放入玉笋、香菇、高汤、味精、水淀粉，翻炒撒盐出锅。

（2）中医传统疗法

针灸　选用足三里、脾俞、肾俞、肺俞、太溪、涌泉等穴，针刺时配合艾灸。

耳穴压豆　选用神门、肾上腺、内分泌、交感、额、皮质下、心、肾、脾、肺、三焦。

推拿　按揉足三里、中脘、太阳穴，每穴2分钟；以肚脐为中心，顺时针方向按摩腹部100次，每天两次。

刮痧　刮痧部位以背部为主，按照从上到下、从内到外的顺序。妇女经期禁止刮痧。

拔罐　取穴大椎、肺俞、脾俞、心俞、肝俞、肾俞等穴，走罐加留罐法。

药物调理　方选用六一散、清胃散。

6. 痰火内扰证

(1) 饮食调养　宜食滋阴清热之品，如兔肉、鸭肉、冬瓜、绿豆等；慎食羊肉、狗肉、燕窝、银耳、蜂蜜等。

药膳：海带花生瘦肉汤

【材料】海带 30g，花生 50g，猪瘦肉 50g，食盐少许。

【制作】一起入锅内，加水适量同煲，加食盐调味。每周 1~2 次。

(2) 中医传统疗法

针灸　选用足三里、三阴交，太溪、脾俞、心俞、肾俞、肝俞、肺俞等穴，针刺时配合艾灸。

刮痧　刮痧部位选足太阳膀胱经背部内侧循行线，华佗夹脊穴。妇女经期禁止刮痧。

拔罐　沿督脉、膀胱经在背部循行走罐，留罐大椎，肺俞、心俞、肝俞、脾俞、肾俞、三阴交、足三里等穴。

药物调理　方选黄连温胆汤加减。

四、瘥后防复

日常生活中做到劳逸结合，保证充足的睡眠，保持良好的心态，不要患得患失，做到合理饮食，积极锻炼身体，培养广泛的兴趣爱好，多参加集体活动或公益活动，多关心、帮助他人，学会调节情绪。

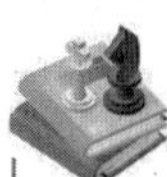

知识链接

西洋参、牛蒡根、枸杞、蒲公英、菊花、金银草代茶饮，每天喝 4~6 杯。西洋参茶对提升免疫力，恢复体力，缓解疲劳非常有效。枸杞是一种具有强韧生命力的植物，可消除疲劳，促进血液循环、防止动脉硬化、还可预防肝脏内脂肪的囤积。此外，枸杞内所含有的各种维生素、必需氨基酸及亚麻油酸全面性地的运作，更可以促进体内的新陈代谢，也能够防止老化。但是，由于枸杞温热作用相当强，患有高血压、性情太过急躁的人，或平日大量摄取肉类导致面泛红光者最好不要食用。相反，若是体质虚弱、常感冒、抵抗力差的人也可以经常食用。

睡眠障碍

一、概述

睡眠障碍是指睡眠量和质的异常或在睡眠时发生某些临床症状，如睡眠减少或睡眠过多，梦行症等，也是睡眠和觉醒正常节律性交替紊乱的表现。2005 年美国睡眠医学研究院提出的睡眠障碍国际分类（ICSD-2）将其分为 8 类，共计 90 多种疾病。包括：失眠症、与呼吸相关的睡眠障碍性疾病、非呼吸障碍性白天过度嗜睡、昼夜节律紊乱所致的睡眠障碍、异态睡眠、睡眠相关运动障碍性疾患、独立症状群、正常变异、尚未定义者、其他睡眠障碍性疾患，如生理性（器质性）睡眠障碍、非物质性或已知生理情况性睡眠障碍和环境睡眠障碍等。睡眠障碍在中医学中无相应的病名，据其病因病机，属中医“不寐”“多寐”“多梦”范畴。本

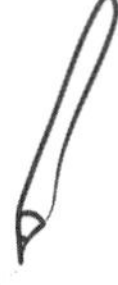

章节主要介绍不寐。

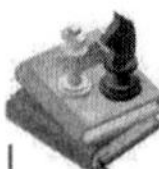

知识链接

脑干尾端与睡眠有非常重要的关系，被认为是睡眠中枢之所在。此部位各种刺激性病变引起过度睡眠，而破坏性病变引起睡眠减少。睡眠根据脑电图、眼动图变化分为二个时期，即非快眠动期（HREM）和快眠动期（REM）。非快眠动期时，肌张力降低，无明显的眼球运动，脑电图显示慢而同步，此期被唤醒则感嗜睡。快眠动期时，肌张力明显降低，出现快速水平眼球运动，脑电图显示与觉醒时类似的状态，此期唤醒，意识清楚，无倦怠感，此期易出现丰富多彩的梦。

二、辨证要点

（一）心脾两虚证

不易入睡，或睡中多梦，易醒，醒后难以入睡，以心悸、心慌、神疲乏力、面色萎黄、舌淡苔薄、脉弱为辨证要点。

（二）阴虚火旺证

心烦，失眠，入睡困难，以手足心发热、盗汗、口渴、咽干或口舌糜烂、舌质红或仅舌尖红、少苔、脉细弱为辨证要点。

（三）肝郁血虚证

难以入睡，多梦易惊，以胸胁胀满、善太息、平时性情急躁易怒、舌红、苔白或黄、脉弦数为辨证要点。

（四）心虚胆怯证

虚烦不得眠，入睡后易惊醒，以心神不安、胆怯恐惧、遇事易惊、心悸、舌淡、脉弦细为辨证要点。

（五）心肾不交证

心烦不寐，以头晕耳鸣、烦热盗汗、健忘、腰膝酸软、男子易滑精阳痿、女子月经不调、舌尖红、苔少、脉细数为辨证要点。

（六）痰热内扰证

失眠，以心烦、口苦、目眩、痰多、舌质偏红、舌苔黄腻、脉滑数为辨证要点。

三、康复治疗

（一）一般调护

1. 运动锻炼 适宜中低强度的运动，如气功、太极拳、太极剑、八段锦、六字诀、五禽戏等传统健身法及现代有氧运动，如步行、慢跑、缓步登山、滑冰、游泳、骑自行车等。勿精神兴奋，过于劳累。睡前1小时忌运动。

2. 情志调摄 培养广泛的兴趣爱好，劳逸结合，加强沟通，培养乐观的生活态度，保持稳定平和的心态。白天增加活动，看喜剧、晒太阳、和朋友家人聚会、品美食、郊游、泡温泉。聆听平淡而有节律的音乐有助睡眠。

3. 起居调摄 睡眠时保持安静的环境，光线微弱为宜。晚上睡前1小时避免过度兴奋，忌饮浓茶、咖啡等兴奋中枢神经的饮料。最好在11时前进入睡眠，睡前可以淋浴或热水泡脚。早上也不宜晚起，赖床会更让人疲劳。中午有条件可以午睡，但时间最好控制在1小时左右，且最好不要在下午3点后还进行午睡。

（二）辨证施护

1. 心脾两虚证

（1）饮食调养　宜选用营养丰富且易消化的食物，宜食小米、南瓜、青鱼、白木耳等；慎食荞麦、萝卜缨、芫荽、大头菜、芥菜等。

药膳：黄芪红枣山药蒸全鸡

【材料】黄芪30g，母鸡约800g，红枣10枚，山药20g，调料少许。

【制作】黄芪、红枣放入鸡腹内或蒸盆中，可适当加入黄酒，撒上姜、葱、盐等调料后，隔水蒸2小时。

（2）中医传统疗法

针灸　选百会、四神聪、安眠、神门、内关、三阴交、心俞、脾俞等穴，针刺时配合艾灸。

耳穴压豆　选神门、失眠、心、脾等穴。

穴位贴敷　中药（党参、白术、黄芪、陈皮、木香、龙眼肉、酸枣仁）研末制成药帖，贴于涌泉、脾俞、心俞。

药物调理　补气健脾为主，方用四君子汤、补中益气汤加减。

2. 阴虚火旺证

（1）饮食调养　宜食清润滋阴之品，如冬瓜、鸭肉、橙子、柚子等，少食烤炸、辛辣或性温燥烈的食物，如荔枝、龙眼肉、大蒜、大茴香、小茴香。

药膳：枸杞子蒸鸡

【材料】枸杞子20g，鸡1只，葱、生姜、清汤、盐适量。

【制作】鸡洗净，沸水煮，捞出冲洗干净，沥净水，将枸杞子及调料装入鸡腹内，上笼蒸2小时。

（2）中医传统疗法

针灸　选肝俞、太冲、大陵、神门、太溪等穴，配合艾灸。

耳穴压豆　选神门、失眠、心、脾等穴。

拔罐　背俞穴及督脉穴刺络拔罐，交替进行，10天为1个疗程。

穴位贴敷　黄连、黄芩、生地、白芍研末制成药帖，贴于涌泉、太冲、太溪。

药物调理　方选六味地黄丸加减。

3. 肝郁血虚证

（1）饮食调养　宜食行气补血食物，如鱼类、海带，阿胶等；少食滋腻收敛酸涩之物如石榴、乌梅等。

药膳：甘麦大枣粥

【材料】甘草15g，小麦50g，大枣10枚。

【制作】先将甘草浸泡煎水，去渣，然后再加入小麦及大枣，煮粥，空腹服用。

（2）中医传统疗法

针灸　选取百会、四神聪、安眠、神门、内关、三阴交、肝俞、太溪等穴，针刺时配合艾灸。

耳穴压豆　选穴神门、失眠、肝、胆等穴。

穴位贴敷　中药（酸枣仁、川芎、茯苓、甘草、知母、柴胡）研末制成药帖，贴于涌泉、太冲、太溪，肝俞。

药物调理　可选用逍遥丸、柴胡疏肝散、越鞠丸等。

4. 心虚胆怯证

(1) 饮食调养　宜食定志安神之品，如酸枣仁、番茄、芋艿、豆制品、鸡蛋，慎食辛辣，肥甘厚味。

药膳：夜交藤粥

【材料】夜交藤60g，粳米50g，大枣5枚。

【制作】夜交藤浸泡煎水，去渣，然后加入粳米、大枣、水煎服。

(2) 中医传统疗法

针灸　选百会、四神聪、安眠、神门、内关、三阴交、肝俞、胆俞等穴，针刺时配合艾灸。

推拿　按揉印堂1分钟，再由印堂以两拇指交替直推至神庭5～10遍，拇指由前庭沿头正中线（督脉）点按至百会穴，指振百会穴约1分钟。双手拇指分推前额、眉弓至太阳5～10遍。指振太阳穴约1分钟。

穴位贴敷　酸枣仁、夜交藤、牡蛎、五味子研末制成药帖，贴于肝俞、胆俞、太冲、太溪。

药物调理　方选安神定志丸加减。

5. 心肾不交证

(1) 饮食调养　宜食鸭肉、猪肉、猪皮、鸡蛋、牛奶、甲鱼、墨鱼、梨、桑葚、枸杞、银耳、百合、香蕉、柚子等；慎食羊肉、狗肉、荔枝、龙眼肉、韭菜、辣椒、花椒、肉桂、薄荷等。

药膳：淮山炖白鹅

【材料】水发淮山药20g、白鹅肉200g，姜片、葱段、盐、植物油各适量。

【制作】淮山药洗净，切成方块；炒香姜片、葱段，下入鹅肉炒变色，放入淮山药，加入清水1000毫升，用小火炖1小时，加盐调味即可。

(2) 中医传统疗法

针灸　选取百会、四神聪、安眠、神门、内关、太溪、心俞、肾俞等穴，针刺时配合艾灸。

耳穴压豆　选取神门、失眠、心、脾、肾等穴。

药物调理　方选天王补心丹、朱砂安神丸加减。

6. 痰热内扰证

(1) 饮食调养　宜食兔肉、鸭肉、冬瓜、白菜、芹菜、莲藕、西瓜、梨、山竹等清热之品。慎食热性食物，如羊肉、狗肉、花椒、燕窝、银耳、蜂蜜等。

药膳：鲜藕汤

【材料】鲜藕200g

【制作】藕切片，文火煨烂，加蜜适量。

(2) 中医传统疗法

针灸　选取百会、四神聪、安眠、神门、内关、丰隆、足三里，脾俞等穴，针刺时配合艾灸。

刮痧　刮痧部位以背部为主，沿足太阳膀胱经循行。妇女经期禁止刮痧。

拔罐　背俞穴及督脉穴刺络拔罐，交替进行，10天为1个疗程。

药物调理　方选六一散、清胃散加减。

四、瘥后防复

本病属于心神病变，应注意精神方面的调摄，喜怒有节，心情舒畅，睡前不宜饮用浓茶。

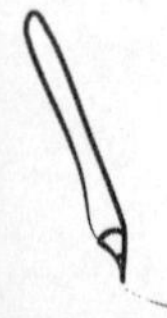

保持适量的体力劳动，加强体育锻炼，增强体质，持之以恒，促进身心健康。平日注意生活规律，按时作息，养成良好的睡眠习惯。

情绪障碍性疾病

一、概述

情绪障碍是以显著而持久的心境改变为基本特征。临床症状为：抑郁状态，即情绪低落、兴趣和活动性减低、自我评价降低的“三低”状态；或躁狂状态，即情感高涨、思维奔逸和活动性增高的“三高”状态；或者二者以混合形式出现。情绪时而高涨时而低落，称为双相障碍；仅有抑郁发作或躁狂发作则称抑郁症或躁狂症。情绪障碍包括精神性疾患、情感性疾患、畏惧性疾患、焦虑性疾患、注意力缺陷过动症或有其他持续性之情绪或行为问题者。情绪障碍性疾病在中医学中无相应的病名，据其病因病机，与中医“郁证”、“躁狂”等有关。本章节主要论述郁证。

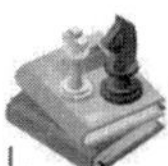

知识链接

生物、心理与社会环境诸多因素参与了抑郁症的发病过程，其发病机制尚不明确。生物学因素主要涉及遗传、神经生化、神经内分泌、神经再生等方面；与抑郁症关系密切的心理学易患因素是病前性格特征，如抑郁气质。成年期遭遇应激性的生活事件，是导致出现具有临床意义的抑郁发作的重要触发条件。目前强调遗传与环境或应激因素之间的交互作用以及这种交互作用的出现时点在抑郁症发生过程中具有重要的影响。

二、辨证要点

（一）肝气郁结证

精神抑郁，情绪不宁，以胸部满闷、胁肋胀痛、痛无定处、胸闷嗳气、不思饮食、大便不调、苔薄腻、脉弦为辨证要点。

（二）痰气郁结证

精神抑郁，以胸部闷塞、胁肋胀痛、咽中如有物梗阻、吞之不下、咳之不出、苔白腻、脉弦滑为辨证要点。

（三）心脾两虚证

多思善疑，以头晕神疲、心悸胆怯、失眠、健忘、纳差、面色不华、舌质淡、苔薄白、脉细为辨证要点。

（四）肝阴亏虚证

精神抑郁，以五心烦热、潮热盗汗、眩晕、耳鸣、舌干红、脉弦细或数为辨证要点。

三、康复治疗

（一）一般调护

1. 运动锻炼 积极参加户外运动，尤其是群体活动；放松心情，学会释放压力；可坚持适量的锻炼，如气功、太极拳、太极剑、八段锦、五禽戏等传统保健方法及现代有氧运动，如跑步、登山、球类、武术、游泳等。日常生活中应注意动静结合，不可贪图安逸。

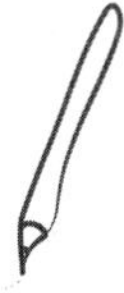

2. 情志调摄 适当增加社会活动，为人乐观随和，学会与人交往，主动沟通，增进了解。培养广泛的兴趣爱好，学会顺情解郁，移情易性等情绪疏导方法。应多参加社交或群体活动，加强沟通，培养乐观的生活态度，保持稳定平和的心态，看喜剧、晒太阳、和朋友家人聚会、品美食、郊游、常言善、泡温泉。脾胃气虚者尤忌劳神过度与多愁善感。

3. 起居调摄 居室保持安静，避免强烈的光线刺激；顺时养生，尤其注意春天的养生，早睡早起，保证充足的睡眠时间；多到户外走走；春季宜食养肝的食物，利于肝脏的调达和舒畅。

（二）辨证施护

1. 肝气郁结证

（1）饮食调养 以素食为主，少量多餐，可食山楂、柑橘等具有疏肝理气功效的食物，慎食滋腻肥厚之品。

药膳：玫瑰花茶

【材料】干玫瑰花瓣 6～10g。

【制作】干玫瑰花放茶盅内，冲入沸水，加盖焖片刻，适量代茶饮。

（2）中医传统疗法

针灸 取太冲、膻中、丰隆、鱼际、神门等穴，针刺时配合艾灸。

耳穴压豆 取心、脑、枕、缘中、肝、神门等穴。

穴位贴敷 中药（柴胡、香附、枳壳、陈皮、川芎、芍药）研末制成药帖，贴于肝俞、太冲、太溪。

药物调理 方选逍遥丸、柴胡疏肝散、越鞠丸等。

2. 痰气郁结证

（1）饮食调养 可食竹笋、萝卜、梨、荸荠等化痰顺气之品，慎食油腻厚味。

药膳：橘皮半夏粥

【材料】橘皮 6g，半夏 10g，白米 100g。

【制作】橘皮、半夏水煎 20 分钟，去渣留汁备用，白米洗净熬粥，将好时把备用药汁倒入粥中搅匀，再煮片刻即可。

（2）中医传统疗法

针灸 取百会、水沟、间使、三阴交、鸠尾等穴，针刺时配合艾灸。

耳穴压豆 取脾、胃、大肠、内分泌、脾、小肠、肾、心等穴。

中药熏蒸 中药（厚朴、紫苏、半夏、茯苓、香附、香附、苍术、郁金、丹参）煮沸熏蒸至微汗出。

药物调理 方选二陈汤、白术散、陈夏六君丸等。

3. 心脾两虚证

（1）饮食调养 宜食平补心脾之物，如桂圆、红枣、党参、山药等，慎食香菜、大头菜、芥菜等。

药膳：参归白水猪心

【材料】人参 60g，当归 60g，猪心 10 枚。

【制作】将人参、当归分别装入 10 枚猪心中，用清水煮 1 小时后取出，去药切片食用。

（2）中医传统疗法

针灸 选用足三里、气海、关元、三阴交，太溪、百会、脾俞、心俞、肝俞等穴，配合艾灸。

推拿 指压神门、太冲、三阴交共 20～30 分钟，按揉关元、气海 2 分钟。

穴位贴敷 白术、山药、党参、黄芪研末制成药帖，贴于心俞、肝俞、脾俞。

药物调理　方选四君子汤、补中益气汤加减。

4. 肝阴亏虚证

（1）饮食调养　宜食用滋阴理气之品，如甲鱼，鸡蛋，牛奶，桑椹等，慎食煎炸之品。

药膳：地黄猪肾粥

【材料】生地 20g，青蒿 15g，猪肾 10g，葱、姜、盐、醋适量。

【制作】猪肾去皮及腰臊，洗净切块备用。将生地煮沸 15 分钟后入青蒿、豆豉再煮 5 分钟，去渣留汁，放猪肾及适量葱姜，炖熬 2～3 小时，再加适量盐醋，熬稠即可食用。

（2）中医传统疗法

针灸　主穴选用肾俞、心俞、膈俞、内关、三阴交，针刺时配合艾灸。

穴位埋线　取天枢、中脘、大横、滑肉门、带脉、足三里、脾俞、肾俞、气海、肝俞等穴。

穴位贴敷　生地、丹皮、泽泻、栀子、香附、益母草研末制成药帖，贴于气海、太溪、肝俞、肾俞。

刮痧　沿督脉、脾经、肾经循行部位刮痧。女性经期禁止刮痧。

药物调理　方选杞菊地黄丸加减。

四、瘥后防复

适当参加体力劳动及体育活动，增强体质，保持良好的情绪，避免忧思郁虑，防止情志内伤，是预防郁证的重要措施。

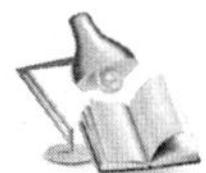

本节小结

1. 内科系统疾病主要涉及呼吸系统、心血管系统、内分泌系统、代谢性疾病和身心精神疾病、肿瘤等，其中慢性阻塞性肺疾病、冠心病、高血压、糖尿病、睡眠障碍、单纯性肥胖等，都是中医养生康复的适应证。中医康复方法对其有确切的效果。

2. 传统功法如气功、太极拳等传统功法和药膳等方法，对内科系统疾病的康复有非常明显的效果，且具有安全、毒副作用小的特点。

3. 适当的体力劳动和体育活动，矫正不良生活方式，对预防疾病产生和发展，预防瘥后复发有重要的作用。

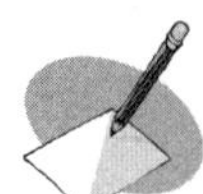

目标检测

选择题

A1 型题

1. 导致 COPD 发生的最危险因素是（　　）

　A. 感染　　B. 空气污染　　C. 吸烟

　D. 粉尘及化学物质　　E. 以上都不是

2. 糖尿病的中医分类有（　　）

　A. 肺热津伤　　B. 胃热炽盛　　C. 肾阴亏虚

　D. 阴阳两虚　　E. 以上均是

3. 单纯性肥胖脾胃气虚证不适于哪项康复治疗方法（　　）

　A. 针灸　　B. 耳穴压豆　　C. 穴位贴敷

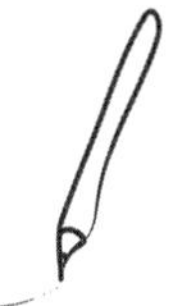

D. 刮痧　　E. 穴位埋线

4. 恶性肿瘤患者，临床表现为情志不畅，胁肋刺痛，痛有定处或可及包块，舌质紫暗，或有瘀点，脉弦涩，中医辨证为（　　）

A. 痰湿凝聚　　B. 瘀毒内阻　　C. 气郁化火

D. 气滞血瘀　　E. 气血两虚

5. 睡眠障碍痰热内扰证不适宜食用（　　）

A. 兔肉　　B. 冬瓜　　C. 梨　　D. 鸭肉　　E. 狗肉

A2 型题

1. 患者，男，56 岁，劳累后出现头痛不适，痛如针刺，固定不移，甚时恶心呕吐，不欲饮食，唇色紫暗，舌有瘀斑，脉弦涩。该患者证属（　　）

A. 肝阳上亢证　　B. 瘀血阻络证　　C. 阴虚火旺证

D. 痰浊阻窍证　　E. 以上皆不是

2. 患者，女，72 岁，胸痛反复发作 20 余年加重 1 月余，此次受凉后觉心痛如绞，寒冷时症状加重，甚则手足不温，短气心慌，苔薄白，脉紧。以下不适合的理疗方法为（　　）

A. 艾灸法　　B. 刮痧法　　C. 耳穴压豆

D. 足浴法　　E. 以上皆不适

3. 患者，女，43 岁，症见神疲乏力，情志抑郁，失眠多梦，善太息，胸闷不舒，月经不调，乳房胀痛，舌红，苔薄白，脉弦。该证属慢性疲劳综合征中的（　　）。

A. 肝郁脾虚证　　B. 肝肾阴虚证　　C. 脾肾阳虚证

D. 心脾两虚证　　E. 痰火内扰证

4. 患者，男，56 岁，精神抑郁，胸部闷塞，胁肋胀痛，咽中如有物梗阻，吞之不下，咳之不出，苔白腻，脉弦滑。以下哪种情志调摄方式不适合（　　）

A. 看喜剧　　B. 看滑稽剧　　C. 听轻音乐

D. 看悲剧　　E. 以上皆不适

5. 患者，男，53 岁，咳嗽，咳痰，痰黏稠难咳，喘息，烦躁，舌质红，苔黄或黄腻，脉数或滑数。可选择以下哪种药膳（　　）

A. 山药芡实粥　　B. 姜丝萝卜汤　　C. 苡仁鱼腥草粥

D. 荷叶冬瓜汤　　E. 橘皮竹茹粥

第三节　肌肉骨骼病损疾病康复

学习目标

知识要求

1. 掌握　骨折、软组织损伤、类风湿性关节炎、颈椎病、肩关节周围炎、腰椎间盘突出症、退行性骨关节炎、骨质疏松症的定义、辨证要点及中医康复治疗的方法。

2. 熟悉　骨折、软组织损伤、类风湿性关节炎、颈椎病、肩关节周围炎、腰椎间盘突出症、退行性骨关节炎、骨质疏松症的病因、病机。

3. 了解　骨折、软组织损伤、类风湿性关节炎、颈椎病、肩关节周围炎、腰椎间盘突出症、退行性骨关节炎、骨质疏松症的瘥后防复。

骨　折

一、概述

骨折是指骨或骨小梁的完整性和连续性发生断离。临床表现为骨折处疼痛、肿胀、畸形、功能障碍及因上述原因产生的心理障碍。最常见于暴力的直接作用，另外还有因肌肉拉力、慢性外力损伤的持续作用和骨组织破坏引起骨强度下降的间接作用等。故根据导致骨折的原因可分为外伤性骨折、疲劳性骨折和病理性骨折等。本节主要讨论的是外伤性骨折。

中医学认为骨折愈合的过程是一个“瘀去、新生、骨合”的过程。《正体类要》指出：“肢体损于外，则气血伤于内，营卫有所不贯，脏腑由之不和……”，阐述了骨折后的病理变化。骨折早期伤及气血，血离经脉，气随血脱至气血亏虚；或痰瘀内阻，血行不畅；或气机失常，闭滞不通；或内损脏腑，伤及神明。

二、辨证要点

本病根据骨折的病理组织学发展变化规律及临床表现，并结合中医基础理论，提出中医三期辨证。《素问·阴阳应象大论》曰：“气伤痛，形伤肿，故先痛而后肿者，气伤形也，先肿而后痛者，形伤气也”，骨折早期由于直接暴力或间接暴力而致经脉受损，气血不调，瘀结不散，血行之道不得宣通，则为肿为痛；骨折中期“瘀血不去则新血不生，新血不生则骨不得合”，虽损伤症状改善，肿胀瘀阻渐趋消退，疼痛逐渐减轻，但是瘀阻未尽；骨折后期虽瘀肿已消但筋骨未坚，功能尚未恢复。

三、康复治疗

骨折的康复治疗可分为两个阶段：第一阶段为血肿机化期和原始骨痂形成期，此期康复的目的是消除肿胀，缓解疼痛，防止肌肉萎缩，避免关节粘连；第二阶段为骨性愈合期和塑形期，此期康复目的是恢复肌肉力量和关节活动度，着重于功能恢复。

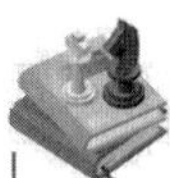

知识链接

骨折愈合分为四期：

1. 血肿机化期　骨折局部出现创伤性反应，形成血肿，血肿刺激骨折部位的毛细血管和成纤维细胞再生并伸入血肿，大量间质细胞增生分化，血肿逐渐演变成肉芽组织，这一过程约在2～3周内完成。

2. 原始骨痂形成期　包括骨外膜的膜内骨化及骨内膜的膜内骨化，骨折两端骨化部分逐渐接近并会合，同时填充于骨折断端间和剥离的骨膜下，由血肿机化而形成的纤维组织大部分转变为软骨，经增生变形而成骨，即软骨内骨化，这一过程约在伤后6～10周内完成。

3. 骨性愈合期　骨痂内的新生骨小梁逐渐增加，排列渐趋规则，骨折间隙的桥梁骨痂完全骨化，这一过程约在骨折8～12周内完成。

4. 塑形期　在不断的功能锻炼和日常生活中，骨结构按照力学原理重新改造，承力部分由成骨细胞不断加强，而不受力部分由破骨细胞将其清除，最终达到正常骨骼结构，这一过程约需2～4年才能完成。

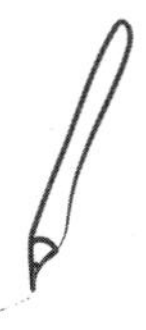

（一）一般调养

运动锻炼：合理的功能锻炼，可促进患肢血液循环、消除肿胀；预防肌肉萎缩，保持肌肉力量；防止骨质疏松、关节僵硬和促进骨折愈合，是恢复患肢功能的重要保证。

（1）第一阶段

①骨折早期（伤后1～2周）：此时骨折处仍有疼痛、肿胀，练功的目的是促进血脉通畅，使肿胀消退，防止肌肉萎缩和关节粘连僵硬。主要方式一般以骨折远端关节的小范围活动为主。上肢整复固定后即鼓励患者以一定范围的骨折远端关节屈伸活动为主，如桡骨、尺骨骨折后的关节屈伸活动，可做小云手、大云手、反转手等；下肢整复固定后即鼓励患者做足趾的主动活动，踝关节的背伸跖屈动作，股四头肌的收缩运动，如胫、腓骨干骨折后的练习以直腿抬高为主。

②骨折中期（伤后3～10周）：上肢伤者可用力握拳，可从练习手指及腕肘关节的主动屈伸活动，逐步过渡到肩关节带动腕肘关节的大范围屈伸活动和大小云手活动。下肢伤者可练习患肢轻蹬床尾的动作，鼓励下床扶拐缓缓步行，做患肢不负重锻炼。

（2）第二阶段　此时骨折已逐渐愈合，可逐步加大关节活动度。上肢大幅度的云手动作及荡臂动作，练习简化太极拳；下肢练习患肢较重蹬床尾动作，由下床扶拐活动逐渐改成单拐至弃拐步行，增加摆腿、下蹲等动作。以上锻炼应循序渐进，持之以恒，不可急躁，不能使用暴力。

①情志调摄：骨折患者常有不同程度的思想负担，担心伤肢残疾会影响今后的生活和工作，同时由于骨折处疼痛和功能障碍，产生抑郁、焦虑情绪。思伤脾、忧伤肺、怒伤肝、恐伤肾。针对患者存在的情绪问题，帮助他们消除顾虑，使患者认识到忧思悲观、喜怒不节、情志内伤之弊。向患者耐心讲解骨折后伤肢功能锻炼的重要性和不进行功能锻炼的危害，并请心理素质好、心态稳定的患者做配合，在病室内做功能锻炼的标准示范动作，讲解自身功能锻炼的体会，激发起患者战胜功能锻炼所致疼痛的信心，同时对积极主动配合功能锻炼的患者要给予及时表扬和鼓励。

②起居调摄：宜在安静凉爽的环境中疗养，合理安排休息和睡眠。选择最适当的体位，防止便秘和腹泻。对卧床、生活不能自理病人要加强护理，在病情允许的情况下每2小时翻身或变换肢体体位，以减少局部受压；强制体位的病人使用棉垫、气圈、气垫床等，对患侧肢体要做被动活动和按摩，保持床单的平整，皮肤清洁干燥。护理时应注意防寒防潮，保暖患肢，加强胃肠和泌尿系统的护理。

（二）辨证施护

中医三期辨证治疗：早期以破为主，中期以活为主，后期以补为主。

1. 第一阶段

（1）饮食调养　骨折早期饮食根据“三因制宜”原则予以调护，饮食宜营养清淡，品种多样化，尽量合乎病人口胃，少食多餐，保证营养的供给。多食水果蔬菜，不可过早进食肥腻滋补之品，少食辛辣燥热及生冷食物，以免过分伤阴或损伤脾胃之阳气。

药膳方：骨髓蟹肉粥

【材料】骨碎补、蟹肉、藕、合欢花、米仁、姜、葱、黄酒、粳米。

【制作】把骨碎补研细，蟹洗净、去鳃，藕去皮切成条块与米仁、粳米、合欢花同入砂锅中，加水如常法煮粥，至米花粥稠后再加姜葱黄酒，待表面有油为度。

骨折中期饮食宜滋补肝肾、补养气血，由清淡转为适当的高营养补充，多食钙质丰富的食物，如牛乳、豆腐、虾皮、黑芝麻等；戒烟酒，忌暴饮暴食，以免损伤脾胃功能，使营卫不和，影响骨折愈合。

药膳方：猪骨接骨汤

【材料】猪骨、接骨木、黑大豆、猪腰、党参、姜葱、黄酒。

【制作】把接骨木、党参加水煎煮，去渣留汁，与猪骨、黑大豆、猪腰同入砂锅中，用文火煮烂后加入姜葱黄酒等调料即可。每日早晚各温热顿服一小碗。

（2）中医传统疗法

针灸　骨折部位以局部取穴为主（如上肢骨折多取合谷、鱼际、内关、外关等；下肢骨折多取内庭、太冲、三阴交、太溪、足三里、阳陵泉等；胸、腰椎骨折多取殷门、承山、委中等），并结合循经取穴。针法以泻法为主，强刺激，要求得气较显著。

耳穴压豆　可选取与骨折部位相对应的耳穴、交感、皮质下、神门等穴。

推拿按摩　此阶段以疼痛、肿胀为主，一般禁用推拿，以防骨折处的再移位和局部损伤。但如果骨折远端肢体有肿胀、疼痛时可选用，目的是为了消除肿胀，活血化瘀止痛。操作时，以按、揉为主，手法宜轻柔，注意顺血管淋巴回流的方向进行。

中药熏洗　中药（白芷、白术、干姜、肉桂、丁香、冰片、川芎等）熏洗病损部位，注意预防感染。

药物调理　骨折早期活血化瘀，行气止痛，方选桃红四物汤加减，药用桃仁、红花、川芎、生地、灵脂、当归、赤芍等。

骨折中期接骨续筋，舒筋活络，方选续骨活血汤加减，药用当归、红花、乳香、没药、土鳖虫、骨碎补、自然铜、续断、木瓜、赤芍、生地黄、牛膝、桑寄生等。

2. 第二阶段

（1）饮食调养　骨折后期以滋补肝肾、调养气血为主，可食用胡萝卜、骨头汤以及动物肝肾等食物。

药膳方：母鸡三七汤

【材料】母鸡、三七、黄芪、山药、枸杞子、姜、葱、黄酒。

【制作】将鸡活杀，去内脏洗净后，把三七、黄芪、山药、枸杞子放入鸡肚内，文火煮熟至肉烂，加入姜葱黄酒即可食用。

（2）中医传统疗法

针灸　骨折部位以局部取穴为主并结合循经取穴，同时适当配伍扶正补虚的穴位。肝肾不足者加用肾俞、命门、关元、三阴交、太溪、太冲等；气血亏虚者加脾俞、足三里、气海、心俞、神门等。针法以补法为主，可配合灸法。

耳穴压豆　可选取与骨折部位相对应的耳穴，肝、肾、脾、大肠等穴。

推拿按摩　此阶段伴有肌肉萎缩及关节功能障碍者，推拿具有良好的治疗作用。手法可采用按、揉、推为主，结合分筋。开始手法要慢，运动幅度由小到大，以肢体发热为度。当骨折达到临床愈合标准后，可采用摇摆、屈伸、牵拉、抖法等手法帮助患者活动关节，防止关节挛缩、肌腱粘连，施行手法时必须刚柔结合，切忌暴力，防止骨折端再移位。

穴位贴敷　将大黄、丁香研细末，用蜂蜜调成糊状贴于神阙、中脘、关元、足三里等穴。

药物调理　补益肝肾，强筋壮骨，方选壮筋续骨汤加减，药用当归、川芎、白芍、熟地、杜仲、川续、五加皮、骨碎补、桂枝、黄芪、补骨脂、菟丝子、党参、木瓜、刘寄奴、土鳖虫等。

四、瘥后防复

（一）起居饮食

对年老体弱、长期卧床患者，要注意预防坠积性肺炎、褥疮和泌尿系统感染等并发症，早期饮食配合原则上以清淡为主，尤其不可过早食用肥腻滋补之品，否则瘀血积滞，难以消散，必致病程拖延；后期安排好患者日常生活及作息时间，饮食由清淡转为适当的高营养，以满足骨痂生长的需要。

（二）功能锻炼

功能锻炼以恢复肢体的生理机能为主；既要积极活动，又要循序渐进；严格控制不利于骨折端稳定的活动。

（三）戒烟

香烟中的尼古丁能显著降低人体组织的氧含量，削弱机体制造胶原的能力，而胶原是一种对于新骨形成所必须的物质，因此在骨折恢复过程中应当戒烟。

软组织损伤

一、概述

软组织损伤是指由各种急性外伤或慢性劳损以及疾病病理等原因造成人体的皮肤、皮下组织、肌肉、肌腱、韧带、筋膜、肌鞘等软组织和周围神经、血管的损伤，可以是单纯的损伤，或伴有骨折、脱位等，临床多表现为疼痛、肿胀、畸形、功能障碍。软组织损伤根据其病程发展分为初期（急性炎症期）、中期（弹性纤维和胶原形成）和恢复期（胶原纤维重建期）；根据时间分为急性和慢性软组织损伤；根据受伤部位皮肤或黏膜的完整情况又分为闭合性和开放性软组织损伤。开放性软组织损伤不在本节讨论之列。

软组织损伤属于中医“伤筋”范畴，筋具有连属关节、联络形体的作用，主司关节运动的功能。中医学认为气滞血瘀、脉络不通是软组织损伤的主要病机。跌仆挫伤导致筋脉、肌肉受损，气滞血瘀；或风寒湿之邪闭阻经络；或瘀血内阻日久，而致气血津液运行失常，津液停聚生痰，造成痰瘀互结，经脉阻滞；或素体肝肾不足，筋脉失养，而出现疼痛反复发作，肌肉僵硬，功能障碍，发为此病。

二、辨证要点

（一）辨虚实

有明显扭挫伤史，病程短，扭伤局部或红肿热痛，或拒按，或关节活动受限，舌质红，苔黄，脉弦紧，多为实证；有劳累病史，或急性损伤失治或误治，病程长，呈酸痛、紧痛，关节功能活动无明显受限，局部喜温、喜按，舌苔白，脉沉细，多为虚证；病程在1~2星期之内，局部胀痛、压痛明显，无明显关节活动受限，舌淡红，脉弦，多为虚实夹杂之证。

（二）辨证型

软组织损伤临床证型有气血瘀滞型、寒湿阻络型、痰瘀阻络型、肝肾不足型等，其中又以气血瘀滞型最为常见。

三、康复治疗

（一）一般调养

运动锻炼：锻炼时选择合适的运动，应避免爬山、爬楼梯等对关节及周围软组织造成损害的运动。可选择游泳、慢跑、散步、骑车等运动方式，传统功法锻炼中以意领气、刚柔相济的运动在损伤急性期过后也非常适合。如颈项部损伤者，可练习易筋经中的九鬼拔马刀势、打躬势、掉尾势，动作要缓慢，幅度要逐渐增大；肩部损伤时，可练习太极拳中的云手、左右搂膝拗步，易筋经中的九鬼拔马刀式；慢性劳损腰痛可进行仰卧起坐、仰卧屈膝、仰卧屈髋屈膝、双手摸趾、蹲位弯腰伸腿、蹲位起立等动作训练；膝部损伤可进行伸屈膝、伸屈髋以及外展、内收练习，也可练习蹬车动作等；腕指关节损伤，可选用弹琴、书画等娱乐。

情志调摄：治疗的目的是使患者能充分发挥主观能动性，加强对治疗的信心。软组织损伤引起的疼痛、功能障碍等会给患者带来负面情绪，应主动了解和掌握患者心理变化，采用释疑、鼓励的方法，耐心解答患者提出的问题，消除顾虑，并鼓励其参加功能锻炼。

起居调摄：软组织损伤的康复阶段，要注意损伤局部的保护，避免寒湿之邪侵袭。注意休息，适当活动，改变姿势，变换体位，避免时间过于长久。例如：腰部软组织损伤者，仰卧位时要尽量使腰部肌肉放松；颈项部损伤患者不宜长时间伏案看书或工作；踝部损伤患者适量减少承重活动避免加重损伤；应加强对患者的健康教育，告知其自理技巧，使病人积极配合治疗，促进早日康复。

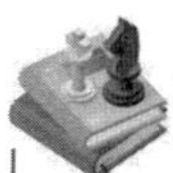

知识链接

对于不需要进行手术治疗的软组织损伤，急性期可按照 PRICE 的处理运动损伤的处理原则进行干预，即保护（protection）、休息（rest）、冰敷（ice）、压迫（compression）、抬高（elevation），以减少肿胀与炎症，促进损伤组织恢复。

P = Protection：伤害发生时，第一个处理原则就是立即停止活动、保护受伤的部位，将受伤部位固定，避免二次受伤或负重。

R = Rest：在受伤后进行充分的休息。休息不仅指受伤后立即停止活动，同时也指在恢复期内拒绝从事剧烈的活动，避免再次刺激而使伤势恶化，同时也能促进复原。

I = Ice：冰敷可在短时间内起到止痛作用，并使血管收缩，减缓血液循环速率，并减少组织液渗出，进而达到控制受伤部位的肿胀、痉挛的症状，加快恢复。

C = Compression：压迫通常在受伤后进行，持续 24 至 48 小时。以弹性绷带包扎于受伤部位，减少内部出血和组织液渗出，也具有控制受伤部位肿胀的功效。

E = Elevation：将受伤部位抬高（高于心脏），帮助积聚于受伤部位的组织液回流，继而减轻肿胀和疼痛。应在受伤后的第一个 48 小时内将受伤部位抬高，可与冰敷、压迫同时实施。

（二）辨证施护

1. 气血瘀滞型

（1）饮食调养　不宜吸烟和饮酒，少食油腻、辛辣刺激性食品，此类物质会加重血瘀。

药膳方：韭菜炒鹌鹑蛋

【材料】韭菜 200g、鹌鹑蛋 10 枚。

【制作】韭菜挑拣洗净切成寸段，鹌鹑蛋在碗中搅拌均匀，下油锅炒熟，放入韭菜翻炒几下，加盐、鸡精调味即可。

冬瓜桃仁汤

【材料】桃仁 10g、冬瓜 20g、粳米 100g。

【制作】桃仁捣烂如泥与冬瓜、粳米加入水 200ml，一同大火煮开 5 分钟，改文火煮 30 分钟即可。

（2）中医传统疗法

针灸　损伤部位以局部取穴为主（如颈项部损伤取天柱、大椎、外关、曲池、后溪；肩部损伤取肩三针、外关；肘部损伤取小海、曲池、合谷；腕部损伤取阳池、阳溪、外关、合谷；腰部损伤取委中、腰阳关、肾俞；髋部取环跳、秩边、承扶、风市、阿是穴；膝部损伤取犊鼻、梁丘、阴陵泉；踝部损伤取太溪、昆仑），并结合循经取穴。针刺泻法。

耳穴压豆　按损伤的部位不同，分别取相应的耳穴，同时可配合神门、交感、皮之下、上屏尖等穴。

推拿按摩　点按损伤部位周围腧穴并施以推法，注意避开病灶，防止加重软组织内的渗出和瘀血。

拔罐　使用皮肤针在损伤部位局部进行叩刺，再加拔火罐。

刮痧　远离患处的循经刮拭及远道取配穴点刮，采用泻法，用力重，速度快。

中药熏洗　中药（海桐皮、透骨草、乳香、没药、当归、红花、苏木、防己、鸡血藤等）浸泡水煎熏洗病损部位。

药物调理　活血化瘀止痛，方选复元活血汤加减，药用制大黄、柴胡、天花粉、当归、红花、甘草、穿山甲、桃仁等。

2. 寒湿阻络型

（1）饮食调养　宜多食平性、温性食物，如山药、莲子、高丽菜、地瓜等，适量食用辣味食物，少食寒凉性食物，避食生食、冰品及冷饮。

药膳方：紫苏叶煲黄骨鱼

【材料】紫苏叶50g、黄骨鱼400g、生姜3片。

【制作】鲜紫苏叶洗净，黄骨鱼宰洗净，起油镬，爆香姜，煎鱼至微黄，加入清水，武火滚沸后改中火滚约10分钟，撒入紫苏叶片刻后下盐即可。

（2）中医传统疗法

针灸　损伤部位以局部取穴为主，并结合循经取穴，针刺时配合灸法。

拔罐　损伤部位及邻近穴位上加拔火罐。

刮痧　循经刮试及取配穴点刮，采用泻法，用力重，速度快。

皮肤针　皮肤针以压痛最明显的部位为中心向四周放射状的叩刺，以渗出血珠为度，出血停止后用消毒干棉球擦净即可。

穴位注射　可选取阿是穴注射复方丹参注射液等药物。

药物调理　祛风散寒化湿，方选蠲痹汤加减，药用羌活、姜黄、当归、黄芪、赤芍、防风、甘草等。

3. 痰瘀阻络型

（1）饮食调养　肥甘厚味如禽、畜、肉类易生痰浊，不宜多食。可针对性补充含维生素丰富的蔬菜水果（深绿色蔬菜、西红柿、芹菜、茄子、木瓜、菠萝、橙子、猕猴桃等）以调理气机。

药膳方：蚂蚁药蛋

【材料】蚂蚁50g，人参、白术各1g，当归4g，黄芪、鸡血藤、丹参各7.5g，淫羊藿、巴戟天、薏苡仁、威灵仙各5g，蜈蚣2条，制川乌、牛膝各2.5g。

【制作】将上药共研细末，炼蜜为丸。服用时将核桃1个去皮夹，大枣1枚去核，药1丸切细，盛入碗中，加鸡蛋1个搅匀，蒸熟服食，用小米粥空腹送服。

（2）中医传统疗法

针灸　损伤部位局部取穴、循经取穴，配合丰隆、血海、三阴交等穴。

耳穴压豆　可选取相应损伤部位对应的耳穴、脾、胃、肾上腺等穴。

推拿按摩　点按损伤部位周围腧穴，在触及条索状硬结的地方可加用横向弹拨法。

拔罐　皮肤叩刺损伤组织压痛最敏感点，再在点刺部位加拔火罐。

火针　直刺软组织损伤形成的硬结、条索状物处，随即迅速出针，出针出血不作处理，任其自凝，清理消毒后即可。

药物调理　活血舒筋，方选跌打丸加减，药用三七、当归、赤芍、白芍、桃仁、红花、血竭、刘寄奴、骨碎补、续断、苏木、牡丹皮、乳香、没药、姜黄、三棱、防风、甜瓜子、枳壳、桔梗、甘草、关木通、自然铜、土鳖虫等。

4. 肝肾不足型

（1）饮食调养　可补充蛋白质（蛋、乳、豆类）和含不饱和脂肪酸的食物（核桃、板栗、花生、葵花籽、坚果类）。

药膳方：枸杞炖兔肉

【材料】枸杞子15g、兔肉250g。

【制作】将枸杞子和兔肉入适量水中，文火炖熟，用盐调味即可食用。

鳖甲炖白鸽

【材料】鳖甲50g、白鸽1只。

【制作】将白鸽用水憋死，除去毛及内脏，鳖甲洗净锤成碎块，放入白鸽腹内。将白鸽放入碗内，加姜、葱、盐、黄酒、清水，再将碗放入锅内隔水炖至鸽烂熟。

（2）中医传统疗法

针灸　以局部取穴为主，并结合循经取穴，适当配以扶正补虚的穴位，如肾俞、命门、关元、三阴交、太溪。

耳穴压豆　可选取与损伤部位相应的耳穴、肝、肾等穴。

推拿按摩　对关节活动障碍者，可配合屈伸旋转手法，开始时手法应循序渐进，活动范围逐渐增大，切忌暴力；再施以拔伸手法；最后使用擦法、搓法作用于损伤部位及周围，以透热为度。

刮痧　直接刮试患处，以补法及和法为主，总的力度遵照循序渐进的原则。

药物调理　补益肝肾，方选金匮肾气丸加减，药用熟地、山药、山萸肉、泽泻、茯苓、牡丹皮、桂枝、附子等。

四、瘥后防复

（一）保持正确体位，纠正不良姿势

如颈部软组织损伤患者，不宜长时间伏案看书或工作；腰部软组织损伤患者，在工作和劳动中要减少弯腰动作，避免过久弯腰和突然弯腰，并注意腰部保暖。

（二）注意劳逸结合，避免过度劳累

在日常生活中，要劳逸结合，不要长时间保持某个姿势或重复某种动作，不要提拉抬举过重的物品，上下楼梯时要集中注意力。

类风湿性关节炎

一、概述

类风湿性关节炎是一种以周围关节骨质损害为特征的全身性自身免疫性疾病。常以缓慢而隐匿的方式起病，在出现关节症状前有数周的低热、乏力、全身不适、体重下降等表现，以后出现受累关节晨僵、肿胀、疼痛、畸形、功能下降等症状。其特征为对称性、多个周围关节慢性炎症病变，病变过程呈持续、反复发作，此外还有类风湿结节、类风湿血管炎、肺间质病变及结节样改变、心包炎、胃肠道症状、神经系统病变等其他关节外表现。本病的发病年龄多见于40～60岁，患病率随年龄增长而增高，女性多于男性，男女之比为1∶4。本病是造成我国人群丧失劳动力和致残的主要病因之一。

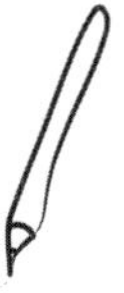

类风湿性关节炎属中医学“痹病”“鹤膝风”“历节病”的范畴。其病因主要可归纳为正气虚弱、诸邪侵袭、痰浊瘀血三个方面。脏腑精气亏损，营卫气血不固，外邪乘虚而入，流注关节，凝津成痰，阻络为瘀，发为本病。《医学绳墨·痹》亦曰：“大率痹由气血虚弱，荣卫不能和通，致令三气乘于腠理之间”。本病以脾、肾亏虚，脏腑气血不荣为本，以外邪及痰浊瘀血痹阻不通为标。病位一般起初在肢体皮肉经络，久病则深入筋骨，甚则客舍脏腑。病情起初往往以邪实为主，但本虚标实亦属常见。久病则正虚邪恋，虚实夹杂，寒热错杂，使其缠绵难愈，变证从生。

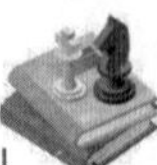

知识链接

有关类风湿性关节炎功能障碍评定的量表较多，其中应用较多的是类风湿性关节炎功能指数。

Ⅰ级　日常活动不受任何限制，能完成日常一般生活（生活自理＊、职业活动＊＊、业余活动＊＊＊）

Ⅱ级　能完成一般生活自理活动和职业活动，但业余活动受限制

Ⅲ级　能完成一般生活自理活动，但职业活动和业余活动受限制

Ⅳ级　一般生活自理活动、职业活动和业余活动均受限制

注：＊生活自理项目包括穿衣、进食、洗澡、梳妆、修饰和如厕等；

＊＊职业活动包括工作、学习、家务活动；

＊＊＊业余活动包括娱乐（消遣性）和（或）休闲活动，职业活动和业余活动与患者的愿望、年龄、性别有一定关系。

二、辨证要点

（一）辨虚实

本病属本虚标实、虚实夹杂之证。病情起初往往以邪实为主；反复发作或渐进发展，多为正虚邪实；久病则正虚邪恋，虚实夹杂。

（二）辨病邪

关节疼痛剧烈，遇寒痛剧，得温痛减，舌淡苔白，脉弦紧，多以寒邪为主；肌肤关节麻木、重着，痛有定处，苔白腻，脉濡者，多以湿邪为主；关节肿胀刺痛，屈伸不利、畸形，舌质紫暗，有瘀斑或瘀点，多以瘀为主。

（三）辨证型

1. 湿热痹阻型　关节肿痛发热，屈伸不利，晨僵，畸形，伴口渴、汗出、小便黄、大便干；舌质红，苔黄厚腻，脉滑数或弦滑。

2. 寒湿痹阻型　关节冷痛而肿，遇寒痛增，得热痛减，屈伸不利，晨僵，畸形，伴口淡不渴，恶风寒，阴雨天加重，肢体沉重；舌质淡，苔白，脉弦紧。

3. 痰瘀互结型　关节肿大变形，屈伸受限，疼痛固定，痛如锥刺，昼轻夜重，伴皮下硬结，关节局部肤色晦暗；舌质紫暗，有瘀斑瘀点，脉沉细涩。

4. 肝肾两虚型　关节肿胀变形僵直，屈伸不利，伴腰膝酸软、头晕目眩；舌质淡，苔薄白，脉沉细。

三、康复治疗

（一）一般调养

1. 运动锻炼 根据患者体力及关节活动的具体情况，选择合适的运动方式，如有氧运动（步行、跑步、游泳、骑自行车、滑冰、划船、跳绳等）、伸展运动（健身操、广播操、太极拳、五禽戏、易筋经等）、力量性练习（举重、哑铃、拔河等），还可结合兴趣爱好选择关节活动多的娱乐方式，如：打牌、织毛衣、舞蹈等。

2. 情志调摄 类风湿性关节炎病程迁延、病情反复，部分患者遗留关节畸形。患者因长期治疗效果不佳而出现悲观、失望、焦虑、抑郁、甚至绝望等不良情绪，有时甚至会有轻生的念头，康复医生可采用情志引导法做好解释、安慰、说服、开导工作，疏导患者不良情绪，尽快帮助患者排除不利于康复的心理因素，让其从忧虑、抑郁的状态中解脱出来。

3. 起居调摄 日常生活防止受寒受潮，关节处注意保暖，居住的房屋应通风、向阳、保持空气新鲜，被褥干燥轻暖，床铺平整。

（二）辨证施护

1. 湿热痹阻型

（1）饮食调养 施食以清热除湿、宣痹通络为原则，多选用寒凉饮食，少食温热性食物。

药膳方：知母炖鹌鹑

【材料】熟地黄20g，知母20g，鹌鹑1只。

【制作】鹌鹑切块，与药材一起放入锅内，加适量水及调味品，隔水文火炖3小时即成。

（2）中医传统疗法

针灸 以局部取穴为主，肩部取肩髃、肩髎、肩贞、阿是穴等；肘部取曲池、天井、尺泽等；腕部取阳池、外关、阳溪、腕骨等；指关节取八邪穴；背脊部取相应节段夹脊穴；髋部取环跳、居髎等；股部取秩边、承扶等；膝部取犊鼻、鹤顶、梁丘、阳陵泉、膝阳关等；踝部取解溪、申脉、照海、昆仑、丘墟等；趾关节取八风穴，并与辨证取穴相结合，湿盛者加足三里、阴陵泉、丰隆；热盛者加大椎、曲池，并适当选取阿是穴。可加用电针。

穴位贴敷 选取大椎、身柱、曲池、内庭等穴和病变部位局部腧穴。

中药熏洗 中药（羌活、姜黄、威灵仙、透骨草、石膏、忍冬藤、黄柏等）熏洗患处。

药物调理 清热利湿，祛风止痛，方选当归拈痛汤加减，药用羌活、茵陈、猪苓、泽泻、防风、知母、苍术、当归、葛根、苦参、升麻、黄芩、白术、甘草等。发热明显者加生石膏、忍冬藤；关节红肿热痛、斑疹隐隐者加生地、丹皮、元参；关节肿胀明显者加白花蛇舌草、萆薢；下肢肿痛明显者加川牛膝、木瓜、薏苡仁。

2. 寒湿痹阻型

（1）饮食调养 施食以疏风散寒、扶湿通络为原则。

药膳方：附子蒸羊肉

【材料】制附子10g，鲜羊腿肉500g，羊肉清汤250毫升，料酒15g，葱节6g，姜片6g，胡椒粉、味精、盐适量，熟猪油30g。

【制作】将羊肉洗净，放入锅中，加适量水煮熟，捞出，切成肉块，与制附片同放入大碗中，并放料酒、熟猪油、葱节、姜片、羊肉清汤，隔水蒸3小时。食时撒上葱花、味精、胡椒粉。

（2）中医传统疗法

针灸 局部取穴与辨证取穴相结合，并适当选取阿是穴。以针为主，针灸并用，针宜久留。

耳穴压豆 可取耳舟区、对耳轮上脚、对耳轮下脚、对耳轮体上相应压痛点。

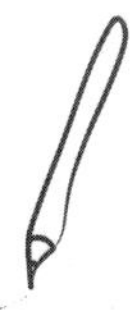

推拿按摩　采用推、揉、擦、拍等手法作用于受累关节局部，使热透关节，按揉邻近穴和特定穴。若有不同程度的关节功能障碍，可采用被动按摩手法。先使施治部位肌肉放松，可牵伸上肢有活动障碍的关节，扳拔有畸形的关节，可摇动下肢有活动障碍的关节。

穴位贴敷　选取足三里、阴陵泉、脾俞等穴和病变部位局部腧穴。

穴位注射　每次选择与穴位贴敷相同的 2～4 个针刺穴位注射，常用注射液有正清风痛宁、复方当归注射液、红花注射液等。

中药熏洗　中药（草乌、肉桂、细辛等）熏洗患处。

药物调理　祛风除湿，通阳散寒，方选桂枝芍药知母汤加减，药用桂枝、白芍、知母、甘草、麻黄、生姜、白术、防风、附子、南蛇藤、全蝎、鸡血藤、透骨草、薏苡仁等。上肢关节痛甚者加羌活、威灵仙、川芎；下肢关节痛甚者加独活、牛膝；久病关节畸形者加寻骨风、炮山甲、蜈蚣；关节僵直加露蜂房；疼痛剧烈为寒湿甚者加细辛、草乌。

3. 痰瘀互结型

（1）饮食调养　戒除肥甘厚味，戒酒，且最忌暴饮暴食，应常吃味淡性温平的食物，多吃蔬菜、水果。

药膳方：蚂蚁药蛋

【材料】蚂蚁 50g，人参、白术各 1g，当归 4g，黄芪、鸡血藤、丹参各 7.5g，淫羊藿、巴戟天、薏苡仁、威灵仙各 5g，蜈蚣 2 条，制川乌、牛膝各 2.5g。

【制作】将上药共研细末，炼蜜为丸。服用时将核桃 1 个去皮夹，大枣 1 枚去核，药 1 丸切细，盛入碗中，加鸡蛋 1 个搅匀，蒸熟服食，用小米粥空腹送服。

（2）中医传统疗法

针灸　局部取穴与辨证取穴相结合，可取丰隆等穴，并适当选取阿是穴。

穴位贴敷　选取膈俞、丰隆、脾俞、足三里、大椎、外关等穴及病变部位局部腧穴。

耳穴压豆　可选取相应区压痛点、交感、神门等穴。

皮肤针　循经叩刺或在受累关节周围进行叩刺，以皮肤呈现红润、充血或微微出血为度。

中药熏洗　中药（瓜蒌、肉桂、细辛等）熏洗病损部位。

药物调理　化痰逐瘀，方选桃红饮加减，药用桃仁、红花、川芎、当归尾、威灵仙。若瘀血较重，可加穿山甲、地龙等；若痰浊较重，可加白芥子、胆南星等。

4. 肝肾两虚型

（1）饮食调养　宜多食补益食品，如鸭肉、鹅肉、羊骨髓、胡桃、桂圆、芝麻等。

食疗方：五加杞子粥

【材料】五加皮、枸杞子各 15g，大米 100g，白糖适量。

【制作】将五加皮、枸杞子加水煎取药汁，去渣，再加大米煮熟，熟后加入适量白糖调匀，即可食用。

（2）中医传统疗法

针灸　局部取穴与辨证取穴相结合，可取肾俞、命门、关元、三阴交、太溪、太冲等穴，并适当选取阿是穴。补法针刺，可加用灸法。

耳穴压豆　取穴为肾、肝、肾上腺、神门、交感等穴。

推拿按摩　先用推法继用㨰法施术于受累关节，按揉肾俞、命门、三阴交、太溪及病损邻近穴位，对关节功能障碍者行被动按摩手法，在功能好转的基础上可做自我按摩，如两手搓颈、两拳擦腰、两手交替捻摇手指各关节、两手揉大小腿等。

药物调理　补益肝肾，方选独活寄生汤加减，药用独活、桑寄生、秦艽、防风、细辛、川芎、白芍、当归、桂枝、熟地、茯苓、杜仲、牛膝、人参、甘草等。若面色萎黄不华、心悸、怔忡者，可加黄芪、鸡血藤等；若久病阴损及阳见畏寒、小便清长者，可加鹿角片、补骨脂、巴戟天等。

四、瘥后防复

类风湿性关节炎易于复发，即所谓不易“根治”。疾病初愈，虽症状消失，但此时正气未复，邪气未尽，脏腑衰弱，气血不充，阴阳失衡，临床治愈并不等于疾病的完全康复，因此瘥后防复非常重要。

（一）建立良好的生活习惯

在日常生活中应注意避风、御寒、防潮，劳动后勿受风，勿食冷饮，勿穿湿鞋、湿袜；坚持服药，防止停服减服药物而复发，在服用增强免疫药物的同时，应长期服用中药以巩固疗效。

（二）坚持体育和功能锻炼

即使关节疼痛，每天都应少量活动，以保持关节现有的功能；病情稳定时，要加强锻炼，慢病防残。功能锻炼要根据患者个人的具体情况，制定相应的锻炼计划和方法。锻炼及活动量要由少到多，逐渐增加，循序渐进，持之以恒。

颈　椎　病

一、概述

颈椎病是指颈椎间盘退行性病理改变引起周围组织结构（神经根、脊髓、椎动脉、交感神经等）刺激或受压，并出现相应临床表现的综合征，又称“颈椎综合征”。该病的症状较为复杂，主要有颈肩背部疼痛不适、上肢麻木或乏力、头晕、耳鸣、恶心、视物模糊甚至瘫痪等。本病多发于中老年人，尤以长期从事伏案工作者为主，且随年龄的增长发病率呈现不断上升的趋势。由于现代生活习惯的改变，本病也逐渐年轻化。

传统医学对颈椎病没有专门论述，其部分症状属于中医学的“痹症”“痿证”“项强”“眩晕”等范畴。中医学认为本病病位主要在肌肉，重则累及筋骨，主要与肝脾肾三脏关系密切。风寒湿邪侵袭，致使邪客经络，督脉痹阻，经络瘀滞，不能荣养颈椎；或由于外伤、劳损引起颈部气机阻遏，气滞血瘀痰阻，导致颈项疼痛。总之，本病乃本虚标实之证，多由虚实兼杂合而为病，以肝肾不足，或气血亏虚为本；以风寒湿侵袭、痹阻经络、气血瘀滞或痰浊瘀血阻滞为标，病理因素主要有风、寒、湿、痰、瘀。

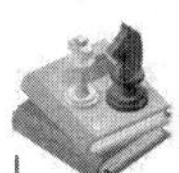
知识链接

颈椎病临床分型：

1. 颈型　颈枕部疼痛酸胀，颈部活动受限，颈肌紧张、僵硬，有相应压痛点。

2. 神经根型　颈痛伴上肢放射痛，颈后伸时加重，受压神经根皮肤节段分布区感觉减退，腱反射异常，肌萎缩，肌力减弱，颈活动受限，牵拉试验、压头试验阳性。

3. 椎动脉型　颈肩痛或颈枕痛与神经根型症状大体相同，伴有头晕、恶心、呕吐、位置性眩晕、耳鸣耳聋、视物不清、体位性猝倒等。这些症状往往因转动或侧弯头部至某一位置时诱发或加重。

4. 脊髓型　早期下肢发紧，步态不稳，如履沙滩，晚期一侧下肢或四肢瘫痪，二便失禁或尿潴留。受压脊髓节段以下感觉障碍，肌张力增高，步态不稳，反射亢进，锥体束征阳性。

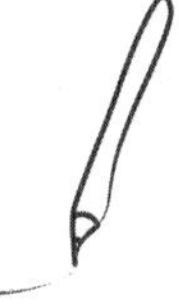

5. 交感型　除神经根型或脊髓型颈椎病的临床表现外，还有眼部（眼睑无力、视物模糊、瞳孔扩大、眼窝胀痛、流泪），头部（头痛、偏头痛、头晕），心脏（心动过速或过缓、心前区痛），周围神经血管（四肢发凉、肢体与头部发木感、指端发红发热）和一侧肢体多汗或少汗等一系列交感神经症状。

6. 混合型　如果两种以上类型同时存在，称为混合型。

二、辨证要点

（一）辨标本虚实

正确辨识标本虚实的关系。颈椎病为本虚标实之证，多由虚实兼杂合而为病，勿只重本虚，而忽视了外邪、气滞血瘀等内结之实，或只重外邪、气滞血瘀之实，而忽视了肝肾不足，气血亏损之虚。

（二）辨证型

1. 风寒湿型　颈、肩、上肢串痛麻木，以痛为主，头有沉重感，颈部僵硬，活动不利，恶寒畏风，舌淡，苔薄白，脉弦紧。

2. 气滞血瘀型　颈肩部、上肢刺痛，痛处固定，伴有肢体麻木，舌质暗，脉弦。

3. 痰湿阻络型　头晕目眩，头重如裹，四肢麻木不仁，纳呆，舌暗红，苔厚腻，脉弦。

4. 肝肾不足型　眩晕头痛，耳鸣耳聋，失眠多梦，肢体麻木，面红目赤，舌红少津，脉弦。

5. 气血亏虚型　头晕目眩，面色苍白，心悸气短，四肢麻木，倦怠乏力，舌淡苔少，脉细弱。

三、康复治疗

（一）一般调养

1. 运动锻炼　采用合适的运动方式对颈部等相关部位进行锻炼可增强颈肩背肌的肌力，使颈椎稳定，改善椎间各关节功能，增加颈椎活动范围，减少神经刺激，减轻肌肉痉挛，消除疼痛等不适，矫正颈椎畸形，纠正不良姿势。传统功法中可根据患者具体情况学习八段锦、太极拳、易筋经等。八段锦是通过主动锻炼，加强颈椎三维空间六个自由度和瞬时旋转轴的活动及共扼运动，达到活动颈椎、滑利关节、松解粘连、解除嵌压、增强肌力和韧带弹性的目的，从而促进局部代谢，维护颈椎动静力学平衡，恢复颈椎的活动调节功能；太极拳可使肌肉、关节、韧带的韧性有较大幅度的提升，对颈、肩、腰及四肢关节的疾病均有防治作用；易筋经的一大特点是注重脊柱旋转屈伸的运动（如九鬼拔马刀势、打躬势、掉尾势），有利于对脊髓和神经根的刺激，以增强其控制和调节功能。颈椎病患者在进行运动锻炼时应注意：急性发作期，应以休息为主；动作应和缓有力，不可过快或过猛；要注意动作准确；若遇某一动作造成病情加重时，应暂停该动作；锻炼要持之以恒，若半途而废，将会前功尽弃。日常生活中的娱乐活动可促进机体适应代偿，采用合适的娱乐运动方法可对颈部等相关部位甚至于全身进行锻炼，达到巩固疗效，减少复发的目的。徒手操、棍操、哑铃操等是颈椎疾患常用的娱乐康复方式。

2. 情志调摄　中医学认为："喜则气和志达，营气通利使脏腑功能活动正常，气血运行条达。"运用"喜胜忧""悲伤以喜胜之"之法，有意识地多与其谈些愉快的事情，让其心中喜悦，以克服抑郁、焦虑等情绪。"告之以其败""语之以其善"，讲解疾病的危害，指出希望，引起患者对疾病的重视，树立认真对待疾病的态度。“导之以其便”“开之以其苦”，告诉调摄方法，调动患者的自我调节能力，消除患者的悲观和对疾病的恐惧心理，树立战胜疾病的信念。同时可借助外界良好的环境转移患者对疾病的注意力，以减少乃至消除不良情绪的强烈刺激作用。“七情之病也，看花解闷，听曲消忧，有胜之服药也”，可鼓励患者做一些平时感兴趣的事，鼓励患者多参加社会活动，培养广泛的兴趣爱好，与其他病友交流，使之在不知不觉中淡忘烦恼、心情好转。

3. 起居调摄 注意起居保暖，居住环境最好向阳、干燥通风，保持空气流通。平时宜用温水洗漱，睡前最好热水泡脚。睡觉时枕头不宜过高，颈部不能悬空，使头部略后仰，侧卧时枕头高度以颈部侧缘与上臂外缘间距为宜。不可长时间躺着看书及电视，避免颈部过伸过屈活动。

（二）辨证施护

1. 颈型

（1）饮食调养　饮食宜温热，忌食生冷、瓜果等寒凉食品，宜进食葛根、干姜、樱桃等食物。

药膳方：葛根五加粥

【材料】葛根、薏苡仁、粳米各 50g，刺五加 15g。

【制作】原料洗净，葛根切碎，刺五加先煎取汁，与余料同放锅中，加水适量，武火煮沸，文火熬成粥，可加冰糖适量。

（2）中医传统疗法

针灸　风池、风府、百会、大椎、天柱、肩井、外关、列缺、后溪等穴。

耳穴压豆　可选取颈、颈椎、枕小神经、神门、肾等穴。

推拿按摩　术者用拇指指腹按揉大椎穴、风池穴及下颈段痛点；用一指禅推法从风池沿颈项两侧推至颈根部；拔揉颈部两侧肌肉，重点拔揉椎旁酸痛点及条索状硬结；用拇指指腹与其余四指指腹对称用力由上而下拿捏颈项两旁的软组织；用拿法拿揉颈项部两侧斜方肌，按揉肩井穴；用拇指指腹点按肩中俞、肩外俞、天宗穴和冈下痛点。若有颈椎错缝者可施颈椎旋转定位扳法整复。

拔罐　选取压痛点，三棱针点刺出血后留罐。

穴位贴敷　将血竭、生麻黄、元胡、川芎、葛根、干姜研末，用酒精调和呈稠糊状敷于颈夹脊穴、肩髃、肩髎、肩井、天宗等穴。

药物调理　祛风除湿，散寒通络，方选桂枝加葛根汤加减，药用桂枝、葛根、芍药、生姜、炙甘草、大枣等。若痛甚者加细辛、全虫；麻木重者加鸡血藤、木瓜；无汗恶风者加麻黄；有咽痛者加大元参、板蓝根、金银花。

2. 神经根型

（1）饮食调养　宜进食易消化、营养丰富之品，多食蔬菜水果，忌食肥甘厚味。

药膳方：山丹桃仁粥

【材料】山楂 30g、丹参 15g、桃仁（去皮）6g、粳米 50g。

【制作】原料洗净，丹参先煎，去渣取汁，再放山楂、桃仁及粳米，加水适量，武火煮沸，文火熬成粥。

（2）中医传统疗法

针灸　第一至四颈神经根受累取风池、翳风、百会、太阳、大椎、合谷穴；第五六颈神经根受累取风府、大椎、神柱、曲池、阳溪、合谷穴；第七八颈神经根受累取肩贞、天宗、天井、陶道、后溪、支正等穴；第八颈椎、第一胸椎神经根受累取大椎、肩井、天宗、外关、列缺、委中、昆仑等穴。

推拿按摩　用拇指推法、揉法、三指捏法、拿法交替在患者颈部两侧、颈根部和肩胛部推拿；拿揉患肢，以肱三头肌和肱二头肌为主，然后用多指横拨腋下臂丛神经分支，使患者手指有窜麻感为宜；按揉小海、曲池穴；牵抖患侧上肢，拍打肩背部和上肢；行颈椎掌托拔伸法和肘托拔伸法。

拔罐　选择肩髃、肩井、天宗、大椎等穴，用闪火拔罐，也可走罐，重点在肌肉僵硬和痛点处。

刮痧　在颈项部疼痛及放射区所过经脉从上至下顺经而刮。

穴位贴敷　将白芥子、甘遂、细辛、延胡索研末，加鲜生姜汁调成稠膏状敷于颈夹脊穴、肩井、肩髃、天宗、曲池、手三里、外关等穴。

药物调理　祛瘀通络，方选身痛逐瘀汤加减，药用川芎、桃仁、红花、当归、秦艽、羌活、没药、五灵脂、香附、牛膝、地龙等。若偏湿热，宜清热利湿，用当归拈痛汤；若伴有麻木，在上述方中加蜈蚣、全蝎。

3. 椎动脉型

（1）饮食调养　宜多进食含钙丰富的食物，如豆制品、牛乳、虾皮等食物。

药膳方：双补膏

【材料】党参、山药、桂圆肉、黄芪、茯苓各30g，甘草10g，白术、枸杞子各20g，山萸肉、当归各15g，大枣10枚。

【制作】诸药入砂锅内，加水1000毫升，文火煎煮，取汁500毫升，加蜂蜜100毫升收膏。

（2）中医传统疗法

针灸　风池、太阳、头维、本神、中渚、商阳等穴。

耳穴压豆　可取晕区、枕、神门、心血管系统皮质下、颈椎相应敏感区、耳背颈椎三角、肾、脾等穴。

推拿按摩　术者一手扶患者头部，另一手拇指自上而下拨揉项韧带，重点按揉颈椎椎旁压痛点及条索状硬结；点按百会、风池；拿肩井穴，点按肩中俞、肩外俞、天宗、曲池、合谷；小鱼际揉颈项两侧，然后用掌根搓揉枕后部；颈项部拔伸手法，必要时颈椎定位旋转复位法；指尖轻叩头部，行扫散手法。

刮痧　依次刮后颈部（从风府到大椎穴）及颈两侧（从风池经肩井至肩上，从肩外俞经秉风至肩贞）

药物调理　祛瘀通络，化湿平肝，方选血府逐瘀汤加减，药用当归、川芎、赤芍、生地、桃仁、红花、牛膝、柴胡、枳壳、桔梗、甘草等。若偏痰湿，宜用半夏白术天麻汤；胆胃不和、痰火内扰常用温胆汤；头晕神疲乏力，面色少华者，常用益气聪明汤。

4. 脊髓型

（1）饮食调养　多食滋补肝肾的食物，如动物肝肾、羊肉、大枣、桂圆等。

食疗方：地龙桃红饼

【材料】黄芪100g，干地龙（酒浸）30g，红花、赤芍各20g，当归50g，川芎10g，桃仁（去皮尖，略炒）15g，玉米面400g，小麦面100g，白糖适量。

【制作】将地龙烘干研粉，再将黄芪、红花、当归、赤芍、川芎浓煎取汁。将地龙粉、白糖、玉米面、小麦面混匀并以药汁调和成面团，分制为2个小饼。把桃仁撒在饼上，入笼中蒸熟即可食用。

（2）中医传统疗法

针灸　承浆、上巨虚、足三里、悬钟、太冲、支沟等多用于偏瘫。百会、风府、环跳、委中等多用于截瘫。

推拿按摩　此型一般慎用推拿手法。

穴位注射　可选颈 3～7 夹脊穴，常用复方丹参注射液进行穴位注射。

药物调理　祛瘀通腑，方选复元活血汤加减，药用大黄、柴胡、红花、桃仁、当归、天花粉、穿山甲、炙甘草等。若下肢无力、肌肉萎缩者，宜补中益气、调养脾肾，用地黄饮子合圣愈汤。

5. 交感型

此型颈椎病症状较多，宜根据病情辨证施护。

四、瘥后防复

从颈椎病的病因方面来讲，首先要提高正气，“顺四时而适寒暑，和喜怒而安居处，节阴阳而调刚柔”，强调了以提高正气增强抗病能力为主的摄生观点。此外还要注意保暖、调节饮食、疏畅情志、避免劳损、服药巩固以调理身体的平衡，防止疾病的复发。

（一）久病瘥后

身体正气尚虚，恐邪气太盛，正不胜邪，故避外感六淫，补机体正气。平时注意颈部保暖，避免冷风直吹颈部。冬季外出应戴围巾或穿高领毛衫等，防止颈部受风、受寒，对于预防颈椎病的复发至关重要。

（二）大病初愈后身体多虚

宜注重饮食，不可过食肥甘厚腻之品，影响脾胃的消化吸收。肥甘厚味易生热化火，火灼津液，炼液为痰，火灼津伤，血凝成瘀，痰瘀互阻，则经脉不畅，气血失和，导致颈椎病的复发。

（三）颈椎病的防治

应用药物是一个重要方面，须针对不同证型施以处方用药，通过调节气血阴阳，针对特定类型的颈椎病而达到巩固病情、防止复发的目的。

（四）颈椎病初愈

气血尚未恢复，或余邪未净，每因劳累，引起复发。应保持正确的工作姿势、调整不良睡眠姿势、选择适宜高度的枕头，同时避免猛抬重物、紧急刹车等。须注意休息，适当运动，做颈部保健操以疏通气血。

肩关节周围炎

一、概述

肩关节周围炎简称“肩周炎”，是肩关节周围肌肉、韧带、肌腱、滑囊、关节囊等软组织急、慢性损伤，或退行性变所引起的一组表现为肩关节疼痛及功能障碍的综合征。肩周炎是临床的常见病和多发病，长期困扰中老年人，体力劳动者多见，女性患病率略高于男性。

肩关节周围炎根据其发病原因、临床表现和发病年龄等特点，在中医学上又有“漏肩风”“肩凝症”“冻结肩”“五十肩”之称，属于“肩痹”范畴。最早见于清代高秉均《疡科心得集·辨历节风漏肩风论》，曰：“《金匮》云：风寒湿三气杂至，合为痹也……漏肩风，肩骱酸楚，或疼痛漫肿。”

人过中年，肝肾渐衰，气血亏虚，筋肉失于濡养，加之肩部过度劳作，夜寐露肩当风，或久居湿地，或外伤闪挫，风寒湿邪趁虚侵袭客于肩部，血行不畅，瘀结不通，发为本病。

二、辨证要点

肩关节周围炎早期患者，以肩部疼痛为主，肩部活动可出现不同程度的障碍。中后期常因肩关节周围广泛粘连而使肩关节活动明显受限，部分患者肩部可出现三角肌肌肉萎缩。中医学根据其病因不同可分为风寒湿型、瘀滞型、气血虚型等证型。

（一）风寒湿型

肩部串痛，遇风寒痛增，得温痛缓，畏风恶寒，或肩部有沉重感，舌质淡，苔薄白或腻，脉弦滑或弦紧。

（二）瘀滞型

肩部肿胀，疼痛拒按，以夜间为甚。舌质暗或有瘀斑，舌苔薄白或薄黄，脉弦或细涩。

（三）气血虚型

肩部酸痛，劳累后疼痛加重，伴头晕目眩，气短懒言，心悸失眠，四肢乏力。舌质淡，苔少或白，脉细弱或沉。

三、康复治疗

肩关节周围炎是一种自限性疾病，若治疗得当，可使病程缩短，运动功能及早恢复，预后多良好。但若处理不当则会加重病变，甚至导致关节永久性功能障碍。本病的治疗多以止痛、促进关节功能恢复为原则。

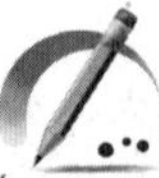

知识拓展

肩关节体格检查：

1. 肩关节活动度检查　Apley 摸背试验、肩外旋活动度、肩内旋活动度。

2. 肩袖损伤肌力检查　空罐试验、落臂试验、坠落试验、Lift off 试验、外旋衰减试验、内旋抗阻试验。

3. 撞击诱发试验　Neer 试验、Hawkins 试验、疼痛弧、交臂试验。

4. 肱二头肌长腱阻抗试验　Yergason 测试、Speed's 试验。

（一）一般调养

1. 运动锻炼　根据患者体质强弱、病情轻重等不同情况选择适合的、肩臂动作较多的运动方式，如球类、游泳、气功等。运动要持之以恒，循序渐进，运动次数及运动量因人而异，时间以晨起和睡前为佳，动静要适度，切忌用力过猛。

2. 情志调摄　在肩周炎患者的康复治疗中，情志康复至关重要。不少患者因活动时疼痛加重而产生一种对疼痛的恐惧感，有的因在训练期间无效果，在心理上对自己有着过低的自我评价，而缺乏信心，经常在大脑中“储存”着“动则疼痛”“动也未必能好”的念头。通过语言疏导、暗示引导等方法，可消除患者急躁、焦虑情绪，增加喜悦心情，提高锻炼热情。并在康复过程中，不断给予正面引导鼓励，消除患者头脑中的各种忧虑和怀疑的念头，转移情志，陶冶性情，以增强信心。

3. 起居调摄　平常生活中要注意保暖防寒。随着气候变化随时增减衣服免受风寒，避免久居潮湿环境。夏天切勿露卧，免当风受凉，避免久吹风扇，空调温度不宜过低，温差不宜过大。

（二）辨证施护

1. 风寒湿型

（1）饮食调养　宜饮服温热之食品，忌寒性和偏凉食品。

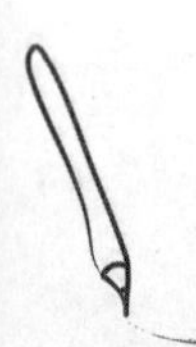

药膳方：羌桂血藤粥

【材料】羌活 10g、桂枝 10g、鸡血藤 30g、大米 50g。

【制作】将诸药水熬取汁，加大米煮稀粥服之。

（2）中医传统疗法

针灸　以肩关节局部取穴为主，主穴选取肩髃、肩前、肩贞、阿是穴。肩痛于太阴经者加尺泽、阴陵泉；肩痛于阳明经者加曲池、手三里；肩痛于少阳经者加外关；肩痛于太阳经者加小海；外邪内侵加合谷、风池。局部畏寒发凉可加灸。

耳穴压豆　选取肩、锁骨、神门、肾上腺、压痛点等穴。

推拿按摩　术者用一手托住患者肘关节使上臂微外展，另一手于患侧肩前部及上臂内侧、肩外侧和腋后部施以㨰法或一指禅推法，并适当配合患侧肩关节做各方向的被动活动，如外展、上举、内收、旋转等；用拇指按揉、点压肩井、肩髃、肩贞、天宗、秉风各穴；用拿法拿肩部；用搓法从肩部到前臂反复上下搓动；最后用大鱼际擦肩部痛处；于肩关节施以摇法；然后握住患者腕部，将患肢慢慢提起，使其上举，并同时做提抖拔伸法；用搓法从肩部到前臂反复上下搓动。

拔罐　在肩前穴和肩贞穴处拔罐，并走罐于肩关节周围。

火针　使患者活动患肢并在其肩关节附近寻找压痛点，选择 3～5 个阿是穴。

穴位贴敷　将白芥子、斑蝥研末用二甲基亚砜调成软膏贴敷于大椎、肩髃、肩贞、外关、合谷等穴。

药物调理　祛风散寒，通络止痛，方选蠲痹汤加减，药用当归、羌活、姜黄、黄芪、白芍、防风、甘草等。若寒重痛甚者，可加制川乌、制草乌；湿重有沉重感、活动不灵者加秦艽、黄松节。

2. 瘀滞型

（1）饮食调养　忌食生冷、寒凉、肥甘厚腻之品。

药膳方：桃红四物汤

【材料】桃仁、当归、川芎、白芍、生地各 10g，红花 5g、大枣 10 枚、大米 100g。

【制作】将诸药水煎取汁，加大米煮粥服食。

（2）中医传统疗法

针灸　以肩关节局部取穴为主，主穴选取肩髃、肩前、肩贞、阿是穴。气滞血瘀者加内关、膈俞，条口透承山。

推拿按摩　用拇指指腹或掌根部在痛点上按揉，手法由轻到重；按掐肩髎、肩髃、肩贞、天宗等穴；术者一手与患者患手相握，用力抖动，且边抖动边作肩关节展收、屈伸等运动，另一手搭于患侧肩部，作肩部揉搓，动摇关节幅度由小到大；双手卡住肩部，自上而下用搓法、揉法疏理筋肉；用拇指和食、中指相对提拿弹拨肌腱。

皮肤针　皮肤针快速重度叩刺肩前、肩髃、肩贞及肩部压痛点，以点状出血为度。

穴位贴敷　将制乳香、没药、冰片、血竭等药物研末，用药酒调和敷贴于肩关节周围阿是穴。

穴位注射　常用复方丹参注射液、醋酸泼尼松加普鲁卡因等在肩部穴位、局部压痛点注射，若压痛点广泛，可选取 2～3 个压痛最明显处注射。

药物调理　活血化瘀，舒筋活络，方选血府逐瘀汤加减，药用桃仁、红花、当归、生地黄、牛膝、川芎、桔梗、赤芍、枳壳、甘草、柴胡等。若疼痛甚者，可加云南白药、三七；屈伸不利者加伸筋草、僵蚕。

3. 气血虚型

（1）饮食调养　宜食用赤豆、红枣、胡桃肉、猪蹄筋、鳝鱼等食物以益气血。

食疗方：姜黄威灵酒

【材料】片姜黄50g，威灵仙、炙黄芪、熟地、徐长卿各30g，制川草乌、三七、全虫各15g，细辛12g，白酒1500g。

【制作】将上述药物置于白酒中，密封浸泡2周后饮用。

（2）中医传统疗法

针灸　以肩关节局部取穴为主，主穴选取肩髃、肩前、肩贞、阿是穴。气血虚弱加足三里、气海。发病时间长加养老穴。

耳穴压豆　选取肩、锁骨、肝、肾、压痛点等穴。

推拿按摩　点按肩髃、肩峰、肩井、天宗、肩贞等肩关节周围穴位，以局部酸胀为度；用掌根揉法放松肩关节周围软组织；弹拨肱二头肌长短头肌腱、冈上肌腱及肩胛骨内侧缘肌肉；拔伸法拔伸肩关节，同时作左右旋转；术者握住患侧手腕抖动患肩。

药物调理　调补气血，舒筋活络；方选四君子合四物汤加减，药用人参、熟地、当归、白芍、川芎、白术、茯苓、甘草等。

四、瘥后防复

（一）体育锻炼，增强体质

经常地适当运动，不仅使局部血液循环畅通，还可以加强肩部关节囊及关节周围软组织的功能，从而预防或减少肩周炎的加重。

（二）合理饮食，保持体形

保持营养均衡，既要避免过度饮食，致使身体肥胖，也勿偏食、节食引起身体营养供应不足，合理饮食才能使身体健壮，减少疾病的发生和复发。

（三）注意休息，避免邪气

中医认为本病的发生与风寒湿邪的侵袭有关，其中湿邪是导致关节功能障碍的主要原因，平时注意肩部保暖。中老年人体质逐渐下降，休息对机体功能的恢复十分重要，因此应避免过度劳累。

腰椎间盘突出症

一、概述

腰椎间盘突出症又称为“腰椎间盘纤维环破裂症”或“腰椎髓核脱出症”，是因椎间盘变性、纤维环破裂、髓核突出，刺激或压迫神经根、马尾神经所致的一种综合征。临床常表现为腰部、下肢麻木疼痛，甚至下肢无力、肌肉萎缩、排便及排尿无力等一系列症状。在腰椎间盘突出症的患者中，年龄以25～55岁居多，男性多于女性，L_4～L_5、L_5～S_1突出占90%以上，两处同时突出者占5%～10%，三处以上同时突出者较少见。随年龄增大，L_2～L_3、L_3～L_4发生突出的危险性增加。诱发因素有退行性病变、职业、吸烟、情绪、体育活动以及寒冷、肥胖等。

本病属中医学“腰痛”“腰腿痛”“痹症”的范畴。《诸病源候论·腰痛候》曰：“凡腰痛有五：一曰少阴，少阴肾也……二曰风痹，风寒著腰，是以痛；三曰肾虚，役用伤肾，是以痛；四曰暨腰，坠堕伤腰，是以痛；五曰寝卧湿地，是以痛。”《丹溪心法·腰痛》曰：“腰痛主湿热，肾虚，瘀血，挫伤，有痰积”，《外科证治全书》曰：“诸痛皆由气血瘀滞不通而致”。总之，中医学认为腰腿痛的病因，不外乎外因和内因两类。感受风寒湿邪，邪客腰部经脉，致使经脉痹阻，气血运行不畅；或扭挫、跌仆外伤，致使腰部经脉筋肉受损，瘀血阻滞而发病。或过度劳累；或年老体弱，久病体虚；或禀赋不足，肾精亏少，腰府失养，而发病。

二、辨证要点

（一）辨表里虚实

感受外邪、跌仆损伤所致者，病程短，发病急骤，疼痛剧烈拒按，多属表、属实。起病缓慢，病程长，反复发作，痛势绵绵而喜按揉，多属里、属虚。

（二）辨寒热阴阳

腰部重痛无力，卧时不能转侧者，属湿；腰部冷痛，得热则舒者，属寒；腰部热痛，遇冷痛减者，属湿热；刺痛拒按，痛处固定者，属瘀血。

（三）辨证型

1. 寒湿证　腰部冷痛困着，或麻木不仁，寒冷或阴雨天则加重。舌质淡，苔白腻，脉沉而迟缓。

2. 湿热证　腰部疼痛，腿软无力，暑湿及阴雨天则加重，活动后或可减轻，身体困重，小便短赤。苔黄腻，脉濡数或弦数。

3. 瘀血证　腰痛如刺，痛有定处，痛处拒按，坐卧不宁，并可向下肢放射，日轻夜重，轻者俯仰不便，重则不能转侧。舌质暗紫，或有瘀斑，脉涩。部分病人有跌仆闪挫病史。

4. 肾虚证

（1）肾阴虚型　腰部隐隐作痛，酸软无力，缠绵不愈，心烦少寐，口燥咽干，面色潮红，手足心热。舌红少苔，脉弦细数。

（2）肾阳虚型　腰部隐隐作痛，酸软无力，缠绵不愈，局部发凉，喜温喜按，遇劳则甚，卧则减轻，常反复发作，少腹拘急，面色㿠白，肢冷畏寒。舌质淡，脉沉细。

三、康复治疗

（一）一般调养

1. 运动锻炼　可选择简单方便且能长期坚持的项目，以有氧运动为宜，运动强度和运动量要循序渐进。我国劳动人民在长期防病治病过程中，总结了许多腰椎间盘突出症的锻炼方法，具有加强腰背部及腹肌力量、促进腰部肌肉及筋膜血液循环的作用。

2. 情志调摄　腰椎间盘突出症患者腰腿痛反复发作，不易根治，严重影响患者的日常生活和工作，患者常担心难以治愈，易出现紧张、忧郁情绪，还会影响饮食、睡眠及精神状态。故中医情志康复应从“心身统一，治神为先”的理念出发，医者要具有同情心，语言亲切，态度诚恳，努力创造一种良好的氛围，倾听患者主诉，注意七情调整，采用情志引导法，给予患者心理安慰，使患者具备积极的情绪，拥有战胜疾病的信心，从而提高康复效果。

3. 起居调摄　在日常生活中，应尽量减少弯腰动作，少拿重物；捡东西时可就近蹲下捡取；搬东西时尽量靠近，用屈髋屈膝下蹲姿势，避免直接弯腰；卧床休息时以平卧硬板床为主；长时间坐位时，可在腰后放置靠垫或软枕；劳累出汗时要注意腰部保暖，避免感受风寒湿邪的侵袭，尤其是在阴雨季节或居住环境较潮湿的情况下更应该注意；夏季应注意合理使用空调，切忌空调的冷风正对着腰部及后背吹送。

（二）辨证施护

1. 寒湿证

（1）饮食调养　饮食应温热清淡易消化、营养丰富，忌肥甘厚腻、生冷食物。

药膳方：川芎白芷炖鱼头

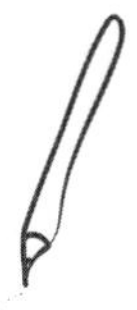

【材料】川芎、白芷、鱼头。

【制作】川芎白芷分别切片，与洗净的鱼头一起放入锅内，加姜葱盐料酒及水适量，先用武火烧沸后，改用文火炖熟，饮汤。

（2）中医传统疗法

针灸　以腰部夹脊穴、环跳、阳陵泉、委中为主穴，并结合循经取穴（痛在足太阳膀胱经加肾俞、大肠俞、秩边、承扶、殷门、承山、昆仑；痛在足少阳胆经加风市、膝阳关、阳辅、悬钟、足临泣）及辨证取穴（寒湿腰痛加灸腰俞）。

推拿按摩　患者俯卧位，用滚法施于腰部及患侧下肢，掌根自上而下按揉脊柱两侧膀胱经、臀部及患侧下肢，以腰部为重点，用拇指或肘尖点按腰部夹脊穴、阿是穴、肾俞、大肠俞等穴。患者仰卧位，在助力配合拔伸牵引的情况下，用拇指顶推或肘尖按压患处（与突出物方向相反），然后强制直腿抬高以牵拉坐骨神经和腘神经；进而行腰部斜扳法，左右各一次，先扳患侧，再扳健侧，最后拍打双下肢。

拔罐　在腰背部疼痛区按经脉循行走罐，留罐取邻近夹脊穴、肾俞、大肠俞等穴位。

刮痧　部位以腰部为主，按从上到下，由内到外的顺序。

药物调理　散寒行湿，温经通络，方选甘姜苓术汤加减，药用干姜、桂枝、甘草、牛膝、茯苓、白术、杜仲、桑寄生、续断等。若寒邪偏盛以冷痛为主，拘急不舒者，可加制附片、细辛；湿邪偏盛，痛而沉重，苔厚腻者，可加苍术、薏苡仁。

2. 湿热证

（1）饮食调养　饮食以清淡爽口为主，忌辛温燥热及煎炸之品。

药膳方：冬瓜苡仁粥

【材料】冬瓜（连皮）500g，薏苡仁 100g，精盐适量。

【制作】把薏苡仁拿清水泡 20 分钟，冬瓜连皮切块儿，一起放入砂锅，加适量水煮到薏苡仁熟烂，放精盐，拌匀。

（2）中医传统疗法

针灸　以腰部夹脊穴、环跳、阳陵泉、委中为主穴，并结合循经取穴、辨证取穴（湿热腰痛加阴陵泉、三阴交）。

耳穴压豆　选取肝、脾、肾上腺、腰骶椎、小肠、神门等穴。

皮肤针　以压痛区域为中心向周围叩刺。

药物调理　清热利湿，舒筋止痛，方选四妙散加减，药用苍术、黄柏、薏苡仁、木瓜、络石藤、川牛膝等。若热象偏重，可加栀子、泽泻、木通；湿热蕴久，耗伤阴津，伴咽干，手足心热，治当清利湿热为主，佐以滋补肾阴，酌加生地、女贞子、旱莲草等。

3. 瘀血证

（1）饮食调养　进食易消化、营养丰富的食物，忌肥甘厚味。

药膳方：三七丹参粥

【材料】三七 10g，丹参 15g。

【制作】洗净，加入适量清水煎煮取浓汁，再把米 300g 加水煮熟，待粥将成时加入药汁，共煮片刻即可。

（2）中医传统疗法

针灸　以腰部夹脊穴、环跳、阳陵泉、委中为主穴，并结合循经取穴、辨证取穴（瘀血腰痛加血海、膈俞）。

耳穴压豆　选取肝、坐骨神经、皮质下、肾、腰骶椎、小肠、肾上腺、神门等穴。

皮肤针　选择压痛区域和委中穴等，用皮肤针重叩出血，加拔火罐。

穴位注射　在腰部腰痛点或相应穴位注射维生素 B_{12} 注射液、复方当归注射液等。

药物调理　活血化瘀，通络止痛，方选桃仁红花汤加减，药用当归、赤芍、川芎、鸡血藤、丹参、桃仁、灵脂、制香附、元胡、郁金、泽泻、全虫、川牛膝、木瓜等。若因闪腰岔气、跌仆损伤或过度屈曲，出现腰部疼痛难忍，走窜作胀，不能屈伸俯仰，转侧困难，咳嗽、深呼吸时有剧烈牵扯痛，且向臀部、大腿放射，舌质紫，脉弦涩，加枳实、厚朴、木香、苏木、地龙、土鳖虫等。

4. 肾虚证

（1）饮食调养

肾阴虚型：宜食清淡食物，忌辛辣醇酒炙烤及肥甘厚味等热性食物。

食疗方：银耳羹

【原料】银耳 100g，制杜仲 10g，冰糖 50g。

【制作】将制杜仲放入锅内，加水煎熬，取药液 1000g 倒入锅内，加银耳和清水适量，置武火烧沸，再用文火熬 3 ~ 4 小时，使银耳稀烂，再冲入冰糖溶液，每次适量食用。

肾阳虚型：宜食温补暖性食物，忌生冷食物。

食疗方：猪腰煲杜仲

【原料】杜仲 15 ~ 30g、猪腰 1 个。

【制作】杜仲先置锅里，微火小炒，并洒上盐水炒至微黄，然后与洗干净的猪腰一起放进瓦煲内，加入清水 1000ml，先武火煲沸后改文火煲至 1.5 小时，加入适量食盐便可。饮汤吃肉，1 日 1 剂。

（2）中医传统疗法

针灸　以腰部夹脊穴、环跳、阳陵泉、委中为主穴，并结合循经取穴、辨证取穴（肾虚腰痛加太溪、命门）。

灸法　肾阳虚型隔附子饼灸肾俞、腰阳关、命门等穴。

耳穴压豆　选取肾、肾上腺、神门、交感等穴。

皮内针　可取阿是穴、肾俞、命门、太溪等穴。

药物调理

肾阴虚型：滋补肾阴，濡养筋脉，方选左归丸加减，药用当归、山药、黄精、山萸肉、白芍、阿胶（烊）、女贞子、旱莲草、鹿角胶（烊）、怀牛膝、炙甘草、鸡血藤等。若相火偏旺，可酌情选用知柏地黄丸或大补阴丸加减化裁；虚劳腰痛，日久不愈，阴阳俱虚，阴虚内热者，可选用杜仲丸。

肾阳虚型：补肾壮阳，舒筋养络，方选右归丸加减，药用熟地黄、山茱萸、枸杞子、鹿角胶、菟丝子、杜仲、当归、肉桂、制附子、补骨脂、淫羊藿、牛膝、白花蛇等。若病程日久舌暗有瘀斑者，可加桃仁、红花、鸡血藤等。

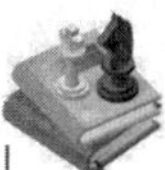

知识链接

腰椎牵引禁忌证：

1. 急性腰扭伤。

2. 中央型腰椎间盘突出症（患者双下肢疼痛、麻木，伴有大小便功能障碍及鞍区麻木）。

3. 腰椎结核、肿瘤。

4. 严重椎管狭窄。

5. 急性化脓性脊柱炎。

6. 合并腰椎峡部不连或伴有滑脱。

7. 椎弓根断裂。

8. 孕妇及妇女在月经期者。

9. 重度骨质疏松。

10. 全身明显衰弱，如心血管疾病（尤其是未控制的高血压病）、呼吸系统疾病、心肺功能障碍或有危险证候。

四、瘥后防复

由于腰椎间盘突出症病程相对较长、易复发，尤其是神经功能障碍者，修复过程较长，应对患者及家属强调瘥后防复的重要性，密切配合才能提高临床疗效。

（一）健康教育

对患者进行健康知识普及，让患者认识到疾病的发生规律，了解疾病反复发作的危害，从而在主观上克服悲观情绪，建立自信心，消除焦虑不安，烦躁易怒等不良情绪。

（二）注意生活细节

可佩戴腰围制动；保持正确的坐卧姿势，避免久坐，卧具应为硬床；尽量减轻腰部负重，提取重物时应屈髋、屈膝、直腰取物；注意腰部保暖，防止受风着凉。

（三）加强功能锻炼

在医生指导下进行适度的体育锻炼，增强腰背肌力，维持脊柱生物力学的平衡。但在锻炼的过程中，要注意锻炼的姿势，避免不良锻炼损伤腰部。

（四）定期复查

有条件的患者治疗后应定期检查，尤其是脊柱不稳定者，及时了解腰椎情况，避免反复损伤和过度劳损，及时做出健康调整。

退行性骨关节炎

一、概述

退行性骨关节炎是一种关节软骨发生原发性或继发性退行性改变或破坏的慢性关节疾病，常伴随关节软骨的修复重塑、软骨下骨硬化以及软骨囊肿和边缘骨赘形成，进而出现不同程度的关节疼痛、肿胀、僵硬（晨起为重）、活动受限等症状和体征，又称骨性关节炎、增生性关节炎、肥大性关节炎等。本病好发于指间关节、腕关节、膝关节和髋关节等，是常见的老年疾病，也是造成50岁以上人群丧失劳动力的主要原因之一。

中医根据病因病机和临床表现将退行性骨关节炎归属于“痹症”“骨痹”“痿证”或“痿痹”等范畴。人至中年，肝肾渐亏，筋骨失养，不荣则痛；加之风寒湿邪乘虚侵袭流注关节，或跌仆扭伤，或长期劳损，导致经络痹阻，骨脉瘀滞，不通则痛。其病位在筋骨，与肝、肾二脏关系密切；肝肾渐虚、筋骨失养是本病发病的病理基础；风寒湿邪侵袭及跌仆扭伤是发病常见诱因。其病因病机为本虚标实，肝肾不足为本，风寒湿邪入侵，痰浊内蕴，瘀血阻滞经络为标。

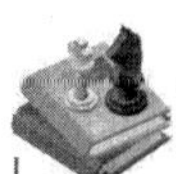

知识链接

膝关节骨关节炎诊断标准（参照2007年版《骨关节炎诊治指南》）

序号	条件
1	近1个月内反复膝关节疼痛
2	X线片（站立或负重）示关节间隙变窄、软骨下骨硬化和（或）囊性变、关节缘骨赘形成
3	关节液（至少2次）清亮、黏稠，WBC < 2000个/ml
4	中老年患者（≥40岁）
5	晨僵≤3分钟
6	活动时有骨摩擦音（感）

注：综合临床、实验室及X线检查，符合1+2条或1+3+5+6条或1+4+5+6条即可诊断。

二、辨证要点

（一）辨病邪

寒湿为病疼痛剧烈，遇寒加剧，得温痛减，有明显重着感；湿热为病则酸痛重着，关节灼热，红肿热痛，舌红苔黄腻脉滑数。

（二）辨虚实

感邪新发，风寒湿热之邪明显者，一般以邪实为主；渐进发展，痰瘀互结，为正虚邪实；病证日久，耗伤气血，损及脏腑，肝肾不足，以正虚为主；病程缠绵，日久不愈，常表现为虚实夹杂之证。

（三）辨证型

1. 寒湿痹阻型 关节冷痛重着或肿胀，屈伸不利，疼痛遇寒加重，得热痛减，昼轻夜重。舌紫黯，苔白滑或白腻，脉沉迟。

2. 湿热痹阻型 关节红肿疼痛，拒按，触之局部灼热，得凉则舒，伴口渴，烦躁不安，尿黄。舌红苔黄腻，脉滑数。

3. 气滞血瘀型 关节刺痛，肿胀，屈伸不利，固定不移，动则痛甚。舌红或略带紫斑，脉弦或涩。

4. 肝肾亏虚型 关节疼痛，软弱无力，活动受限，伴有畏寒肢冷，耳鸣耳聋，腰膝酸软。舌淡红，苔少或无苔，脉沉细无力。

5. 痰瘀阻络型 关节僵硬变形，关节周围为暗黑色，疼痛剧烈，遇寒冷而痛剧。舌紫暗有瘀斑，脉细涩。

三、康复治疗

（一）一般调养

1. 运动锻炼 根据患者自身情况选择适合的运动和户外活动。适当运动对控制病情发展尤为重要，有益的锻炼包括游泳、散步、仰卧直腿抬高、不负重的关节屈伸活动。运动的时间应由短到长，强度循序渐进。

2. 情志调摄 中医学认为人的情志活动和脏腑气血有密切的关系，情志过及，则会影响脏腑气血的运行，而导致或加重疾病发展。退行性关节炎因为影响日常活动，如走路疼痛、上下楼梯困难等，患者生活质量下降，日久易情绪低落，精神不振，进一步加重病情。《素

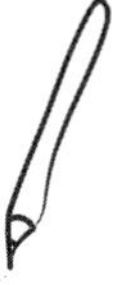

问·上古天真论》云："恬淡虚无，真气从之，精神内守，病安从来。"因此，中老年患者应心态平和，面对疾病能够通过自我心理调摄，排解不良的情绪，保持良好的心境。

3. 起居调摄 患者日常生活中应注意适当调整及改变自己的生活方式，如减轻体力劳动强度、改变不良作息习惯、避免过度劳累、保证充足睡眠等。平时注意保护关节，在日常生活中用力要得当，避免关节负重，注意防寒保暖。

（二）辨证施护

1. 寒湿痹阻型

（1）饮食调养 忌生冷、瓜果，进食要温热，可加入胡椒、干姜等辛温之品。

药膳方：辣椒煨牛蹄筋

【材料】尖头辣椒1g、牛蹄筋500g、胡萝卜150g。

【制作】先将牛蹄筋洗净，切成3cm长的段，用料酒浸泡片刻，与姜片、大茴香、花椒同入锅中，加水适量，先以大火烧开，改以小火煨炖1～2小时，待牛蹄筋煨至八成烂时放入尖头辣椒、胡萝卜、精盐，炖至蹄筋烂熟，调入味精、蒜末，再炖一沸即成。佐餐当菜，适量服食。

（2）中医传统疗法

针灸 局部取穴结合循经取穴及辨证取穴。腕部取阳溪、阳池、阳谷、腕骨等；手指关节部取八邪、中渚、合谷、后溪等；髋部取环跳、居髎、秩边、髀关、殷门、白环俞等；膝部取犊鼻、内膝眼、阳陵泉、阴陵泉、鹤顶、委中等。风盛者取膈俞、血海；寒盛者取关元、肾俞、命门，可加用灸法。

推拿按摩 掌揉病变关节局部及周围组织；摩擦病变关节，使被操作部位有温热感；点按病变局部腧穴；摇动和拔伸关节，还可配合适当的扳法，使关节被动活动，以缓解关节的功能障碍。

穴位贴敷 将生川乌、生草乌各等份研末，蜂蜜调糊状，敷于疼痛部位及周围穴位。

中药熏洗 中药（制川乌、制草乌、地龙、天南星、乳香、没药）熏洗患处。

药物调理 温通经络，祛寒除湿，方选当归四逆汤合独活寄生汤加减，药用当归、桂枝、芍药、细辛、干地黄、独活、川牛膝、秦艽、防风、茯苓、泽泻、威灵仙等。若偏于寒者加草乌；偏于湿者加防己、苍术、薏苡仁；痛在上肢加姜黄、蒺藜；痛在下肢加牛膝、木瓜、断续。

2. 湿热痹阻型

（1）饮食调养 宜选用苦瓜、丝瓜、苦菜、绿豆芽、马齿苋等食物以清热解毒，缓解局部热痛之感，而不宜用辛辣刺激性食物。

药膳方：冬瓜薏苡仁汤

【材料】冬瓜500g、薏苡仁50g。

【制作】冬瓜连皮切片，与薏苡仁加适量水共煮，小火煮至冬瓜烂熟为度，食时酌加食盐调味。

（2）中医传统疗法

针灸 局部取穴结合循经取穴及辨证取穴（湿盛者取阴陵泉；热盛者加大椎、曲池、合谷）。针用泻法，速刺不留针。

皮肤针 关节肿胀局部用皮肤针叩刺出血，出血后可加拔火罐。

穴位贴敷 将片姜黄、白芷、生南星、大黄、花粉、陈皮、厚朴、苍术、甘草、黄柏等研末，用凡士林或蜂蜜调敷于疼痛部位及周围穴位。

药物调理 清热除湿，通络止痛，方选宣痹汤加减，药用防已、薏苡仁、赤小豆、蚕沙、连翘、山栀、滑石、杏仁、半夏等。若邪热伤津加生地、元参；关节红肿灼热甚加银花、虎杖、萆薢。

3. 气滞血瘀型

（1）饮食调养　宜选用白萝卜、柑橘、大蒜、生姜、茴香、桂皮、桃仁、韭菜、黄酒等食物。

药膳方：三气丹参粥

【材料】三七 10g、丹参 15g、鸡血藤 30g。

【制作】上三物洗净，加入适量清水煎煮取浓汁，另将粳米 300g 煮粥，待粥将成时加入药汁，共煮片刻即成。

（2）中医传统疗法

针灸　局部取穴结合循经取穴及辨证取穴（气滞血瘀加太冲、血海、膈俞）。

拔罐　可在病变附近或背部腧穴拔罐。

中药熏洗　中药（当归、没药、五加皮、皮硝、青皮、川椒、香附子、丁香、麝香、老葱、地骨皮、丹皮等）熏洗患处。

药物调理　行气通络，活血化瘀；方选血府逐瘀汤加减，药用红花、桃仁、当归、川芎、赤芍、柴胡、乳香、没药、延胡索、透骨草、姜黄、穿山甲、地龙等。

4. 肝肾亏虚型

（1）饮食调养　多食强筋健骨之品，如牛乳、猪肝、羊肉、大枣、枸杞、山药、何首乌、熟地、莲子等。

药膳方：猪尾狗脊汤

【材料】猪尾 1 条、狗脊 30g、千斤拔 30g。

【制作】将狗脊、千斤拔用纱布袋装好，与洗净的猪尾一起放入砂锅，加水 6 碗，煮至 1 碗，取出药袋，调味后饮汤吃肉。

（2）中医传统疗法

针灸　局部取穴结合循经取穴及辨证取穴（肝肾亏虚加肾俞、太溪）。

耳穴压豆　可选取肝、肾、神门、交感、皮质下等穴。

中药熏洗　中药（当归、没药、五加皮、皮硝、青皮、川椒、香附子、丁香、麝香、老葱、地骨皮、丹皮等）熏洗患处。

药物调理　滋补肝肾，补髓填精，方选六味地黄丸加减，药用枸杞子、杜仲、熟地、山药、川牛膝、菟丝子、鹿角胶、柴胡、茯苓、泽泻、当归、白芍等。

5. 痰瘀阻络型

（1）饮食调养　肥甘厚味如禽、畜、肉类易生痰浊，不宜多食。

药膳方：蚂蚁药蛋

【材料】蚂蚁 50g，人参、白术各 1g，当归 4g，黄芪、鸡血藤、丹参各 7.5g，淫羊藿、巴戟天、薏苡仁、威灵仙各 5g，蜈蚣 2 条，制川乌、牛膝各 2.5g。

【制作】将上药共研细末，炼蜜为丸。服用时将核桃 1 个去皮夹，大枣 1 枚去核，药 1 丸切细，盛入碗中，加鸡蛋 1 个搅匀，蒸熟服食，用小米粥空腹送服。

（2）中医传统疗法

针灸　局部取穴结合循经取穴及辨证取穴（痰瘀加地机、丰隆）。

耳穴压豆　选取肾上腺、内分泌、脾、神门等穴。

穴位注射　取穴同毫针，常用注射药物有当归注射液、丹参注射液、维生素 B1 等。

药物调理　化痰逐瘀，通络止痛，方选身痛逐瘀汤加减，药用秦艽、川芎、桃仁、红花、甘草、羌活、没药、当归、五灵脂、香附、牛膝、地龙等。若腰痛不已加川断、杜仲；膝关节痛加桑寄生、防己、木瓜；肩背痛加桂枝、葛根、徐长卿。

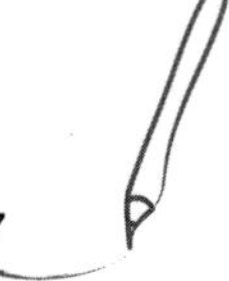

四、瘥后防复

（一）慎起居、适劳逸

注意防寒、防潮，多晒太阳，避免久立久行、久跪久蹲和爬山、上下楼梯等运动。使用拐杖上楼梯时应健肢先上，下楼梯时拐杖及患肢先下。

（二）合理膳食

进食高钙食品，增加多种维生素的摄入，以确保骨质代谢的正常需要。适当控制体重，防止下肢各承重关节长时间超负荷。戒烟禁酒，勿暴饮暴食。

（三）运动锻炼

根据患者自身情况选择不同的运动方式，尽量避免长期卧床；避免同一姿势长时间负重；避免活动时关节机械性损伤，减少关节的负重和磨损，如膝、踝关节的退行性关节炎患者，平日尽量避免上、下楼梯，长时间下蹲、站立、跪坐、爬山及远途跋涉等较剧烈的对关节有损伤的运动，尤其在关节肿胀和急性疼痛期更应避免。

骨质疏松症

一、概述

骨质疏松症是以骨量减少、骨的微观结构退化为特征，使骨的脆性增加及易于发生骨折的一种全身性骨骼疾病。骨质疏松症主要临床表现和体征为周身疼痛、身高缩短、驼背、脆性骨折等，有时并无明显症状。骨质疏松症分为原发性、继发性和特发性三类。原发性骨质疏松症又可分为绝经后骨质疏松症和老年性骨质疏松症，本节主要讨论原发性骨质疏松症。

中医学认为骨质疏松症属于“骨痿”“骨痹”“腰背痛”范畴，主要与肾、肝、脾有关系。其中肾气盛衰是骨质枯荣的根本，脾胃虚损致气血不足、肝失疏泄致瘀阻脉络是导致骨质疏松症的重要因素。因此，骨质疏松症的基本病机是以肾精亏损，骨髓化源不足，不能营养骨骼为主，脾胃虚弱，肝郁血瘀，劳逸失度，感受外邪为标，为本虚标实证。原发性骨质疏松症是以“虚”为本，以“瘀”为标，“多虚多瘀”为病理病机。

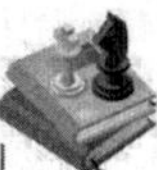

知识链接

1994 年 WHO 建议根据 BMD 或 BMC（骨矿含量）值对骨质疏松症进行分级诊断：正常的 BMD 或 BMC 在正常成人骨密度平均值的 1 个标准差（SD）之内；骨质减少为 BMD 或 BMC 较正常成人骨密度平均值降低 1 ~ 2.5 个标准差；骨质疏松症为 BMD 或 BMC 较正常成人骨密度平均值降低 2.5 个标准差以上；严重骨质疏松症为 BMD 或 BMC 较正常成人骨密度平均值降低 2.5 个标准差以上并伴有 1 个或 1 个以上部位的脆性骨折。该诊断标准中 BMD 或 BMC 可在中轴骨或外周骨骼测定。

二、辨证要点

该病临床常见证型（肾阴亏虚、肾阳不足、肾精亏损、脾肾阳虚、肝肾阴虚、气血两虚、瘀血阻络等）。

（一）肾虚证

1. 肾阴亏虚证 腰背酸痛，时发骨痛，喜揉喜按，腰背部自感灼热，腿膝无力，遇劳更甚，卧则减轻，兼有五心烦热，失眠多梦，形体消瘦，溲黄便干，舌红少苔，脉细数。

2. 肾阳不足证 腰脊、髋膝等处冷痛，屈伸不利，精神萎靡，面色苍白或黧黑，形寒肢冷，喜温喜按，夜尿频多，大便溏泻，肢体痿软，舌淡胖苔白，脉沉迟弱。

3. 肾精亏损证 腰背酸痛，足痿无力，发脱齿摇，早衰，耳鸣耳聋，骨骼痿软，动作迟缓，健忘恍惚，精神萎靡，性机能低下，舌淡苔白，脉细弱。

（二）脾肾阳虚证

腰髋冷痛，腰膝酸软，甚则弯腰驼背，四肢怕冷，畏寒喜暖，面色苍白或五更泄泻，或下利清谷，或小便不利，面浮肢肿，甚则腹胀如鼓，舌淡胖，苔白滑，脉沉弱。

（三）肝肾阴虚证

腰背隐痛酸软，足跟作痛，喜按喜揉，遇劳则甚，可伴眩晕耳鸣，口干舌燥，心烦失眠，潮热盗汗，便干溲黄，舌红少苔，脉细数。

（四）气血两虚证

腰背酸软而痛，四肢乏力，尤以下肢为甚，关节酸痛，头晕目眩，少气懒言，乏力自汗，面色淡白或萎黄，心悸失眠，舌淡而嫩，脉细弱。

（五）瘀血阻络证

周身骨节疼痛，日轻夜重，腰背酸痛，甚则弯腰驼背，活动受限，或四肢关节变形，面色晦滞，舌暗红或舌间有紫络，苔白腻，脉沉涩而弦。

三、康复治疗

（一）一般调养

1. 运动锻炼 运动强度以低中度如慢跑、散步、太极拳、舞剑等为宜；运动量视病情而定，循序渐进，以患者能耐受为度；运动方式应是全身性的，包括力量和有氧运动锻炼，有利于延缓易发骨折部位的骨密度减少。老年骨质疏松患者因疼痛或骨折长期卧床，极易导致骨质进一步脱钙疏松，形成恶性循环。因此，应指导患者合理的床上活动及早期功能锻炼，包括关节或肢体等长肌肉收缩和等张肌肉收缩（如腰背部“五点支撑法”即患者用头、双肘、双足作为支撑，使背部、腰部、臀部向上抬起悬空后伸）、关节活动度训练（肘、踝、膝关节屈伸，直腿抬高运动等）、坐位训练、站立负重及步行训练。整个锻炼过程应循序渐进，因人而异，时间由短到长，范围由小到大，动作由轻到重，切忌粗暴剧烈运动。患者还可采用一些传统的功法锻炼，如五禽戏可根据自身情况练全套或练其中1~2节，且当以外功型为主，如虎寻食、鹿长跑、猿擒果、熊晃臂、鹤飞翔，通过模仿五禽的姿态、习性、动作来达到强壮筋骨、增强体质的目的。现代研究发现，五禽戏能增加骨的血液循环，促进骨代谢，提高骨的机械应力效应，预防骨量丢失，从而增加骨密度。因此，每天坚持锻炼，可以调畅气机，流通血脉，滑利关节，增强机体的抗病能力。

2. 情志调摄 针对骨质疏松症患者，特别是绝经后妇女，情志疏导尤为重要。主动与患者进行沟通，了解他们心理变化的原因，及时解除疑虑。可应用“移情易性”方法，如音乐、歌舞、琴棋书画、交友等活动，可解除神经紧张，充分放松心情，让患者愉快地面对生活。此外还可采用“情志相胜法”，怒胜思，思胜恐，恐胜喜，喜胜悲，悲胜怒。调理情志，诱导患者讲出心中的不快、不满，引导其哭诉，倾泻苦衷，借此发泄悲郁之情，从而达到气机调畅、精神内治的目的。

3. 起居调摄 急性期一般需卧硬板床，腰背部忌负重，注意正确起卧、转侧姿势。生活上要注意保暖，避免寒冷刺激，平时洗用之水宜温。冷暖交替时，注意衣服的添减，睡卧时

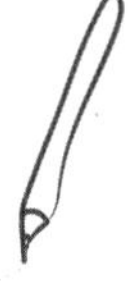

盖好衣被，避免风寒侵袭。平时多走平地，勿持重物，鼓励患者多在户外活动，多晒太阳，纠正室内隔玻璃晒太阳的错误习惯，应注意避免患者受伤的。作息时间因季节而异，春夏季晚睡早起，秋季早睡早起，冬季早睡晚起，保证睡眠充足、生活有规律。

（二）辨证施护

1. 肾虚证

（1）饮食调养

①肾阴亏虚证：饮食以滋补肾阴为主，应避免厚味，忌过于苦寒，忌辛燥。

药膳方：芝麻核桃仁粉

【材料】黑芝麻250g、核桃仁250g、白砂糖50g。

【制作】将黑芝麻拣去杂质，晒干，炒熟，与核桃仁同研为细末，加入白糖，拌匀后每次取25g温开水调服。

②肾阳不足证：饮食以温肾壮阳、强筋健骨为主，多食干姜、山药、桂圆等。

药膳方：当归炖羊肉

【材料】羊肉250g、当归25g、生姜15g、精盐5g、味精3g。

【制作】将羊肉洗净，切1.5cm见方的丁，当归洗净，切小片，洗净锅后，放入适量水点火，放入羊肉丁、当归、生姜，微开锅后撇去浮沫，小火炖至羊肉熟烂。

③肾精亏损证：饮食以滋补元阴、益精生髓为主。中药和饮食要热服，忌生冷食物。

药膳方：当归甲鱼汤

【材料】当归30g、虾肉80g、甲鱼1只。

【制作】文火蒸熟烂，饮汤食肉，嚼食虾茸。

（2）中医传统疗法

针灸　选取以督脉、任脉、足少阴肾经、足太阳膀胱经等经的穴位为主，常用的穴位有肾俞、命门、关元、委中、太溪、脾俞、足三里、悬钟等。若腰背酸痛明显者，取夹脊、身柱、阿是穴等；两膝酸软者，则配以犊鼻、梁丘、阳陵泉、膝阳关等穴。

耳穴压豆　选用腰骶椎、神门、肾、膝、颈、耳部阿是穴等穴。

推拿按摩　患者取俯卧位点按肾俞、大肠俞、腰阳关；直擦背部两侧膀胱经，横擦腰骶部；掌擦涌泉穴。

皮肤针　肾阳不足证可选择压痛部位和委中穴等，用皮肤针重叩出血，加拔火罐。

穴位埋线　取两侧肾俞穴，常规消毒后，通过埋线针注入羊肠线，出针后按压片刻并用无菌胶布固定。

药物调理

肾阴亏虚证　滋阴补肾，方选六味地黄丸或用左归丸加减，药用熟地、山药、山萸肉、枸杞、川牛膝、菟丝子、鹿角胶、龟板胶等。

肾阳不足证　温补肾阳，方选右归饮加减，药用熟地、山药、山茱萸、枸杞子、甘草、杜仲、肉桂、制附子等。

肾精亏损证　填精益髓，补肾壮骨，方选河车大造丸加减，药用紫河车、龟板、黄柏、杜仲、牛膝、天冬、麦冬、人参、熟地黄、茯苓等。

2. 脾肾阳虚证

（1）饮食调养　以温补脾肾、强壮筋骨为原则。饮食以补肾阳、益精髓的食物为主，如枸杞子、核桃仁、栗子、韭菜、羊肉、海参、淡菜等。

药膳方：茯苓牡蛎饼

【材料】茯苓细粉、米粉、羊骨细粉、生牡蛎细粉和白糖各等分。

【制作】将茯苓细粉、米粉、羊骨细粉、生牡蛎细粉和白糖一起放入盆中加适量的清水和成软面，将此软面擀成薄饼，烙熟即成。

（2）中医传统疗法

针灸　选取以督脉、足阳明胃经、足太阴脾经、足少阴肾经等经的穴位为主，灸脾俞、肾俞等穴。

耳穴压豆　选用皮质下、三焦、内分泌、肾、脾、神门等穴。

推拿按摩　患者仰卧位沿天突至中脘连线由上向下推摩，摩法摩神阙穴，点按两侧足三里、三阴交，取俯卧位点按两侧肾俞、脾俞、胃俞，拍打腰背部两侧竖脊肌。

穴位贴敷　将补骨脂、续断、川芎、牛膝、细辛等中药研末，贴敷于神阙、关元、脾俞、肾俞等穴。

药物调理　温补脾肾，助阳祛寒，方选真武汤加减，药用茯苓、芍药、白术、生姜、制附子等。

3. 肝肾阴虚证

（1）饮食调养　饮食以补养肝肾、滋阴清热为原则，以滋补肝肾的高营养食材为主，如牛奶、鸡蛋、骨头汤、甲鱼、芝麻等，应注意饮食忌辛辣等刺激性食物。

药膳方：枸杞羊肾粥

【材料】枸杞子 15g、肉苁蓉 10g、羊肾 1 只、粳米 50g。

【制作】将羊肾剖开，去内筋膜，切碎，同枸杞、粳米、肉苁蓉放入锅内，加水适量，文火煎煮，等粥将熟时，加入食盐调味。

（2）中医传统疗法

针灸　选取以任脉、督脉、足厥阴肝经、足少阴肾经等经的穴位为主，如三阴交、肝俞、血海等，用泄法针刺。

耳穴压豆　选用神门、三焦、皮质下、内分泌、肝、肾等穴。

药物调理　滋补肝肾，填精壮骨，方选六味地黄丸加减，药用熟地黄、山药、山茱萸、茯苓、牡丹皮、泽泻、骨碎补、续断、淫羊藿等。

4. 气血两虚证

（1）饮食调养　调护当以补益气血为原则，饮食以补气血、养精髓的食物为主，如猪肉、牛肉、大枣、甲鱼、菠菜、山药、红枣、桂圆、阿胶等。

食疗方：桑椹牛骨汤

【材料】桑椹子 25g，牛骨 250～500g。

【制作】将桑椹子洗净，加酒、糖少许蒸制。另将牛骨置深锅中，水煮，开锅后撇去面上浮沫，加姜、葱再煮。见牛骨发白时，表明牛骨的钙、磷、骨胶等已溶解到汤中，随即捞出牛骨，加入已蒸制的桑椹子，开锅后再去浮沫，调味后即可食用。

（2）中医传统疗法

针灸　选取以足少阴肾经、足阳明胃经、足太阴脾经等经的穴位为主，补法针刺。

耳穴压豆　选用神门、肾、脾、胃、大肠、小肠等穴。

推拿按摩　患者取仰卧位点按中脘、关元、气海等穴，沿脐周顺时针作揉腹。

药物调理　健脾益气补血，方选十全大补汤加减，药用人参、川芎、茯苓、白术、白芍、当归、熟地、黄芪、肉桂、甘草等。

5. 瘀血阻络型

（1）饮食调养　饮食以活血化瘀为原则，宜清淡，忌吃生冷食物。

药膳方：山丹桃仁粥

【材料】山楂 30g、丹参 15g、桃仁（去皮）6g、粳米 50g。

【制作】原料洗净，丹参先煎，去渣取汁，再放山楂、桃仁及粳米，加水适量，武火煮沸，文火熬成粥。

（2）中医传统疗法

针灸　选取以任脉、督脉、足厥阴肝经、足少阴肾经等经的穴位为主，用泻法针刺。

拔罐　皮肤针轻叩疼痛部位微红至微出血，再加拔火罐。

穴位贴敷　将红花、透骨草、制川乌、制草乌、川芎、细辛研末，加白醋调成糊状贴敷于脾俞、肾俞、膈腧、三阴交、阳陵泉、阿是穴。

穴位注射　选择上述毫针疗法的穴位，用黄芪注射液、威灵仙等行穴位注射。

药物调理　活血行气，通络止痛，方选身痛逐瘀汤加减，药用秦艽、川芎、桃仁、红花、甘草、羌活、没药、当归、五灵脂、香附、牛膝、地龙等。

四、瘥后防复

（一）监测骨密度

按时就医，在医生指导下根据病情调整治疗方法，防止疾病反复。

（二）合理饮食

多摄入富含钙质和维生素D的食物，限制含有大量草酸食物的摄入；避免摄取发酵食品、饮用过量咖啡及碳酸饮料。

（三）适当锻炼

对于病后症状基本稳定的患者，应每日进行适量功能锻炼。在户外多晒太阳促进肠钙吸收及肾小管对钙、磷的重吸收。

（四）预防跌倒

房间和楼梯应保持足够的光线，家具摆设中应移走地面杂物，保证出入顺利；在湿滑的地方如厨房、沐浴间、卫生间及阳台等使用防滑垫。

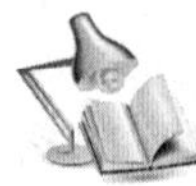

本节小结

1. 肌肉骨骼关节疾病和损伤康复是中医康复的主要适应证。特别是颈肩腰腿痛、软组织损伤、骨质疏松等。

2. 个体化辨证、评定以及针对性对肌肉骨骼关节疾病和损伤的康复具有重要的意义。

3. 骨折、颈椎病、骨质疏松症等中医康复治疗中，要注意手法和训练的科学性和安全性。

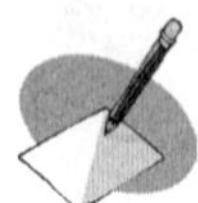

目标检测

选择题

A1 型题

1. 下列哪种体征是骨折的专有体征（　　）

A. 肿胀　　B. 瘀斑　　C. 疼痛
D. 反常活动　　E. 以上均不是

2. 气血瘀滞型伤筋适用于以下哪种方（　　）

A. 蠲痹汤　　B. 金匮肾气丸　　C. 跌打丸
D. 复元活血汤　　E. 半夏白术天麻汤

3. 类风湿性关节炎下列关节外表现哪个不常见（　　）

A. 类风湿结节　B. 肾炎　C. 肺间质病变

D. 心包炎　E. 神经炎

4. 某女，45岁，肩颈痛1月，并向左手放射，左手拇指痛觉减弱，初步诊断为（　　）

A. 肩袖综合征　B. 颈椎病　C. 臂丛神经炎

D. 肩周炎　E. 颈部劳损

5. 肩关节周围炎病名很多，以下哪个不是（　　）

A. 冷凝肩　B. 五十肩　C. 肩凝症

D. 漏肩风　E. 肩痹

6. 以小腿下端胫骨为界，胫骨前皮肤感觉过敏、迟钝或感觉丧失，表明椎间盘突出的部位为（　　）

A. $L_1 \sim L_2$　B. $L_2 \sim L_3$　C. $L_3 \sim L_4$

D. $L_4 \sim L_5$　E. $L_5 \sim S_1$

7. 退行性骨关节炎的主要病变是（　　）

A. 关节内化脓性感染

B. 关节软骨退变和继发性骨质增生

C. 关节特异性炎症

D. 关节骨质疏松

E. 以上均不是

8. 骨质疏松症患者常见症状不包括（　　）

A. 疼痛　B. 呼吸困难　C. 身长缩短

D. 骨折　E. 驼背

A2型题

1. 患者桡骨骨折内固定术后1周可采用下列哪种方法治疗（　　）

A. 针灸　B. 摇摆、牵拉等推拿手法

C. 超短波疗法　D. 蜡疗

E. 中药熏洗

2. 急性闭合性软组织损伤的早期处理原则是（　　）

A. 止血　B. 镇痛　C. 防肿

D. 制动　E. 减轻炎症反应

3. 以下哪些属于类风湿性关节炎的关节临床表现（　　）

A. 晨僵　B. 肿胀　C. 疼痛

D. 对称分布　E. 以上均不是

4. 神经根型颈椎病推拿操作时可侧重实施以下手法（　　）

A. 掌托拔伸法　B. 颈椎侧扳法

C. 颈椎旋转定位扳法　D. 肘托拔伸法

E. 以上都可

5. 属于肩周炎典型症状、体征的是（　　）

A. 肩关节活动受限

B. 手指麻木、无力

C. 肩关节周围有压痛点

D. 肩关节周围疼痛

E. 受累和劳累后疼痛加重，并可向颈项及上肢扩散

6. 腰椎间盘突出好发于（　　）

A. $L_4 \sim L_5$　　B. 下段颈髓　　C. $L_3 \sim L_4$

D. $L_2 \sim L_3$　　E. 以上都是

7. 退行性关节炎最常累及的关节有（　　）

A. 膝关节　　B. 指间关节　　C. 髋关节

D. 踝关节　　E. 腕关节

8. 关于骨质疏松症的描述，正确的是（　　）

A. 易发生骨折　　B. 以女性多见

C. 骨吸收过多所形成　　D. 骨量减少为特征

E. 以上都不对

目标检测参考答案

第一章　绪　论

A1 型题：1. A　2. E　3. B　4. D　5. A

A2 型题：1. B　2. E　3. A

第二章　中医养生康复学基础理论

略

第三章　中医养生康复基本方法

第一节　中医情志养生康复

A1 型题：1. B　2. D

X 型题：1. ABCD　2. CE

第二节　中药养生康复

A1 型题：1. B　2. C　3. A

X 型题：1. ABCD　2. ABC　3. AB　4. CDE

第三节　食疗养生康复

A1 型题：1. D　2. B　3. E

X 型题：1. ABC　2. ABCD

第四节　针灸养生康复

A1 型题：1. E　2. C　3. E　4. A　5. C

X 型题：1. ACDE　2. BCDE　3. ABDE　4. ABC

第五节　推拿养生康复

A1 型题：1. B　2. D　3. A　4. E　5. B　6. E　7. A　8. C　9. B　10. C

第六节　传统功法养生康复

A1 型题：1. E　2. C　3. A

X 型题：1. ABCDE　2. ABC　3. ABDE

第七节　自然养生康复

A1 型题：1. C　2. D　3. A　4. A　5. C　6. E　7. D　8. B　9. B　10. A

第八节　娱乐养生康复

A1 型题：C

X 型题：ABCD

第九节　物理养生康复

A1 型题：1. C　2. C　3. A　4. A

A2 型题：1. E　2. A　3. E

X 型题：1. ABCE　2. ABC　3. BCDE　4. ABCE

第四章　中医养生康复护理

第一节　起居养生

A1 型题：A

A2 型题：E

第二节　饮食护理

A1 型题：C

A2 型题：C

第三节　情志护理

A1 型题：A

A2 型题：D

第四节　功能护理

A1 型题：A

A2 型题：B

第五章　常见病症的中医康复

第一节　神经系统疾病的康复

A1 型题：1. C　2. A　3. ABCDE　4. ABCDE　5. ABCDE

A2 型题：1. C　2. A

第二节　内科疾病的康复

A1 型题：1. C　2. E　3. C　4. D　5. E

A2 型题：1. B　2. B　3. A　4. D　5. D

第三节　肌肉骨骼病损疾病康复

A1 型题：1. E　2. D　3. B　4. B　5. E　6. D　7. B　8. B

A2 型题：1. A　2. D　3. ABCD　4. AD　5. ACDE　6. A　7. ABCE　8. ABCD

参考文献

［1］陈健安．现代养生康复手册［M］．南京：江苏科学技术出版社，2004.

［2］陈立典．传统康复方法学［M］．北京：人民卫生出版社，2012.

［3］陈立典．康复护理学［M］．北京：中国中医药出版社，2012.

［4］陈利国，马民．中医养生康复学［M］．广州：暨南大学出版社，2013.

［5］东贵荣，马铁明．刺法灸法学［M］．北京：中国中医药出版社，2012.

［6］范炳华．推拿学［M］．北京：中国中医药出版社，2012.

［7］郭海英，章文春．中医养生康复学［M］．北京：人民卫生出版社，2012.

［8］郭学军．康复护理学［M］．北京：人民军医出版社，2011.

［9］郝伟，于欣．精神病学［M］．北京：人民卫生出版社，2013.

［10］郝玉芳，马良宵．中医护理学［M］．北京：人民卫生出版社，2015.

［11］胡爱峰．四肢骨折附近关节功能的中医康复护理［J］．当代护士．2013，2（4）：102－103.

［12］胡幼平．中医康复学［M］．上海：上海科技出版社，2008.

［13］黄胜．外治妙方［M］．新疆：新疆人民卫生出版社，2014.

［14］黄晓琳，燕铁斌．康复医学［M］．北京：人民卫生出版社，2013.

［15］李树贞，赵曦光．康复护理学［M］．北京：人民军医出版社，2001.

［16］梁勇才，中国外治妙方［M］．上海：上海科技文献出版社，2003.

［17］林庆．小儿脑性瘫痪的定义、诊断条件及分型［J］．中华儿科杂志，2005，43（4）：262.

［18］罗才贵．推拿治疗学［M］．北京：人民卫生出版社，2001.

［19］南登昆，黄晓琳．实用康复医学［M］．北京：人民卫生出版社，2009.

［20］乔志恒，华桂茹．理疗学［M］．北京．华夏出版社，2013.

［21］苏友新，冯晓东．中国传统康复技能［M］，北京：人民卫生出版社，2012.

［22］孙秋华．中医护理学［M］．北京：人民卫生出版社，2012.

［23］Veronica Schiariti，Louise C. Masse Identifying relevant areas of functioning in children and youth with Cerebral Palsy using the ICF－CY coding system：From whose perspective.

［24］魏杰，吴亚东，郭梁，等．五禽戏与原发性骨质疏松症相关研究概述［J］．中国骨质疏松杂志，2009，15（7）：546－549.

［25］吴勉华，王新月．中医内科学［M］．北京：中国中医药出版社，2012.

［26］燕铁斌．物理治疗学［M］．北京：人民卫生出版社，2013.

［27］王华，杜元灏．针灸学［M］．北京：中国中医药出版社，2012.

［28］王启才．针灸治疗学［M］．北京：中国中医药出版社，2003.

［29］王旭东．中医养生康复学［M］．北京：中国中医药出版社，2004.

［30］张湖德．《黄帝内经》饮食养生宝典［M］．北京：人民军医出版社，2003.

［31］郑彩娥，李秀云．实用康复护理学［M］．北京：人民卫生出版社，2012.

参考文献